肿瘤免疫治疗护理指导

主　编　徐　波　覃惠英

副主编　张丽燕　邹本燕

编　者（按姓氏笔画排序）

　　　　王　叶（中山大学肿瘤防治中心）

　　　　王亚兰（中山大学肿瘤防治中心）

　　　　石思梅（中山大学肿瘤防治中心）

　　　　朱瑞云（中山大学肿瘤防治中心）

　　　　刘　玉（中山大学肿瘤防治中心）

　　　　邹本燕（中山大学肿瘤防治中心）

　　　　汪　洋（复旦大学附属肿瘤医院）

　　　　张丽燕（北京大学肿瘤医院）

　　　　陈凤珍（复旦大学附属肿瘤医院）

　　　　国仁秀（北京大学肿瘤医院）

　　　　赵　旻（北京大学肿瘤医院）

　　　　赵艺媛（北京大学肿瘤医院）

　　　　洪少东（中山大学肿瘤防治中心）

　　　　顾玲俐（复旦大学附属肿瘤医院）

　　　　徐　波（中国癌症基金会）

　　　　曹彦硕（北京大学肿瘤医院）

　　　　覃惠英（中山大学肿瘤防治中心）

　　　　曾　纯（北京大学肿瘤医院）

人民卫生出版社

·北　京·

图书在版编目（CIP）数据

肿瘤免疫治疗护理指导 / 徐波，覃惠英主编.
北京：人民卫生出版社，2025. 6. -- ISBN 978-7-117
-38184-0

Ⅰ. R730.51；R473.73
中国国家版本馆 CIP 数据核字第 2025YE1086 号

人卫智网	**www.ipmph.com**	医学教育、学术、考试、健康，
		购书智慧智能综合服务平台
人卫官网	**www.pmph.com**	人卫官方资讯发布平台

肿瘤免疫治疗护理指导
Zhongliu Mianyi Zhiliao Huli Zhidao

主　　编：徐　波　覃惠英
出版发行：人民卫生出版社（中继线 010-59780011）
地　　址：北京市朝阳区潘家园南里 19 号
邮　　编：100021
E‐mail：pmph @ pmph.com
购书热线：010-59787592　010-59787584　010-65264830
印　　刷：北京华联印刷有限公司
经　　销：新华书店
开　　本：787×1092　1/16　印张：11
字　　数：275 千字
版　　次：2025 年 6 月第 1 版
印　　次：2025 年 8 月第 1 次印刷
标准书号：ISBN 978-7-117-38184-0
定　　价：55.00 元

打击盗版举报电话：010-59787491　E-mail：WQ @ pmph.com
质量问题联系电话：010-59787234　E-mail：zhiliang @ pmph.com
数字融合服务电话：4001118166　E-mail：zengzhi @ pmph.com

序

肿瘤免疫治疗作为一种新兴治疗手段,核心在于借助人体自身的免疫系统识别、定位并清除肿瘤细胞。该技术通过先进的技术手段和药物,有效激活或恢复宿主免疫系统的抗肿瘤免疫应答能力,实现对已形成肿瘤细胞的清除及对其进一步发展的抑制。相较于传统的化学治疗(化疗)或放射治疗(放疗),肿瘤免疫治疗具有显著优势,为众多肿瘤患者提供了新的治疗路径。然而,据文献报道,免疫相关不良事件(immune-related adverse effect,irAE)发生率高达70%以上,且这类反应具有迟发性和隐匿性特征。因此,早期识别和妥善处理irAE对于保障患者免疫治疗的顺利进行和提升其生活质量至关重要。

本书从临床需求出发,旨在为临床护士提供系统、全面、实用的肿瘤免疫治疗及护理相关知识。全书共9章,内容丰富,既包括对免疫治疗理论的概述,也涉及免疫检查点抑制剂的给药护理、毒性管理策略等具体实践问题。此外,书中还介绍了嵌合抗原受体T细胞治疗(chimeric antigen receptor T cell therapy,又称CAR-T细胞治疗)等其他免疫治疗方法的护理要点以及患者心理社会支持等内容。编写形式多样,既有最新的肿瘤免疫治疗指南应用,也包含真实的案例分析,为读者提供了丰富的临床实践场景,易于阅读和理解。

本书立足于满足年轻护士培训的需求,全方位考虑了肿瘤免疫治疗的发展及护理面临的困境,为临床护理人员提供相关知识和技能指导,有助于其掌握irAE常见症状的识别、评估与分级、护理、健康教育等,从而提高免疫治疗患者的护理品质,使患者获得最好的疗效和最佳的生活质量。相信本书会对广大肿瘤科护士有很大的帮助。

由于编写时间有限,书中内容难免有不足之处,欢迎读者指正!

覃惠英

2025年3月

目 录

第一章

肿瘤免疫治疗概述

　　免疫（immunity）一词来源于拉丁文"immunis"，其原意为"免除赋税"，在免疫学中被引申为"免除疫患"，即抵御传染病的意思。人类生存的环境中存在大量病原微生物，如病毒、细菌、真菌、寄生虫等。在与病原微生物的长期斗争过程中，机体形成了一套复杂而精密的免疫系统（immune system）。具体而言，免疫系统通过免疫细胞和免疫分子，以免疫应答（immune response）的方式清除入侵的病原微生物和外源性抗原物质，从而确保机体自身稳定。

　　肿瘤免疫学（tumor immunology）是一门研究肿瘤抗原性质、机体免疫系统与肿瘤之间相互作用、机体对肿瘤的免疫应答及其抗肿瘤免疫的机制，以及在此基础上所建立的诊断、预防和治疗策略的学科。机体中正常细胞在物理、化学或生物等致癌因素的作用下发生癌变，逃避免疫系统的监视和杀伤，最终形成肿瘤。肿瘤免疫的根本在于细胞在癌变过程中产生了与正常细胞不同的抗原成分，从而诱发针对肿瘤"异己"抗原的免疫反应，免疫系统进而杀伤肿瘤细胞。肿瘤免疫治疗（tumor immunotherapy）是基于以上原理开发的、利用人体自身的免疫系统来识别、定位并消灭肿瘤细胞的一种新兴治疗手段。这种治疗方式相比于传统的化学治疗（化疗）或放射治疗（放疗）具有独特的优势。例如，可以更精准地打击肿瘤细胞，减少对正常细胞的损伤，并可能产生长期的免疫记忆效应。本章将介绍肿瘤免疫治疗的免疫学基础、肿瘤免疫学及其应用等内容。

第一节　免疫学基础

　　免疫学是研究生物体对抗原物质免疫应答性及其方法的科学。通俗地说，免疫是识别"自我（self）"和"非我（non-self）"，保护"自我"并抵御"非我"的一种生理功能。"自我"是在机体发育早期，免疫系统接触过的物质。正常情况下，"自我"物质不会引起免疫应答，导致的是免疫耐受（immune tolerance），机体的免疫系统不会攻击自身物质，避免破坏自身组织而导致自身免疫病（autoimmune disease）。"非我"是机体发育早期免疫系统未接触过的致病微生物、坏死的自身组织、突变的自身细胞等物质。免疫系统通过对"非我"物质产生免疫应答，清除这些"非我"物质，保护机体自身。

一、免疫系统的功能

　　免疫系统的三大功能包括免疫防御（immune defense）、免疫监视（immune surveillance）和免疫自稳（immune homeostasis）。

（一）免疫防御

　　免疫防御是指免疫系统识别和清除病原体，如细菌、病毒、真菌和寄生虫等，保护机体免受感染的能力。这一功能涉及多种免疫细胞和分子的协同作用。

1. 固有免疫（innate immunity） 又称天然免疫（natural immunity）。当病原体或异物突破屏障入侵机体后，首先引起的是非特异性的固有免疫应答。作为第一道防线，固有免疫系统通过固有免疫细胞上的模式识别受体（pattern recognition receptors，PRRs）识别病原体相关分子模式（pathogen associated molecular patterns，PAMPs）或损伤相关分子模式（damage associated molecular patterns，DAMPs）的结构，随即被激活并发挥生物学功能，将病原体或异物清除，并启动和参与适应性免疫反应。

2. 适应性免疫（adaptive immunity） 又称获得性免疫（acquired immunity）。作为第二道防线，适应性免疫系统针对特定抗原产生高度特异性的免疫反应。这涉及 T 细胞和 B 细胞的激活、增殖和分化。T 细胞可以分化为效应 T 细胞（effector T cell）和记忆 T 细胞（memory T cell）（介导细胞免疫），而 B 细胞则分化为浆细胞，产生特异性抗体（介导体液免疫）。

（二）免疫监视

免疫监视是指免疫系统具有识别和清除体内的异常细胞，包括肿瘤细胞和受损细胞，防止肿瘤的发生和发展的功能。这一功能主要依赖以下 3 点。

1. T 细胞的监控 细胞毒性 T 细胞（cytotoxic T lymphocytes，CTLs）和自然杀伤（natural killer，NK）细胞能够识别和杀死表达肿瘤相关抗原或应激诱导抗原的细胞。

2. 抗原呈递 树突状细胞（dendritic cells，DCs）和其他抗原呈递细胞（antigen presenting cells，APCs）能够捕获、处理并呈递肿瘤抗原，激活 T 细胞。

3. 免疫编辑 免疫系统通过不断选择压力，对肿瘤细胞群体进行编辑，移除容易被免疫细胞识别的细胞，而留下更适应逃避免疫监视的细胞。

（三）免疫自稳

免疫自稳是指免疫系统维持内部平衡，确保对外界威胁的反应适度，同时避免对自身组织造成损害的能力。这一功能涉及以下 3 点。

1. 免疫耐受 指通过中枢和外周耐受机制，免疫系统学会忽视自身物质，防止自身免疫反应的发生。

2. 免疫调节 指多种免疫细胞和分子参与调节免疫反应的强度和持续时间。

3. 细胞死亡和清除 免疫系统通过凋亡和吞噬作用，清除衰老、凋亡、坏死的细胞和免疫复合物，维持组织的健康和功能，如外周血中的衰老红细胞、血小板等在脾脏被吞噬清除。

免疫系统的三大功能是相互联系和依赖的。例如，免疫防御在清除病原体的同时，也会产生免疫监视的效果；而免疫自稳则确保免疫防御和监视不会过度反应，导致自身免疫病或炎症性疾病。了解这些功能对于开发新的免疫治疗策略，如疫苗设计、肿瘤免疫疗法和自身免疫病的治疗等，具有重要意义。

二、固有免疫系统

固有免疫系统是机体的自然防线与快速应答机制，是与生俱来的抗原非特异性免疫系统，其特点是遗传获得、快速响应、应答模式和应答强度稳定。固有免疫系统由固有免疫屏障、固有免疫细胞和固有免疫分子组成。固有免疫屏障是机体抵御病原体入侵的防线，固有免疫细胞是固有免疫应答的主要组成部分,固有免疫分子是抑菌、杀菌、启动和参与免疫应答的关键分子。

（一）固有免疫屏障

固有免疫屏障包括物理屏障和生物化学屏障。物理屏障为组织屏障,位于机体内外环境的交界处,如体表的皮肤,呼吸道、消化道、泌尿生殖道的黏膜;还有一些特殊的组织屏障,如血-脑屏障、血-睾屏障、血-胎屏障、血-眼屏障等。物理屏障对病原体入侵起到机械阻隔作用。生物化学屏障包括皮肤及黏膜分泌物中所包含的各种具有抑菌、杀菌作用的物质,如乳酸、胃酸、不饱和脂肪酸、溶菌酶、抗原肽等,以及存在于皮肤、黏膜表面的正常菌群。

（二）固有免疫细胞

固有免疫细胞包括以下10类。

1. 单核巨噬细胞系统（mononuclear phagocyte system,MPS）　包括外周血中的单核细胞（monocyte）和分布在不同组织器官的巨噬细胞（macrophage）。单核巨噬细胞系统具有两大功能：①吞噬颗粒性抗原,如细菌等；②摄取、处理和呈递抗原给T细胞,诱导特异性免疫反应。

2. 树突状细胞　是一种专业的抗原呈递细胞,通过对T、B淋巴细胞的抗原加工和呈递,将天然免疫和适应性免疫联系起来。

3. 中性粒细胞（neutrophil）　是外周血中数量最多的白细胞。中性粒细胞能够黏附于血管内皮细胞表面,通过细胞间隙进入病原体所入侵的组织部位。一般认为,中性粒细胞没有抗原特异性,只参与急性炎症反应过程,吞噬和杀灭细菌。

4. 嗜酸性粒细胞（eosinophil）　含有特殊的嗜酸性颗粒,这些颗粒含有过氧化物酶、酸性磷酸酶等多种酶和细胞毒性蛋白。嗜酸性粒细胞具有一定的吞噬作用,可吞噬和消化微生物。其功能主要是参与抗寄生虫免疫反应和I型超敏反应。

5. 嗜碱性粒细胞（basophil）　是正常人外周血中含量最少的白细胞,含有肝素和组胺等生物活性介质,可介导I型超敏反应。

6. 肥大细胞（mast cell）　广泛分布于黏膜和结缔组织。其功能包括：①参与I型超敏反应；②释放炎症介质,如组胺、肝素和白细胞三烯,促进炎症反应。

7. 自然杀伤细胞　是淋巴细胞的一种,能够无预先致敏杀伤某些肿瘤细胞和被病毒感染的细胞。NK细胞表达抑制性和激活性受体,通过平衡这些受体的信号来决定是否杀伤目标细胞。其主要功能包括：①直接杀伤被病毒感染的细胞和肿瘤细胞；②产生细胞因子,如γ干扰素（interferon-γ,IFN-γ）、肿瘤坏死因子α（tumor necrosis factor-α,TNF-α）、白细胞介素（interleukin,IL）等,调节免疫应答。

8. 自然杀伤T细胞（nature killer T cell,NKT）　是NK细胞和T细胞的中间型,同时表达T细胞受体（T cell receptor,TCR）和NK细胞受体。它们能够识别脂质和糖脂类的非肽类抗原,快速产生大量细胞因子,具有抗肿瘤和抗病原体的作用,同时在调节免疫应答和自身免疫病中也发挥作用。

9. γδT细胞　是T细胞的一个特殊亚群,TCR由γ和δ链组成；主要存在于黏膜和上皮组织,参与对某些细菌和病毒感染的早期免疫应答；在黏膜免疫中发挥作用,如肠道和皮肤。

10. B-1 细胞　可以识别并结合某些病原体表面的多糖抗原而被活化，在短时间内即可产生低亲和力的 IgM 抗体，通过补体介导溶解作用，早期清除病原体。

（三）固有免疫分子

固有免疫分子包括补体、C 反应蛋白（C-reactive protein，CRP）、甘露糖结合凝集素和固有免疫细胞分泌的防御素、溶菌酶、乙型溶素和各种细胞因子等。

三、适应性免疫系统

18 世纪，英国医生爱德华·詹纳（Edward Jenner）发现接种"牛痘"能有效预防天花，被誉为"免疫学之父"。詹纳这一突破性发现本质上是适应性免疫应答的机制，即机体能够识别特定病原体并产生记忆，为未来可能的再次感染提供快速而有效的防御。这一原理不仅为疫苗学奠定了基础，也推动了对免疫系统深层理解的探索。

适应性免疫系统也称获得性免疫或特异性免疫，是生物体针对特定抗原所发起的一种高度复杂且精密的免疫防御机制。这种免疫机制是后天获得的，可通过注射疫苗、接触病原微生物或其他"非我"物质而获得。其特征为特异性、记忆性、多样性、自我限制和自我耐受。适应性免疫系统的核心组成部分包括免疫器官、免疫细胞和免疫分子。

首先，免疫器官和免疫细胞是适应性免疫系统的基石。免疫器官主要包括骨髓、胸腺、脾脏和淋巴结等，它们不仅为免疫细胞提供发育和生存环境，还参与免疫细胞的成熟和分化。免疫细胞则主要包括淋巴细胞（T 细胞和 B 细胞）和抗原呈递细胞（如树突状细胞和巨噬细胞）等，它们通过协同作用识别并清除"非我"物质。其次，抗原识别与应答是适应性免疫系统的核心过程。抗原（antigen，Ag）是一种能诱发适应性免疫应答，并作为其靶分子的"非我"物质。当病原体入侵或其他"非我"物质出现时，其携带的抗原被抗原呈递细胞捕获并呈递给 T 细胞和 B 细胞。这些细胞通过表面的特定受体识别抗原，进而产生免疫应答。在这一过程中，T 细胞和 B 细胞会经历一系列活化和分化，产生特定的效应细胞和分子以清除"非我"物质。T 细胞介导的免疫应答称为细胞免疫，B 细胞介导的免疫应答称为体液免疫。T 细胞负责协调免疫反应和直接杀伤靶细胞；B 细胞则产生特异性抗体，通过识别靶细胞表面抗原并与之结合，促进固有免疫细胞介导的清除。与固有免疫系统不同，适应性免疫系统具有记忆能力，使得初次（primary）接触抗原后，部分活化的淋巴细胞转化为记忆细胞，能够在再次（secondary）遭遇相同抗原时迅速激活，提供快速且强烈的免疫应答。这一过程类似于神经系统对世界的感知、反应与记忆，使免疫系统能够学习、记忆并针对以往遇到的威胁做出快速、精确的反应。

免疫原性（immunogenicity）和抗原性（antigenicity）是免疫学中两个重要概念，描述了物质激活免疫系统的能力。免疫原性是指一种物质激发产生特异性免疫应答的能力，即促使免疫系统识别该物质为"非我"，进而诱导 T 细胞分化为效应 T 细胞或诱导 B 细胞分化为浆细胞产生抗体的能力。具有免疫原性的物质被称为抗原。免疫原性高的物质能够更有效地激活 B 细胞和 T 细胞，引发强烈的免疫反应。在肿瘤免疫中，肿瘤抗原的免疫原性强弱直接影响免疫系统识别和清除肿瘤细胞的能力。抗原性是指一个物质能够与免疫系统中存在的抗体或 T 细胞受体特异性结合的特性，它是免疫原性的基础。抗原性决定了一个物质能否被免疫系统识别并视为攻击目标。

（一）T 细胞介导的细胞免疫

T 细胞，或称 T 淋巴细胞，主要介导特异性细胞免疫应答，同时在 B 细胞活化中起主要作用。T 细胞来源于骨髓 CD34$^+$ 造血干细胞,在胸腺中发育成熟。成熟 T 细胞定居于外周免疫器官(如淋巴结、脾脏)的胸腺依赖区。没有接触抗原刺激前的 T 细胞称为初始 T 细胞(naïve T cell)。在抗原刺激下,通过接收来自抗原呈递细胞的信号,以及细胞因子的影响,初始 T 细胞分化为不同的效应 T 细胞亚群,发挥特定的细胞免疫功能。在细胞免疫应答后期,少量效应 T 细胞分化为记忆 T 细胞,参与强化的再次免疫应答。

成熟 T 细胞根据表面表达 CD4 或 CD8 的情况不同,分为 CD4$^+$ T 细胞和 CD8$^+$ T 细胞两大类。CD4$^+$ T 细胞,也称辅助性 T 细胞(helper T cell,Th cell),在抗原呈递细胞如树突状细胞的激活下,能够识别并结合抗原肽 - 主要组织相容性复合体(major histocompatibility complex,MHC)Ⅱ复合物(抗原肽 -MHC Ⅱ复合物)。CD4$^+$ T 细胞活化是适应性免疫应答的中心环节,它们可以分化为多种不同的亚型,包括 Th1、Th2、Th17 和调节性 T 细胞(regulatory T cell,Treg cell),各自在免疫应答中发挥不同的作用。CD8$^+$ T 细胞,也称 CTLs,能够直接杀伤被病原体感染的细胞或肿瘤细胞。CD8$^+$ T 细胞识别并结合抗原肽 -MHC Ⅰ复合物,并通过释放穿孔素和颗粒酶来诱导靶细胞凋亡。

为了理解 T 细胞在适应性免疫中的作用,这里简单举一个 T 细胞对入侵病毒的反应的例子。在身体的某个部位,病毒突破屏障入侵,感染机体细胞,启动了固有免疫反应。树突状细胞从垂死的细胞中摄取病毒蛋白,并加工为肽。然后这些肽与 MHC 分子形成肽 -MHC 复合物,并呈递在树突状细胞表面。随后树突状细胞随着循环到达外周免疫器官。TCR 只识别特定的抗原肽(表位),不同的 T 细胞克隆精准识别不同抗原肽上的氨基酸序列。如果幼稚 T 细胞上的 TCR 识别到树突状细胞表面的特定病毒肽 -MHC 复合物(信号 1),同时信号 2 或共刺激信号被激活(如树突状细胞上的 CD28 与 T 细胞上的 B7 结合),则 T 细胞活化。一旦活化,幼稚 T 细胞将经历克隆性扩增并分化为许多针对呈递特定病毒肽的效应性 T 细胞。随后,效应性 T 细胞离开外周淋巴器官进入循环,执行免疫功能。CD8$^+$ T 细胞识别并杀伤呈递它们可识别的病毒肽 -MHC Ⅰ复合物的细胞。CD4$^+$ T 细胞帮助其他免疫细胞执行其功能。Th1 细胞能分泌 IL-2、IFN-γ 和淋巴毒素(lymphotoxin,LT)等,增强巨噬细胞、NK 细胞和 CTLs 杀灭细胞内微生物的能力;Th2 细胞可以释放 IL-4 和 IL-5,IL-4 诱导 B 细胞分化为浆细胞并促进 IgE 合成,IL-5 则主要激活嗜酸性粒细胞,参与速发型超敏反应和抗寄生虫免疫感染;T 滤泡辅助细胞(follicular helper T cell,Tfh)主要在淋巴结生发中心帮助 B 细胞分化为效应细胞;Th17 细胞分泌多种细胞因子,促进炎症反应,募集、激活和趋化中性粒细胞以杀死细胞外微生物,并刺激上皮细胞在屏障组织中表达抗微生物分子。Th17 还参与自身免疫性疾病、移植排斥和肿瘤发生发展;Tregs 可防止自身反应性 T 细胞活化和自身免疫。在 T 细胞消除感染后,一些针对这种病原体的长寿记忆 T 细胞将留在体内。这些记忆 T 细胞在未来暴露于相同病原体后迅速被激活和应答。

(二)B 细胞介导的体液免疫

B 细胞,或称 B 淋巴细胞,是适应性免疫系统的另一个关键组成部分。B 淋巴细胞由哺乳动物骨髓(bone marrow)或鸟类法氏囊(bursa of fabricius)中的淋巴样干细胞分化发育而来。成熟 B 细胞主要分布在脾脏、淋巴结及黏膜相关淋巴组织中的初级滤泡中,并经过血管、淋巴管循环和再分布。初始 B 细胞在抗原刺激下,在淋巴滤泡中聚集成为生发中心,并在生发中心经过一系列过程分化为抗体形成细胞,即浆细胞或记忆 B 细胞。B 细胞最主要的功能是产生并分泌抗体，参与体液免疫应答。此外，B 细胞也是一类抗原呈递细胞，参与免疫调节。

1. B 细胞的活化与抗体产生　B 细胞通过其表面的 B 细胞受体（B cell receptor，BCR）识别并结合抗原。在抗原刺激和 T 细胞帮助下，B 细胞活化并分化为浆细胞，产生并分泌特异性抗体。

2. 抗体的多样性与功能　每种 B 细胞克隆产生一种特定的抗体，也被称为免疫球蛋白（immunoglobulin，Ig）。抗体具有高度的多样性，能够识别并结合特定的抗原。由 B 细胞产生的抗体主要发挥以下几方面的体液免疫功能：与抗原结合形成复合物的中和作用、激活补体系统的补体结合作用、使得病原体更容易被免疫细胞识别和摄取的调理作用、抗体依赖的细胞毒作用（antibody-dependent cell-mediated cytotoxicity，ADCC）、阻止病原体黏附等。

（1）中和作用：是指抗体（主要是 IgM、IgG 和 IgA 类型）与抗原结合，以防止其与其他细胞或分子相互作用的过程。例如，病毒通过表面的抗原与细胞表面受体结合而入侵宿主细胞。抗体可以与病毒表面蛋白结合，通过阻止其吸附宿主细胞而发挥中和作用。它们主要作用于细胞外的病毒，防止病毒在体内扩散及病毒的再感染。

（2）补体结合作用：是指抗体与抗原结合形成复合物，激活补体（complement，C）系统，从而发挥补体介导的杀菌、溶菌作用。因此，补体结合作用主要在于抗细菌和抗寄生虫中。

（3）调理作用：是抗体直接或间接与病原体表面分子结合，使其更容易被免疫细胞识别和摄取。IgG、IgA 类抗体通过其 Fab 段与细菌等病原体表面抗原结合，其 Fc 段则与巨噬细胞表面的 Fc 受体（Fc Receptor，FcR）结合，从而促进巨噬细胞吞噬病原体。IgM 类抗体则需要先与激活的补体 C3b、C4b 结合再诱导调理作用。

（4）细胞毒作用：ADCC 是 IgG 类抗体靶向自然杀伤细胞等免疫细胞后启动的细胞毒作用。受感染的细胞可能会产生能被抗体识别的表面蛋白（Ag），IgG 类抗体的 Fab 段与受感染细胞表面抗原结合后，其 Fc 段可与 NK 细胞、巨噬细胞、中性粒细胞和嗜酸性粒细胞表面的 FcγR Ⅲ（CD16）结合，介导这些效应细胞杀伤表达特异性抗原的靶细胞。

（5）阻止病原体黏附作用：细菌等病原体可通过其表面的黏附素与宿主黏膜上皮细胞黏附，这是病原体重要的致病环节。抗黏附素的 IgA 型抗体可阻断病原体的黏附素，阻止病原体感染宿主细胞。

此外，B 细胞应答产生的抗体除了上述对机体的保护作用外，也可能出现病理过程，例如超敏反应、自身免疫疾病、移植排斥反应和促肿瘤生长作用等。

3. 记忆 B 细胞与长期免疫　记忆 B 细胞是 B 细胞活化后形成的长寿细胞群，它们在再次遇到相同抗原时能够迅速响应，提供更快和更强的免疫保护。

抗体参与的体液免疫反应是保护人体免受各种病毒感染的主要方式。为了理解 B 细胞对入侵病原体的完整的体液免疫反应，可以举一个针对外来蛋白产生抗体的例子。首先 B 细胞在骨髓中发育，每个未成熟的 B 细胞都被赋予和表达一种随机形成的、独特的 B 细胞受体（BCR）。B 细胞通过次级淋巴器官循环，当某个 B 细胞上的 BCR 识别出特定的微生物蛋白（Ag），B 细胞就会被激活和内化这种蛋白。B 细胞将抗原加工和处理形成能被其 MHC Ⅱ分子呈递到细胞表面的多肽。Th 细胞与病原体多肽 -MHC Ⅱ复合物结合，并分泌细胞因子进一步激活 B 细胞。活化的 B 细胞进行克隆扩增,分化为浆细胞。这些浆细胞可产生和分泌与初始 B 细胞具有相同抗原结合表位的抗体。这些抗体进而通过多种体液免疫功能对抗病原体入侵。

第二节　肿瘤免疫学

肿瘤是宿主细胞异常、不受控地增生所形成的,并具有由原发部位向外浸润、向远处转移,进而导致器官功能衰竭。肿瘤在发生发展过程中,可产生、表达和分泌与正常细胞不同的物质,即肿瘤抗原。20 世纪以来,科学家们已经证明肿瘤存在特异性肿瘤抗原,并证明其诱导的免疫应答具有抗肿瘤作用,从而使免疫学在肿瘤的预防、诊断和治疗中的地位得到确立和不断提升。免疫系统的功能是极其复杂、精密的,任何一个环节发生异常,都会使得正常免疫调节失去平衡而影响免疫功能的发挥。因此,深入研究肿瘤抗原及其调控机制、机体抗肿瘤免疫应答、肿瘤免疫逃逸,对于肿瘤免疫学诊断和防治具有重要意义。

简而言之,肿瘤免疫学是研究机体免疫系统与肿瘤之间的相互作用、机体对肿瘤的免疫应答及其抗肿瘤免疫的机制的学科。本节将介绍肿瘤免疫学的基本概念、抗肿瘤免疫应答的机制、肿瘤免疫逃逸的策略及肿瘤免疫治疗的新兴方法。

一、肿瘤抗原

肿瘤抗原(tumor antigen)是指在细胞癌变过程中出现的新抗原、肿瘤细胞异常或过度表达的抗原物质,即"非我"物质,其使肿瘤细胞有别于正常细胞。肿瘤抗原在肿瘤的发生、发展和诱导机体抗肿瘤免疫应答中起到重要作用,并可作为肿瘤免疫诊断和治疗的靶分子。肿瘤免疫学理论和实践的核心就是肿瘤细胞表达肿瘤抗原。

肿瘤抗原形成的分子机制主要涉及以下方面。①基因突变:肿瘤发生发展过程中,基因组中的累积突变是导致肿瘤抗原产生的最主要原因。这些突变包括点突变、插入、缺失、染色体重排等,它们可以导致编码蛋白序列的改变,产生新的氨基酸序列,即新抗原表位。这类抗原被称为新生抗原(neoantigen)。新生抗原是高度个体化的,因为它们源于特定个体肿瘤的特异性突变谱。②蛋白翻译后修饰:即使没有基因序列的变化,蛋白质的翻译后修饰也能导致抗原性的改变,包括糖基化、磷酸化、乙酰化等。这些修饰可以改变蛋白质的结构,暴露或创造出新的抗原决定簇,使得原本的"自我"蛋白被免疫系统识别为"非我"。③蛋白表达水平改变:肿瘤细胞可能过表达正常细胞中低表达或不表达的蛋白,或者表达通常只在胚胎期表达的蛋白。这些蛋白可能成为免疫系统识别的靶点,即使它们不是由突变产生。例如,肿瘤可能过表达某些生长因子受体或细胞周期蛋白。④膜蛋白分子异常聚集。⑤正常蛋白分子空间结构改变。

肿瘤抗原可以根据其特异性和与肿瘤的关系被分为肿瘤特异性抗原(tumor specific antigen,TSA)和肿瘤相关抗原(tumor-associated antigen,TAA)两大主要类别。

1. 肿瘤特异性抗原(TSA)　是肿瘤细胞中独有的,不存在于正常细胞中,具有高度肿瘤特异性。它们可以进一步细分为病毒整合产生的抗原(如肝炎病毒、EB 病毒、人类 T 淋巴细胞病毒、人乳头状瘤病毒等相关抗原)和肿瘤基因组变异产生的抗原(如新生抗原)。

新生抗原是由肿瘤细胞的基因突变或表观遗传改变产生的独特抗原表位,是个性化免疫治疗的理想靶标。

2. 肿瘤相关抗原(TAA) 并非肿瘤所特有,也可以在正常细胞中表达,但肿瘤中表达量异常或形式有所不同。由于特异性较低,TAA 在正常组织中的表达可能导致免疫治疗时的不良反应。常见的 TAA 包括甲胎蛋白(alpha-fetal protein,AFP)、癌胚抗原(carcinoembryonic antigen,CEA)、前列腺特异性抗原(prostate specific antigen,PSA)等。

此外,肿瘤抗原还可以按照它们的化学性质和功能进行更细致的分类,如蛋白质类、糖类、酶类、激素类、癌基因产物等。这些抗原的识别和分类对于开发肿瘤免疫治疗策略至关重要,如疫苗设计、免疫检查点抑制剂(immune checkpoint inhibitor,ICI)、嵌合抗原受体 T 细胞治疗(chimeric antigen receptor T cell therapy,CAR-T cell therapy)等,都是基于这些抗原的特性和与免疫系统相互作用机制来设计的。通过精确识别和靶向这些抗原,可以提高治疗的针对性和有效性,减少对正常组织的损伤。

二、抗肿瘤免疫应答机制

免疫系统的免疫防御、免疫监视和免疫自稳三大功能中,免疫监视的对象就是体内发生转化的肿瘤细胞。机体的免疫系统能够识别并清除肿瘤细胞,防止肿瘤的发生和发展。然而实际上,机体的免疫系统与肿瘤之间的关系错综复杂,免疫系统有时候能识别肿瘤和清除肿瘤细胞,但有时也被肿瘤细胞利用和操纵,促进肿瘤的发展。为了描述肿瘤与宿主免疫系统之间的动态相互作用过程,Robert D.Schreiber 等提出了免疫编辑理论(immunoediting theory)。这一理论阐述了免疫系统如何影响肿瘤的发生、发展及最终形态,强调了免疫系统在肿瘤形成中的双重角色,既抑制肿瘤,又在某种程度上促进肿瘤的进化和逃脱免疫监视。免疫编辑理论将肿瘤与免疫系统的相互作用划分为 3 个连续的阶段,免疫监视只是其中的第一阶段。

1. 清除(elimination)阶段 在这个初始阶段,免疫系统能够识别并有效清除大多数的肿瘤细胞。这是通过 CTLs 和 NK 细胞等免疫效应细胞的活动实现的,它们识别并消灭表达异常抗原的肿瘤细胞。

2. 平衡(equilibrium)阶段 经过清除阶段后,少数肿瘤细胞可能因为突变而获得逃避免疫识别的能力,与免疫系统达成一种动态平衡。这些肿瘤细胞虽然没有被完全清除,但其生长也被免疫系统抑制,保持在一个相对静止的状态。

3. 逃逸(escape)阶段 在这一阶段,肿瘤细胞通过持续的进化和选择,积累更多的免疫逃逸机制,最终成功逃脱免疫监视,开始快速增殖并形成可见的临床肿瘤。这个阶段的肿瘤细胞已经能够抵抗免疫攻击,促进肿瘤的进展和转移。

免疫编辑理论不仅解释了为什么某些肿瘤可以在免疫系统存在的情况下发展,还强调了通过免疫治疗干预不同阶段的重要性,如利用 ICI 帮助恢复免疫系统对肿瘤的识别和杀伤能力,或通过癌症疫苗提前启动针对肿瘤抗原的免疫反应,以期在肿瘤免疫编辑的不同阶段阻止或逆转肿瘤发展。

抗肿瘤免疫应答,即肿瘤免疫监视过程,是机体免疫系统识别并清除肿瘤细胞的复杂过程,涉及固有免疫和适应性免疫的多个层面。肿瘤免疫应答主要由细胞免疫应答介导,涉及的免疫细胞包括固有免疫细胞和 T 细胞;B 细胞介导的体液免疫不是抗肿瘤免疫应答的主要机制,只在某些情况下对细胞免疫起到协同作用,有时候甚至起到负面作用而促进肿瘤生长。免疫系统对于不同免疫原性的肿瘤产生的免疫效应机制不同。肿瘤细胞可能表达新的或改变的抗原,这些抗原可以是免疫原性的,能够诱发针对肿瘤的免疫应答;也可以是抗原性的,能够被已有免疫细胞或抗体识别。对于免疫原性强的肿瘤,特异性免疫应答是主要环节;对于免疫原性弱的肿瘤,非特异性免疫应答更重要。

（一）T 细胞介导的特异性抗肿瘤免疫应答

肿瘤免疫循环是一个描述机体免疫系统识别和消除肿瘤细胞连续过程的模型,由 Ira Mellman 和 Daniel S.Chen 于 2013 年提出。这个模型概括了从肿瘤抗原的释放到肿瘤细胞最终被免疫系统清除的一系列复杂步骤。在适应性抗肿瘤免疫应答中,肿瘤免疫循环的作用和机制如下。

1. 肿瘤抗原释放　肿瘤细胞由于其不正常的生长和分裂,会产生或暴露特有的蛋白质,这些抗原(Ag)可以因细胞凋亡、坏死,免疫细胞(如 NK 细胞)的作用或治疗而从肿瘤细胞中释放出来。

2. 肿瘤抗原呈递　释放的肿瘤抗原被周围的抗原呈递细胞,主要是树突状细胞捕获并加工处理。这些抗原随后被加载到 MHC Ⅰ或 MHC Ⅱ分子上,并展示在抗原呈递的表面。

3. T 细胞激活　装载肿瘤抗原的抗原呈递细胞迁移到淋巴结,与未激活的 T 细胞接触。通过 TCR 与 MHC- 抗原复合物的特异性结合,以及共刺激信号(如 CD28-B7 的相互作用),$CD8^+$ CTLs 和 $CD4^+$ Th 细胞被激活并开始克隆扩增。此阶段还涉及效应 T 细胞(如 CTLs)与 Tregs 的平衡。

4. T 细胞迁移　激活后的 T 细胞离开淋巴结,进入血液循环,寻找并迁移到肿瘤部位。

5. T 细胞浸润肿瘤　T 细胞穿过血管内皮,渗透进入肿瘤微环境。这个过程受到多种因素影响,包括血管生成因子、趋化因子和细胞外基质的构成。

6. T 细胞识别肿瘤　到达肿瘤部位的 T 细胞通过其 TCR 与肿瘤细胞表面 MHC- 抗原复合物的相互作用,特异性识别肿瘤细胞。

7. 肿瘤细胞杀伤　识别到肿瘤细胞后,$CD8^+$ CTLs 释放颗粒酶、穿孔素等毒素,诱导肿瘤细胞凋亡,或通过 Fas-FasL 途径触发细胞死亡。同时,CTLs 和 Th 细胞释放细胞因子,如 IFN-γ,进一步增强免疫反应并促进其他免疫细胞的募集。$CD4^+$Th 细胞可释放 IL-2、IFN-γ、TNF 等,调节 CTLs、NK 细胞、巨噬细胞和树突状细胞抗肿瘤效应。

8. 免疫记忆的形成和免疫监视　抗肿瘤免疫应答后,一部分 T 细胞分化为记忆 T 细胞。这些记忆 T 细胞在体内巡逻,能够快速响应肿瘤的复发或新出现的表达相同抗原的肿瘤细胞。

9. 循环重复　被杀死的肿瘤细胞进一步释放新抗原,上述循环可以重复进行,以维持对肿瘤的免疫监视压力。

肿瘤免疫循环的每一个步骤都可能成为免疫逃逸的节点,肿瘤细胞会发展出多种机制来规避免疫系统的检测和攻击。因此,现代肿瘤免疫治疗策略,例如 ICI,如针对程序性死亡蛋白 -1(programmed death protein-1,PD-1)和程序性死亡蛋白配体 -1(programmed death ligand-1,PD-L1)的抗体;过继性 T 细胞疗法,如 CAR-T 细胞治疗等,旨在增强免疫循环的某一或多个环节,克服肿瘤的免疫抑制,重新激活和放大抗肿瘤免疫反应。

（二）非特异性抗肿瘤免疫应答

非特异性抗肿瘤免疫应答又称固有抗肿瘤免疫应答，是免疫系统对肿瘤细胞的第一反应，由固有免疫系统的组成部分执行。其反应速度快，但缺乏适应性免疫系统的特异性和记忆性。

1. 巨噬细胞　在抗肿瘤免疫反应中具有双面性。巨噬细胞在抗肿瘤免疫反应中扮演着复杂的双重角色，既是肿瘤免疫监视和清除的关键参与者，也可能在某些条件下促进肿瘤的生长和转移，这种现象反映了巨噬细胞功能的可塑性和环境依赖性。

（1）抗肿瘤作用：巨噬细胞通过以下机制启动抗肿瘤作用。

1）免疫监视与抗原呈递：巨噬细胞能识别并吞噬肿瘤细胞释放的抗原，随后处理这些抗原并将其呈递给 T 细胞，尤其是 CD8$^+$ CTLs，启动特异性细胞免疫应答。这一过程对于识别并清除早期肿瘤细胞至关重要。

2）直接杀伤作用：活化的巨噬细胞，特别是 M1 型巨噬细胞，能够通过释放溶酶体酶、一氧化氮（NO）、活性氧（reactive oxygen species，ROS）等毒性物质直接杀死肿瘤细胞。M1 型巨噬细胞还分泌促炎细胞因子，如 TNF-α、IL-1β 和 IL-12，这些因子能增强免疫反应并抑制肿瘤生长。

3）ADCC 效应：巨噬细胞表面的 Fc 受体使得它们能够通过 ADCC 作用，结合到已结合抗肿瘤抗体的肿瘤细胞上，从而促进肿瘤细胞的破坏。

4）免疫调节：巨噬细胞通过释放 IL-12 等细胞因子促进 Th1 型免疫应答，增强抗肿瘤免疫，同时减少免疫抑制性的 Treg 细胞和骨髓来源的抑制性细胞（myeloid-derived suppressors cells，MDSCs）的活性。

（2）促进肿瘤作用：巨噬细胞也可以通过以下机制促进肿瘤生长。

1）免疫抑制：在肿瘤微环境中，巨噬细胞可被诱导转变为 M2 型，这类巨噬细胞倾向于分泌 IL-10、TGF-β 等免疫抑制因子，促进免疫耐受，抑制抗肿瘤免疫应答，有利于肿瘤的免疫逃逸。

2）促进血管生成：M2 型巨噬细胞可分泌血管内皮生长因子（vascular endothelial growth factor，VEGF）和其他血管生成因子，促进肿瘤新生血管的形成，增加肿瘤的营养供应和氧气交换，促进肿瘤的生长和扩散。

3）细胞外基质重塑：巨噬细胞参与肿瘤微环境的重塑，通过降解和重排细胞外基质，为肿瘤细胞的侵袭和转移创造通道。

4）代谢调节：巨噬细胞可通过调节肿瘤微环境中的代谢路径，如乳酸循环，为肿瘤细胞提供能量来源，间接支持肿瘤的生长。

2. NK 细胞　是先天免疫系统的一部分，具有独特的识别和消灭异常细胞的能力，尤其是肿瘤细胞和病毒感染细胞，而无须预先致敏或抗体的参与。其主要作用包括以下几点。

（1）直接杀伤肿瘤细胞：NK 细胞的活性受到活化性和抑制性受体的影响。杀伤细胞活化性受体（killer-cell activating receptor，KAR），包括 NKG2D、NKp46、NKp30 等，能识别结合肿瘤细胞或病毒感染细胞上表达的配体，如 MICA/B 或病毒相关的肽链，促发 NK 细胞的杀伤作用。杀伤细胞活化性受体（KAR）主要识别 MHCI 类分子。在正常情况下，几乎所有人体细胞都会表达 MHCI 类分子，这作为一种"自我"标记，避免误伤正常组织细胞。肿瘤细胞可能通过下调 MHCI 类分子的表达来逃避 T 细胞的识别，但这也减少了对 NK 细胞表面杀伤细胞免疫球蛋白样受体（killer cell immunoglobulin-like receptors，KIRs）的抑制信号，使得 NK 细胞更有可能通过其活化受体识别到肿瘤细胞上的异常标志物而被激活。NK 细胞通过释放穿孔素和颗粒酶等细胞毒性颗粒,导致靶细胞膜穿孔和凋亡,或通过死亡受体途径诱导细胞程序性死亡。

（2）免疫调节功能:NK 细胞还能通过分泌多种细胞因子和趋化因子［如 IFN-γ、TNF-α、粒细胞 - 巨噬细胞集落刺激因子(granulocyte-macrophage colony stimulating factor, GM-CSF)］来调节适应性免疫反应,增强 T 细胞和 B 细胞的活性,进一步促进抗肿瘤免疫。IFN-γ 可以增强抗肿瘤免疫反应,包括增强抗原呈递细胞的功能和促进 T 细胞的激活。

（3）ADCC 作用:NK 细胞表面的 FcγR Ⅲ(CD16)受体允许它们通过 ADCC 作用杀伤肿瘤细胞。当肿瘤细胞被抗体覆盖时,NK 细胞通过 FcγR Ⅲ(CD16)与其结合,进而触发对肿瘤细胞的杀伤。

（4）监测和清除转化细胞:NK 细胞作为免疫监视机制的一部分,能够持续监测体内细胞的"自我"标志(如 MHC Ⅰ类分子),并在检测到异常(如肿瘤细胞表达的改变)时迅速做出反应,这有助于防止肿瘤的形成和发展。

3. NKT 细胞　活化的 NKT 细胞能够直接识别并杀死表达特定脂质抗原和 CD1d 分子的肿瘤细胞。这与经典 T 细胞识别由 MHC 分子呈递的肽抗原不同,NKT 细胞识别的抗原主要是脂质和糖脂类,这使得它们能够针对那些可能逃逸传统 T 细胞监控的肿瘤细胞。此外,活化的 NKT 细胞迅速分泌大量细胞因子,如 IFN-γ、TNF-α 和 IL-4,这些因子能够增强免疫系统的整体活性,不仅直接抑制肿瘤生长,还能招募和激活其他免疫细胞,如 NK 细胞、CD8$^+$ CTLs 和巨噬细胞,形成一个协同的抗肿瘤免疫网络。NKT 细胞还扮演着免疫调节的角色,它们能够影响免疫应答的极化,即调节免疫反应偏向于 Th1 型(有利于清除感染和肿瘤)或 Th2 型(更多涉及过敏和寄生虫清除)。部分活化的 NKT 细胞还能够转变为记忆细胞,提供长期的保护作用。

4. 中性粒细胞　在抗肿瘤免疫反应中具有双重性:既可能参与抗肿瘤免疫,促进肿瘤的清除;也可能促进肿瘤进展,成为肿瘤发展的助力。

（1）抗肿瘤作用:中性粒细胞通过以下机制启动抗肿瘤作用。

1）免疫调节与激活:中性粒细胞能够通过释放促炎细胞因子,如 TNF-α、IL-12 等,促进免疫反应,激活 T 细胞依赖的抗肿瘤免疫。在某些情况下,它们还能激活 NK 细胞和巨噬细胞,共同参与肿瘤免疫监视。

2）直接杀伤肿瘤细胞:中性粒细胞具备直接杀伤肿瘤细胞的能力,通过释放颗粒酶、ROS 和穿孔素等介质,诱导肿瘤细胞凋亡或坏死。

3）抗原呈递:传统观念认为,肿瘤细胞主要在固有免疫反应中起作用。近期的研究显示,它们在特定条件下具有抗原呈递潜力。例如,有研究表明特定亚群的中性粒细胞,如表达人类白细胞抗原 DR(human leukoyte antigen DR,HLA-DR)和 CD74 的中性粒细胞,可能参与抗原呈递过程,影响 T 细胞的活化与分化。这类中性粒细胞可能在肿瘤微环境中扮演特殊角色,通过呈递肿瘤抗原促进 T 细胞介导的抗肿瘤免疫应答,从而形成一个"热肿瘤"微环境,有利于免疫疗法的效果。

（2）促肿瘤作用:中性粒细胞也可以通过以下机制促进肿瘤进展。

1）免疫抑制:肿瘤相关中性粒细胞(tumor-associated neutrophils,TANs)在某些条件下会被肿瘤微环境重编程为免疫抑制性表型,分泌 IL-10、TGF-β 等抑制性因子,抑制 T 细胞活性,促进免疫逃逸。

2)促进肿瘤血管生成:中性粒细胞能够分泌 VEGF 及其他促进血管生成的因子,帮助肿瘤建立新的血管网络,促进肿瘤的营养供应和生长。

3)促进肿瘤转移:中性粒细胞可协助肿瘤细胞的外渗和转移过程,通过降解细胞外基质、释放酶类物质为肿瘤细胞迁移铺路。

4)重塑肿瘤微环境:中性粒细胞的某些亚群能够改变肿瘤微环境,创造有利于肿瘤生长的条件,比如通过诱导免疫效应表型细胞极化为免疫抑制表型。

5. γδT 细胞的抗肿瘤作用 γδT 是一类独特的 T 淋巴细胞,被认为可能是肿瘤免疫监视的第一道防线,它们能够直接识别表达在肿瘤细胞表面或释放到细胞外的非肽类抗原,如异戊烯焦磷酸和二甲基烯丙基焦磷酸,以及其他应激诱导的分子,如人类 MHC Ⅰ 类链相关分子 A 和 B(MHC classⅠchain-related moledule A and B,MICA/B)和人类 UL 16 结合蛋白(UL-16 binding proteins,ULBPs),这些分子通常在肿瘤细胞中过度表达。与 NK 细胞相似,它们主要通过释放穿孔素和颗粒酶等细胞毒性颗粒导致肿瘤细胞裂解和死亡。

三、肿瘤免疫逃逸策略

肿瘤免疫逃逸是指肿瘤细胞采取多种机制来避免被免疫系统识别和清除,这些策略的共同目的是使肿瘤细胞能够在免疫监视下生存和增殖。尽管机体存在免疫监视机制,但难以完全清除所有癌变细胞,这是机体肿瘤得以形成的重要原因。如前所述,虽然抗肿瘤免疫应答可以识别和杀伤肿瘤细胞,但自然状态下,免疫系统不能完全控制肿瘤的发展。此外,肿瘤细胞间的免疫原性存在异质性。免疫原性强的肿瘤细胞容易诱发机体免疫应答而被消除,免疫原性弱的细胞则更容易逃脱免疫的监视而增殖,逐渐成为优势肿瘤克隆,这个过程称为免疫选择。总体而言,有效的抗肿瘤免疫应答涉及多组分、多系统、多细胞、多环节和多机制,因此肿瘤免疫逃逸的机制也十分复杂。在肿瘤发生、发展、治疗前后等不同时期、阶段,主要的免疫逃逸机制亦有所不同。简单而言,可以从肿瘤细胞、肿瘤微环境和宿主免疫状态理解肿瘤免疫逃逸的机制。

(一)肿瘤细胞层面的免疫逃逸机制

1. 抗原表达调变或者封闭 肿瘤细胞可能改变其表面抗原的表达,减少或失去免疫识别的关键标记,如肿瘤抗原封闭或覆盖,使得免疫系统难以识别和攻击。

2. 肿瘤抗原加工、呈递功能障碍 MHC Ⅰ类分子依赖的抗原呈递功能障碍往往是肿瘤免疫逃逸的关键机制,包括 MHC Ⅰ类分子表达下调或基因组丢失、$β_2$ 微球蛋白基因突变或表达缺失、抗原呈递相关转运蛋白缺乏等。

3. 免疫抑制分子的表达 肿瘤细胞能够表达 PD-1/PD-L1 以及细胞毒性 T 淋巴细胞相关抗原 4(cytotoxic T lymphocyte antigen-4,CTLA-4)等免疫检查点(immnue checkpoint)分子,与免疫效应细胞上的相应受体结合,抑制免疫效应细胞的激活和功能,导致免疫耐受。

4. 抵抗 T 细胞杀伤 肿瘤细胞抵抗 Fas 介导的凋亡途径或 INF-γ 信号通路激活,逃避免疫系统的杀伤。

5. 免疫抑制因子的分泌 肿瘤细胞可以分泌 TGF-β、IL-10 等免疫抑制因子,以及诱导

Tregs 的增殖,共同抑制免疫反应。

6. 代谢重编程 肿瘤细胞通过改变其代谢途径,消耗局部免疫细胞所需的营养物质,如氨基酸和葡萄糖,间接削弱免疫细胞的功能。

（二）肿瘤微环境层面的免疫逃逸机制

1. 细胞毒性 T 淋巴细胞活化异常 T 细胞信号转导缺陷、共刺激信号缺乏等机制导致 CTLs 不能活化。

2. 免疫抑制细胞的招募 肿瘤微环境可以招募 Tregs、MDSCs、肿瘤相关巨噬细胞（tumor associated macrophages, TAMs）等,这些细胞能够分泌免疫抑制分子,抑制免疫效应细胞的功能。

3. 细胞因子和代谢酶的分泌 肿瘤细胞和肿瘤微环境中的其他细胞可能分泌 TGF-β、IL-10 等免疫抑制性细胞因子,吲哚胺 2,3- 双加氧酶（indoleamine 2,3-dioxygenase, IDO）、诱导型一氧化氮合酶（inducible nitric oxide synthase, iNOS）、烟酰胺腺嘌呤二核苷酸磷酸（nicotinamide adenine dinucleotide phosphate, NADP）氧化酶（还原型辅酶Ⅱ）和精氨酸酶等代谢产物,抑制免疫效应细胞的活性。

4. 物理屏障的形成 肿瘤微环境中的细胞外基质可能形成物理屏障,阻碍免疫细胞的浸润。

（三）宿主免疫状态层面的免疫逃逸机制

1. 免疫细胞耗竭和衰老 持续的抗肿瘤免疫应答可能导致效应 T 细胞和 NK 细胞功能耗竭。随着年龄增长,免疫系统(尤其是 T 细胞)的功能逐渐下降,对肿瘤的免疫监视能力降低。

2. 免疫耐受的建立 长期的抗原刺激可能导致免疫系统对肿瘤抗原产生耐受,减少免疫反应。

3. 宿主免疫状态的抑制 肿瘤可能通过影响宿主的免疫状态,如降低免疫细胞的增殖能力和活化状态,促进免疫逃逸。

第三节　肿瘤免疫治疗的方式

肿瘤免疫治疗的基本思路是通过相关技术和药物调动或恢复宿主免疫系统的抗肿瘤免疫应答能力,消灭已经形成的肿瘤细胞或抑制其进一步的发生和发展。肿瘤免疫治疗包括主动免疫治疗和被动免疫治疗。前者的代表为肿瘤疫苗,后者的代表包括免疫细胞过继治疗、细胞因子治疗等,其中最具代表性的是 ICI 和 CAR-T 细胞治疗。

一、免疫检查点抑制剂治疗

免疫检查点是免疫系统中天然存在的调节机制,用以防止过度激活的免疫反应对机体造成损伤。然而,肿瘤细胞经常利用这些机制来逃避免疫系统的监视。ICI 治疗通过阻断免疫系统的"刹车"机制,以增强其对肿瘤的攻击。在诸多免疫检查点中,目前最为人知的包括 PD-1/PD-L1 和 CTLA-4 通路。CTLA-4 主要在 T 细胞激活早期发挥作用,竞争性抑制 CD28 与抗原呈递细胞上的 B7 分子结合,从而下调 T 细胞的激活。PD-1 则是在 T 细胞激活后期表达,其与 PD-L1 的结合传递抑制信号,减少 T 细胞的增殖和细胞因子的产生,有助于防止过度的免疫反应和自身免疫疾病。抗 CTLA-4 抗体（如伊匹木单抗）和抗 PD-1/PD-L1 抗体（如纳武利尤单抗、帕博利珠单抗等），通过阻断这些抑制性信号，重新激活 T 细胞对肿瘤的免疫应答。ICI 已经在多种类型的癌症中显示出显著的临床效果，包括黑色素瘤、非小细胞肺癌、肾细胞癌等。然而，ICI 治疗也伴随着挑战。一些患者可能不会对治疗产生反应，可能与肿瘤的免疫原性、微环境的特性以及患者的遗传背景有关。此外，ICI 治疗也可能引起免疫相关不良反应，因为它们可能会破坏机体的免疫耐受，导致自身免疫样反应。因此，在使用这类药物时需要仔细监测和管理这些不良反应。

二、嵌合抗原受体 T 细胞治疗

嵌合抗原受体 T 细胞治疗简称"CAR-T 细胞治疗"，是一种革命性的细胞治疗技术。在这种方法中，患者的 T 细胞被收集并在体外通过基因工程技术改造，使其表达能够特异性识别肿瘤细胞表面抗原的受体，即嵌合抗原受体（chimeric antigen receptor，CAR）。这些改造后的 T 细胞在体外扩增后被重新输回患者体内，能够精确识别并攻击表达特异抗原的肿瘤细胞。CAR-T 细胞治疗已经在某些类型的血液肿瘤中取得了突破性进展。但是，CAR-T 细胞疗法的普及应用仍面临多种挑战。首先，CAR-T 细胞可能诱发显著不良反应，甚至危及生命。其次，部分 CAR-T 细胞的细胞毒性缺乏足够的特异性，可能损害健康组织。此外，CAR-T 细胞治疗制作程序的耗时较长，可能导致部分患者在等待期间病情加剧。最后，CAR-T 在血液肿瘤的持久反应需长期监控，而实体瘤的 CAR-T 应用尚需深度探索。

三、其他肿瘤免疫治疗方式

（一）生物应答调节剂治疗

生物应答调节剂（biological response modifier，BRM）指具有促进免疫功能的制剂。主要的 BRM 种类包括微生物及其产物、合成性分子、细胞因子及激素（胸腺素、胸腺生成素）等。在肿瘤治疗中应用相对广泛的是细胞因子和胸腺素，又称免疫调节剂。其中，细胞因子治疗利用细胞因子，如 IFN、TNF 和 ILs，增强免疫细胞的活性或促进免疫应答。这些细胞因子可以直接作用于肿瘤细胞，抑制其生长和扩散，或者通过调节免疫细胞的功能来增强对肿瘤的免疫监视。细胞因子治疗面临的问题主要包括如何确保细胞因子的安全性和特异性，避免系统性毒性和非特异性炎症反应。此外，需要解决如何有效控制细胞因子的剂量和作用时间，以及如何优化细胞因子的递送系统以提高其在肿瘤微环境中的浓度和活性。胸腺素是可溶性多肽混合物，包括胸腺素、胸腺生成素等，对胸腺内 T 细胞的发育有辅助作用，临床上主要应用的是胸腺五肽和胸腺素 α1。

（二）肿瘤疫苗治疗

肿瘤疫苗是一种通过激活或增强机体对肿瘤抗原的免疫应答来治疗肿瘤的方法。肿瘤疫苗可以是全细胞疫苗、多肽疫苗、蛋白疫苗或基于核糖核酸（ribonucleic acid，RNA）/ 脱氧核糖核酸（deoxyribonucleic acid，DNA）的疫苗。它们通过不同机制激发免疫系统对肿瘤的识别和攻击。肿瘤疫苗治疗面临的挑战包括如何确定有效的肿瘤特异性抗原，如何克服肿瘤诱导的免疫抑制微环境，以及确保疫苗的安全性和耐受性。此外，如何提高疫苗的递送效率、激发长期免疫记忆以及个性化疫苗设计以适应不同患者的肿瘤特征也是当前研究的关键点。

（三）溶瘤病毒治疗

溶瘤病毒（oncolytic virus，OV）是一类经过基因工程改造的病毒，能够选择性地感染并裂解肿瘤细胞，同时激发机体的抗肿瘤免疫反应。溶瘤病毒治疗方式结合了直接杀伤肿瘤细胞和激活免疫系统双重作用，为肿瘤治疗提供了新的策略。利用基因工程技术，溶瘤病毒被设计为只在肿瘤细胞内复制，而在正常细胞中不复制或复制能力有限。导致肿瘤细胞裂解，释放肿瘤抗原和病毒颗粒，这些抗原随后被树突状细胞摄取并呈递给 T 细胞，从而引发特异性抗肿瘤免疫反应。此外，溶瘤病毒诱导的免疫原性细胞死亡还能释放损伤相关分子模式，进一步增强免疫激活。目前，已有多种溶瘤病毒进入临床试验阶段，并在某些类型肿瘤中显示出一定的疗效。例如，Imlygic（Talimogene laherparepvec，T-VEC）是一种基于单纯疱疹病毒 HSV-1 的溶瘤病毒，已获美国食品药品监督管理局（Food and Drug Administration，FDA）批准用于治疗不可切除的黑色素瘤。此外，还有其他多种溶瘤病毒正在进行临床试验。然而，溶瘤病毒治疗仍面临靶向性、安全性和免疫激活能力等挑战。未来，随着技术的发展，溶瘤病毒治疗有望实现更精准、高效和安全的治疗效果，为肿瘤患者开辟新的治疗途径。

（四）其他嵌合抗原受体细胞治疗

鉴于 CAR-T 细胞疗法在血液系统肿瘤中的成功，将 CAR 工程技术"移植"到其他类型免疫细胞的工程化改造正引起广泛的研究，由此衍生了 CAR-NK、CAR-NKT、CAR- 巨噬细胞（CAR-M）、CAR-Treg、CAR-γδT 等一系列以 CAR 技术为核心的新型细胞疗法。这些疗法通过基因工程技术改造不同的免疫细胞以特异性识别肿瘤抗原，增强对肿瘤的攻击。每种疗法利用特定免疫细胞的生物学特性，如 NK 细胞的自然杀伤能力或巨噬细胞的吞噬功能，以提高治疗的靶向性和效果。

（五）基因工程 T 细胞受体治疗

基因工程 TCR 治疗的原理是通过基因工程技术，如病毒载体或 CRISPR/Cas9 系统，将 T 细胞的天然 TCR 替换为特定的 TCR 基因，将患者 T 细胞的天然 TCR 替换为能够特异性识别肿瘤细胞表面特定抗原的人造 TCR。这些改造后的 T 细胞被设计成能够特异性识别肿瘤细胞表面的独特抗原。改造后的 T 细胞在实验室中进行扩增，增加其数量，以便有足够的细胞数量用于治疗。扩增后的改造 T 细胞通过静脉注射或其他方式输回患者体内，利用其新的 TCR 特异性识别肿瘤细胞上的抗原并杀伤肿瘤细胞。TCR 治疗面临的挑战包括脱靶效应，以及如何提高 T 细胞在体内的持久性和扩增能力。此外，TCR 改造的 T 细胞可能无法有效浸润实体瘤或受到肿瘤微环境中免疫抑制因素的影响等。

（六）肿瘤浸润淋巴细胞治疗

肿瘤浸润淋巴细胞（tumor infiltrating lymphocyte，TIL）是从肿瘤组织中识别和纯化的异质性淋巴细胞，含有肿瘤抗原特异性 $CD4^+$、$CD8^+$ T 细胞群，具有肿瘤归巢特性。TIL 治疗通过从患者自身的肿瘤组织中提取并扩增 TIL，再将这些具有抗肿瘤活性的细胞输回患者体内，以增强免疫系统对肿瘤的攻击。这种个性化的治疗方法利用了患者自身的免疫资源，旨在克服肿瘤免疫逃逸机制，提高治疗效果，尤其在传统治疗无效的情况下显示出潜力。TIL 仍面临诸多挑战，包括 TIL 的异质性、体外扩增效率、肿瘤特异性 TIL 的选择、TIL 的持久性以及肿瘤微环境中的免疫抑制因素等。

（七）基因编辑治疗

基因编辑技术，如 CRISPR/Cas9 系统，被用于改造免疫细胞，以提高其抗肿瘤能力。通过基因编辑，可以敲除免疫细胞上的抑制性受体，或者增强免疫细胞的抗原识别能力。此外，基因编辑还可以用于改造肿瘤细胞，使其成为能够激活免疫系统的疫苗。

除上述方法外，还有许多其他肿瘤免疫治疗的新兴策略正在研究中。例如，肿瘤微环境的调节、代谢途径的靶向治疗，以及利用纳米技术提高药物递送效率等。这些方法通过不同的机制增强免疫系统的功能或直接作用于肿瘤细胞，为肿瘤治疗提供了新的可能性。

第二章

免疫检查点抑制剂治疗的给药管理

免疫检查点抑制剂（immune checkpoint inhibitor, ICI）治疗是肿瘤免疫治疗的主要方式之一，为越来越多的肿瘤患者增添了新的治疗选择。作为一类大分子蛋白类制剂，ICI 在储存、配制、输注及不良反应观察与处理等方面具有其特殊性，护理人员的正确使用和安全监护是保障 ICI 有效发挥抗肿瘤作用的重要环节。本章将从患者评估、人员准备及给药护理方面进行介绍。

第一节　给药前患者评估

给药前，护士在协助医生完成基线检查或随访检查项目的基础之上，通过护理评估，医护共同识别特殊人群和 ICI 治疗相关毒性的风险因素。做好患者给药前评估是 ICI 安全使用、全程管理的重要内容。

一、护理评估

（一）病史资料

1. 一般情况评估　包括年龄、性别、婚姻、文化程度、职业、生活习惯、饮食习惯、有无吸烟和饮酒史等；精神和情绪状态；生命体征；日常生活活动能力（activities of daily living, ADL）；血管条件；用药周期及肿瘤负荷状态；过敏史和输注反应史等。

2. 肿瘤及诊治经过

（1）肿瘤诊断：肿瘤类型、分期、基因突变类型等。

（2）治疗史：包括既往手术、化疗、放疗、分子靶向治疗以及免疫治疗的方式、药物、持续时间、末次治疗时间、治疗所产生的不良反应及其转归，重点关注有无免疫相关不良事件（immune-related adverse effect, irAE）的发生、严重程度、处理方式和转归。

3. 相关疾病及诊治经过

（1）重要脏器基础疾病及治疗史：包括心脑血管、消化道系统、呼吸系统、泌尿系统等疾病诊断和用药情况，关注肝肾功能。

（2）影响免疫状态的疾病及治疗史：包括自身免疫性疾病、内分泌疾病、造血干细胞或器官移植、感染性疾病，如病毒性肝炎、获得性免疫缺陷综合征（acquired immunodeficiency syndrome, AIDS）和结核病史、疫苗接种史等。

4. 心理 - 社会状况　评估患者及照顾者对疾病的认知程度和心理状态，对 ICI 治疗的认知和顾虑；了解家庭对患者的关心和支持程度，患者有无医疗保障以及家庭的经济状况等。

（二）身体状况

通过护理问诊和体格检查将异常情况在基线护理评估中进行记录，重点关注以下几个方面。

1. 皮肤与黏膜情况　主要包括：①完整性，有无破损、皮疹、溃疡及其类型、形状及范围等；②有无色素沉着、色素减退、颜色异常，异常的形状及范围等；③有无疼痛、瘙痒、水肿、炎症或其他异常情况；④皮肤的弹性和营养状况。

2. 营养状态与排泄功能　主要包括：①营养风险评估，包括进食偏好、有无食欲下降、咀嚼或吞咽困难、体重改变等；②有无反酸、嗳气、恶心、呕吐、腹痛等；③排泄功能，包括便秘、腹泻、尿频、尿痛、便中带血或其他异常情况。

3. 呼吸与循环功能　主要包括：①呼吸型态，如呼吸类型、频率、节律、幅度、呼吸音强度和对称度等；②静息和活动下血氧饱和度；③血压、脉率和心率；④口唇和甲床颜色；⑤其他症状，包括咳嗽、咳痰、胸痛、心悸、乏力等；⑥体位变换的能力，六分钟步行试验（6 minutes walking test，6 MWT）或其他活动耐量评估结果。

4. 神经、肌肉与关节功能　主要包括：①关节有无肿胀、疼痛和功能受限；②日常活动水平是否受神经、肌肉与关节的功能限制，如肌无力、麻木、关节僵硬等；医生对患者的功能状态（performance status，PS）评估评分。

5. 认知功能评估　主要包括意识状态、记忆力、定向能力等。

（三）辅助检查结果

1. 实验室检查报告　主要包括血液学、尿液和粪便的检查。其中，血液学检查包含血常规；肝肾功能；电解质；糖化血红蛋白；凝血功能；感染性疾病筛查及检测；垂体-肾上腺轴、垂体-甲状腺轴功能检测；心功能检测等。

2. 辅助检查资料　包括胸部 X 线检查；胸、腹、盆腔、颅脑等的计算机断层成像（computed tomography，CT）或磁共振成像（magnetic resonance imaging，MRI）检查，正电子发射型计算机断层扫描（positron emission tomography，PET）检查，全身骨扫描，心电图（electrocardiogram，ECG），肺功能检查等。

此外，结合上述评估结果，可采用临床常用风险评估工具，如各类跌倒或坠床风险评估量表、压力性损伤风险评估量表、营养筛查及评估量表、静脉血栓栓塞症风险评估量表、焦虑抑郁评估量表等，评估相应问题发生的风险等级，采取预见性护理措施，保障患者用药安全。

二、识别特殊人群

通过基线检查和护理评估应识别的特殊人群包括：①自身免疫性疾病患者；②病毒性肝炎病史的患者；③结核感染患者；④接受造血干细胞或器官移植的患者；⑤人类免疫缺陷病毒（human immunodeficiency virus，HIV，又称艾滋病病毒）携带者；⑥免疫接种的患者；⑦胸腺瘤或胸腺癌患者；⑧老年、儿童及青少年患者；⑨主要脏器功能不全及功能状态 PS 评分≥2 分的患者；⑩伴随使用抗生素、糖皮质激素或质子泵抑制剂（proton pump inhibitor，PPI）的患者，以及更换 ICI 药物类别的患者。对于以上类型患者，需经过医生对其治疗风险和获益进行评估。

三、建立患者档案

通过治疗前的护理评估，对评估结果和伴随用药进行基线记录和后续随访，可采用美国国立卫生研究院癌症研究所(National Cancer Institute,NCI)制定的《常见不良反应术语评定标准(common terminology criteria of adverse events,CTCAE)》5.0 版(NCI-CTCAE 5.0)和中国临床肿瘤学会(Chinese Society of Clinical Oncology,CSCO)所制定的《免疫检查点抑制剂相关的毒性管理指南2023》(见本书第四章和第五章内容)对异常症状、体征、辅助检查结果进行量化评级,以落实动态、持续追踪,帮助后期进行 irAE 的鉴别诊断和动态监测,必要时在患者知情同意的前提下,对异常体征进行拍照留存,如皮疹、黄疸、肢体水肿、黏液便、结膜炎等。

📚 知识拓展

患者功能状态评估评分

患者功能状态(PS)评估评分对于选择治疗方案具有重要意义。临床上常用美国东部肿瘤协作组(Eastern Cooperative Oncology Group,ECOG)所制定的功能状态评分(简称 ECOG 评分),对肿瘤患者身体机能和日常生活活动能力进行评估,以了解患者的一般健康状况和对治疗的耐受能力。ECOG 评分有 0~5 分共 6 个等级,得分越高代表患者功能状态越差(表 2-1-1)。

表 2-1-1 肿瘤患者的 ECOG 评分标准

ECOG 评分	功能状态标准
0	活动能力完全正常,与起病前活动能力无任何差异
1	能自由走动及从事轻体力活动,包括一般家务或办公室工作,但不能从事较重的体力活动
2	能自由走动及生活自理,但已丧失工作能力,日间不少于一半时间可以起床活动
3	生活自理能力受限,日间一半以上的清醒时间只能待在床上或椅子上
4	完全卧床不起,生活不能自理
5	死亡

第二节 给药前人员准备

作为给药的执行者,护士需要在自身充分掌握药物相关理论和实践技能的同时,给予患者和照顾者充分的健康教育,获得患者和照顾者在治疗过程中的积极配合。给药前的人员准备包括护理人员准备、患者和照顾者准备。

一、护理人员准备

1. 制度保障 制定肿瘤 ICI 治疗相关用药制度和流程,包括:①给药前评估制度、贵重药品管理制度、巡视管理制度、随访制度等;②药物配制流程、药物输注流程、药物巡视流程、输注反应处理流程等。

2. 培训保障 通过培训,保障护理操作的规范性和同质性。在新的药物或治疗方式进入临床后,应及时组织培训。

3. 资质保障　可通过相关考核明确护士在 ICI 治疗中的资质准入。护士在临床管理药物时应严格遵循法律法规、规章制度、医嘱及药品说明书。

二、患者和照顾者准备

健康教育是 ICI 治疗重要的护理工作内容,通过评估患者和照顾者对 ICI 治疗的认知水平,进行针对性、个体化的健康教育,使患者和照顾者有充分准备,积极配合 ICI 治疗和护理。

1. 健康教育内容　针对 ICI 的个体化健康教育内容:①ICI 治疗的作用机制;②irAE 的发生机制;③irAE 发生的临床特点,包括发生部位和时间的不可预测性、症状表现缺乏特异性以及可逆性等;④输注反应的概念和症状表现;⑤根据给药前评估结果制订的护理计划内容,指导进行正确的自我护理;⑥自我监测的内容及其重要性;⑦早期报告、识别和管理irAE 的重要性和必要性。

2. 健康教育目标　通过个体化的健康教育,达到以下教育目标:①与患者和照顾者建立有效的护患关系;②患者和照顾者已充分理解 ICI 治疗的风险和获益,对治疗知情同意,主动参与、积极配合;③与患者和照顾者共同制定 ICI 治疗管理目标,使其明确自我监测和主动汇报的重要性;④知悉自我照护的内容和自我监测要点。

第三节　给药护理

ICI 作为单克隆抗体类生物制剂,常见给药方式包括静脉输注和皮下注射,护士在临床管理和使用药物时应详细阅读药品说明书,并严格遵循规章制度、医嘱及相关护理常规。

一、药物的储存和转运

不同剂型、不同厂家生产的药品储存要求不同,具体以药品说明书为准。作为大分子蛋白类药物,ICI 的稳定性易受到环境温度、光照、振动等多种外界因素影响。药物须在原包装内避光冷藏(2~8℃)储存和转运,不可冷冻,避免震荡。储存和转运过程中注意药瓶不能直接接触冰箱壁或冰袋、冰排等蓄冷剂。常用 ICI 的药物见表 2-3-1。

表 2-3-1　常用免疫检查点抑制剂药物

通用名	规格	检查点类型	剂型	原包装内储存有效期
纳武利尤单抗	40mg/4mL 100mg/10mL	PD-1	注射液	36 个月
帕博利珠单抗	100mg/4mL	PD-1	注射液	24 个月
特瑞普利单抗	80mg/2mL 240mg/6mL	PD-1	注射液	24/36 个月
信迪利单抗	100mg/10mL	PD-1	注射液	36 个月
卡瑞利珠单抗	200mg	PD-1	粉针剂	36 个月
替雷利珠单抗	100mg/10mL	PD-1	注射液	24 个月
派安普利单抗	100mg/10mL	PD-1	注射液	36 个月
赛帕利单抗	120mg/4mL	PD-1	注射液	24 个月

通用名	规格	检查点类型	剂型	原包装内储存有效期
斯鲁利单抗	100mg/10mL	PD-1	注射液	36个月
普特利单抗	100mg/10mL	PD-1	注射液	18个月
度伐利尤单抗	120mg/2.4mL 1 500mg/10mL	PD-L1	注射液	36个月
阿替利珠单抗	1 200mg/20mL	PD-L1	注射液	36个月
舒格利单抗	600mg/20mL	PD-L1	注射液	30个月
阿得贝利单抗	600mg/12mL	PD-L1	注射液	24个月
恩沃利单抗	200mg/1.0mL	PD-L1	注射液	18个月
伊匹木单抗	50mg/10mL 200mg/40mL	CTLA-4	注射液	24个月
卡度尼利单抗	125mg/10mL	PD-1/CTLA-4	注射液	12个月
依沃西单抗	100mg/10mL	PD-1/VEGF-A	注射液	18个月

二、药物的配制

药物配制应在静脉用药调配中心(pharmacy intravenous admixture service,PIVAS)集中配制,遵循国家卫生健康委2021年发布的《静脉用药调配中心建设与管理指南(试行)》,建立并执行静脉用药集中调配操作和ICI治疗药物安全操作规程,确保静脉用药安全。对于无PIVAS条件的医疗机构和护理单元,药物配制过程可在生物安全柜中进行,无生物安全柜时应注意在配制过程中做好职业防护,并避免药物在环境中的暴露。

药物配制时应注意:①药液配制过程中动作要轻柔,禁止摇晃及用注射器快速抽吸,以免引起溶液中蛋白聚合使溶液混浊;②药品均不含防腐剂,药瓶中的药物仅供一次性使用,一旦开封,应当次配制和输注,如有剩余,应将药物连同原包装瓶一起按医疗废物处理标准进行处理,不可保存和复用;③药液应现配现用,当配制后的溶液不能立即使用时,应按药物产品说明书中的要求进行暂存。药物配制前检查和配制要点见表2-3-2和表2-3-3。

表2-3-2 免疫检查点抑制剂配制前检查要点

通用名	配制前复温	从冰箱取出后放置时间	配制前目测
纳武利尤单抗	说明书未提及	说明书未提及,尽快完成配制	澄清至乳光,无色至淡黄色液体;可能存在少量(极少)颗粒
帕博利珠单抗	药品恢复至室温(25℃或以下)	室温(25℃或以下)最长放置24h	无色至轻微乳白色、无色至微黄色溶液;如观察到可见颗粒,应丢弃药瓶
特瑞普利单抗	说明书未提及	24h内完成配制	无色或淡黄色澄清液体,可带轻微乳光,如观察到可见颗粒或颜色异常,应弃用药物
信迪利单抗	恢复至室温(25℃或以下)	室温(25℃或以下)最长放置24h	澄明至微乳光、无色至淡黄色液体,无异物;如观察到可见颗粒,应丢弃药瓶

续表

通用名	配制前复温	从冰箱取出后放置时间	配制前目测
卡瑞利珠单抗	取出后立即配制	取出后立即配制	白色至类白色粉末或块状物；复溶后为无色或微黄色液体
替雷利珠单抗	取出后立即配制	室温（25℃或以下）最长放置2h	澄清至微乳光、无色至淡黄色液体；如观察到可见颗粒或异常颜色，应弃用药物
派安普利单抗	恢复至室温	室温（25℃或以下）最长放置24h	无色至淡黄色澄明液体，无异物；如观察到可见颗粒，应丢弃药瓶
赛帕利单抗	恢复至室温（25℃或以下）	室温（25℃或以下）最长放置24h	无色至微黄色，澄清至微乳光液体；如观察到可见沉淀、絮状或颗粒，应丢弃药瓶
斯鲁利单抗	说明书未提及	说明书未提及	澄明至乳光，无色或淡棕黄色液体
普特利单抗	说明书未提及	说明书未提及	几乎无色至轻微黄色，轻微乳光至微乳光溶液，如观察到可见颗粒或异常颜色，应弃用
度伐利尤单抗	说明书未提及	说明书未提及	澄清至乳浊、无色至微黄色液体；如观察到瓶内溶液混浊、变色或可见异物，应丢弃
阿替利珠单抗	说明书未提及	说明书未提及	无色至微黄色液体
舒格利单抗	说明书未提及	说明书未提及	澄清、透明、无肉眼可见微粒，可带轻微乳光
阿得贝利单抗	说明书未提及	说明书未提及	无色或淡黄色澄明液体，如观察到可见颗粒或颜色异常，应弃用药物
恩沃利单抗	恢复至室温	说明书未提及	无色至橙红色的澄明液体，带微乳光
伊匹木单抗	室温下直立放置复温约5min	说明书未提及	澄清至轻微乳白色、无色到淡黄色溶液，可有少量可见的半透明至白色颗粒；如溶液混浊、明显变色或存在半透明至白色无定形颗粒外的外来颗粒物，则丢弃
卡度尼利单抗	说明书未提及	说明书未提及	无色至淡黄色澄明液体，可略带乳光；如观察到可见颗粒，应丢弃药瓶
依沃西单抗	恢复至室温	说明书未提及	无色至淡黄色澄明液体，如观察到溶液变色或明显可见颗粒，应丢弃该瓶药品

注：复温指药品在配制前从冰箱取出，一般在室温下放置15~30min。

表 2-3-3　免疫检查点抑制剂配制要点

通用名	用法、用量	溶媒	终浓度	配制后存放时间*	
				2~8℃	室温
纳武利尤单抗	3mg/kg，每2周1次 240mg/kg，每2周1次 360mg/kg，每3周1次 480mg/kg，每4周1次	0.9%NS 5%GS	1~10mg/mL	7d	20~25℃室内光照：≤8h
帕博利珠单抗	200mg，每3周1次 400mg，每6周1次	0.9%NS 5%GS	1~10mg/mL	4d	25℃或以下：≤6h
特瑞普利单抗	3mg/kg，每2周1次 240mg，每3周1次	0.9%NS	1~3mg/mL	24h	室温：≤8h
信迪利单抗	200mg，每3周1次 3mg/kg，每3周1次	0.9%NS	1.5~5.0mg/mL	24h	20~25℃室内光照：≤6h
卡瑞利珠单抗	3mg/kg，每3周1次 200mg，每2周1次 200mg，每3周1次	0.9%NS 5%GS	5mL注射用水复溶转移至100mL溶媒中	24h	室温：6h
替雷利珠单抗	200mg，每3周1次	0.9%NS	1~5mg/mL	24h	25℃或以下：≤4h
派安普利单抗	200mg，每2周1次 200mg，每3周1次	0.9%NS	1~5mg/mL	24h	20~25℃室内光照：≤6h
赛帕利单抗	240mg，每2周1次	0.9%NS 5%GS	2.4mg/mL	24h	室温：4h
斯鲁利单抗	3mg/kg，每2周1次 4.5mg/kg，每3周1次	0.9%NS	100mL的溶媒中抽取同体积的溶剂弃去后加入等体积的药液	24h	室温：6h
普特利单抗	200mg，每3周1次 3mg/kg，每3周1次	0.9%NS	1.0~10.0mg/mL	24h	室温：6h
度伐利尤单抗	10mg/kg，每2周1次 1 500mg，每4周1次	0.9%NS 5%GS	1~15mg/mL	24h	25℃或以下：≤8h
阿替利珠单抗	1 200mg，每3周1次	0.9%NS	3.2~16.8mg/mL	24h	25℃或以下：≤6h
舒格利单抗	1 200mg，每3周1次	0.9%NS	抽取医嘱剂量的药液加入250mL溶媒中	24h	室温：6h
阿得贝利单抗	20mg/kg，每3周1次	0.9%NS 5%GS	0.5~9mg/mL	24h	室温：4h
恩沃利单抗	150mg，每周1次	NA	1mL注射器抽吸所需原液药量	未提及	未提及
伊匹木单抗	1mg/kg，每6周1次	0.9%NS 5%GS	1~4mg/mL	24h	≤24h
卡度尼利单抗	6mg/kg，每2周1次	0.9%NS	0.2~5.0mg/mL	≤4h	≤4h
依沃西单抗	20mg/kg，每3周1次	0.9%NS	1~8mg/mL	≤6h	室温：4h

注：NA代表不适用（not applicable）；NS代表生理盐水，GS代表葡萄糖液。*.配制后存放时间包括贮存在输液袋及输注过程的持续时间。

三、药物使用

配制好的药液在给药前应再次核对医嘱、药物和患者信息,遵医嘱正确给药。建议首次用药时需要有照顾者陪护,加强巡视。给药的注意事项见表2-3-4。

表2-3-4 免疫检查点抑制剂用药的注意事项

通用名	溶液冷藏后复温	输液管过滤器孔径/μm	给药途径	给药时间	配制到使用完成
纳武利尤单抗	说明书未提及	0.2~1.2	静脉输注	30min	20~25℃室内光照下最长使用8h
帕博利珠单抗	恢复至室温	0.2~5	静脉输注	≥30min	25℃或以下最长使用6h
特瑞普利单抗	恢复至室温	0.2或0.22	静脉输注	第1次≥60min;后续30min	室温下最长使用8h
信迪利单抗	恢复至室温	0.2~5	静脉输注	30~60min	20~25℃室内光照下最长使用6h
卡瑞利珠单抗	恢复至室温	0.2	静脉输注	30~60min	室温下最长使用8h
替雷利珠单抗	恢复至室温	0.2或0.22	静脉输注	第1次≥60min;后续≥30min	25℃或以下最长使用4h
派安普利单抗	恢复至室温	0.2或0.22	静脉输注	60min内,可延长至120min	20~25℃室内光照下最长使用6h
赛帕利单抗	说明书未提及	0.2	静脉输注	≥45min	室温下最长使用4h
斯鲁利单抗	说明书未提及	0.2~5	静脉输注	第1次100mL/h;第2次及后续30min(±10min)	室温下最长使用6h
普特利单抗	说明书未提及	0.2~5	静脉输注	60min(±15min)	室温下最长使用6h
度伐利尤单抗	说明书未提及	0.2或0.22	静脉输注	≥60min	室温下最长使用8h
阿替利珠单抗	说明书未提及	0.2或0.22	静脉输注	第一次≥60min;后续≥30min	25℃或以下最长使用6h
舒格利单抗	说明书未提及	0.2或0.22	静脉输注	≥60min	室温下最长使用6h
阿得贝利单抗	恢复至室温	0.2或0.22	静脉输注	30~60min(≤2h)	室温下最长使用4h
恩沃利单抗	说明书未提及	NA	皮下注射	注射时间≥13s(≤0.06mL/s)	说明书未提及
伊匹木单抗	说明书未提及	0.2~1.2	静脉输注	30~90min	室温下最长使用24h
卡度尼利单抗	恢复至室温	0.2或0.22	静脉输注	60min(±10min)	室温下最长使用4h
依沃西单抗	恢复至室温	0.2或0.22	静脉输注	60min(±10min)	室温下最长使用4h

注:NA代表不适用,恩沃利单抗建议采用1mL注射器抽取医嘱所需剂量使用。

1. 静脉给药 静脉使用的ICI应注意:①静脉使用的药物应采用静脉输注方式进行给药,不得采用静脉推注或单次快速静脉注射给药。②严格按照药品输注要求使用特定的输液器;输液器应为低蛋白结合材质。③稀释后的药液不可冷冻保存,如在冷藏条件下保存,使用前应恢复至室温；配制后的药液存放时间包括输液过程的持续时间。④联合免疫、靶向、化疗给药时，不可使用同一输液器与其他药物同时给药。当联合使用两种不同的 ICI，建议分开输液器优先输注 PD-1/PD-L1 抑制剂药物。⑤综合患者的病情、治疗方案和药物、预期治疗时间、血管特征等选择适宜的静脉通路。⑥药物输注过程中密切监测生命体征，特殊情况下给予心电监护。

2. 皮下注射　皮下注射药液的管理按照上述生物制剂管理要求，在使用过程中应注意：①为保障药液剂量准确，建议使用容量相对小的注射器，如 1mL 注射器。②按药品说明书推荐的注射部位给药，如恩沃利单抗的推荐注射部位为上臂。注射部位必须没有活动性皮肤病，包括晒伤、皮疹、发炎、感染、银屑病活跃区、文身和瘢痕等。③注射速度不宜过快，以保证患者舒适度，并观察局部皮肤注射部位反应和患者用药反应。④注射后的患者需进行用药后观察，如恩沃利单抗注射后应对患者进行留院观察至少 1h。

四、用药观察

1. 注射部位反应及其护理　注射部位反应（injection site reaction，ISR）指注射部位出现剧烈的不良反应，通常为免疫反应，包括热感、红斑、水肿、瘙痒、疼痛等，按照 NCI-CTCAE 5.0 分级标准分 G1~G5。① G1：压痛伴或不伴有症状；② G2：疼痛，脂肪营养不良，水肿，静脉炎；③ G3：溃疡形成或坏死，严重组织损伤，需要手术治疗；④ G4：危及生命，需要紧急治疗；⑤ G5：死亡。

对于 G1~G2 注射部位反应，通常不需要停药，根据临床需要予以对症治疗，如注射部位冷敷、外用抗组胺类或皮质类固醇药物等；对于 G3~G4 注射部位反应，应永久停药，给予适当的药物治疗，并密切观察患者的症状和体征的缓解情况，必要时住院治疗。

2. 输注反应及其护理　ICI 药物治疗输注反应的症状包括发热、发冷、寒战、潮红、僵硬、皮肤瘙痒、低血压、呼吸困难、胸部不适、皮疹、荨麻疹、血管性水肿、喘息、心动过速、咳嗽、哮鸣等。输注反应也可能发生在输注结束后 1~2h，发生率低于 10%，从高到低依次为 PD-1 抑制剂药物、PD-L1 抑制剂药物、CTLA-4 抑制剂药物。

ICI 在临床使用一般不使用预处理药物，个别药物应参考药物的处方信息以获得有关预防输注反应的用药前建议。如需使用预处理药物，常用药物包括对乙酰氨基酚或非甾体抗炎药（nonsteroidal antiinflammatory drugs，NSAIDs）、抗组胺类药物和低剂量的糖皮质激素（glucocorticoid，GC）。在用药过程中，按说明书要求速度输注药液，密切观察、主动询问不适症状，发生输注反应时应及时给予心电监护和血氧饱和度监测，并遵医嘱予以其他处理。输注反应的分级及处理措施见表 2-3-5。

表 2-3-5　输注反应的分级及处理措施

输注反应 / 分级	描述	处理措施
G1	轻度一过性反应	不必中断输液，或下调输注速度 50%；或暂停输液至问题缓解；可选用 NSAIDs、抗组胺类药物、糖皮质激素等对症处理。后续治疗考虑增加预处理步骤
G2	较重的反应	中断输液至恢复到 G0~G1；对症处理（如抗组胺药、NSAIDs）；重启输注前 24h 内进行预处理；输注时减慢滴速 50%；必要时应用糖皮质激素

续表

输注反应 / 分级	描述	处理措施
G3	包括延迟性（如不必快速对症进行处置，或暂时停止输液）；初始处理后症状再发；住院治疗处理后遗症	考虑永久停用 ICI；给予对症处理，必要时请过敏相关专科会诊
G4	威胁生命的后果	永久停用 ICI；紧急处理

输注反应案例分享

蔡某，男，66 岁，诊断为右肺腺癌，伴肺门、隆突下淋巴结、脑转移 $cT_2N_2M_1c$ ⅣB 期（PD-L1 TPS 99%）。于 2024 年 4 月 18 日开始予"PD-1 抑制剂 + 培美曲塞 + 卡铂"方案治疗。2024 年 5 月 9 日行第二疗程治疗，在 PD-1 抑制剂输注结束后 32min 时，患者诉胸闷、气促，患者面色潮红，频繁咳嗽，血氧饱和度 88%、脉率 126 次 /min、呼吸频率 22 次 /min、血压 119/88mmHg，予吸氧（2~4L/min）、地塞米松和苯海拉明对症处理后症状缓解，完成后续化疗药物给药，主管医生予判定为"PD-1 抑制剂可能有关输注反应 G2"；2024 年 5 月 30 日行第三疗程治疗，在 PD-1 抑制剂输注结束后 2min 时，患者诉胸闷、气紧，患者面色潮红、呛咳频繁，血氧饱和度 90%、脉率 110 次 /min、呼吸频率 23 次 /min、血压 117/72mmHg，予吸氧（3~5L/min）、地塞米松和苯海拉明对症处理后症状部分缓解，患者出现头部眩晕感，心率 144 次 /min、脉率 106 次 /min，予异丙嗪对症治疗，床边心电图未见异常，30min 后患者症状完全缓解，在心电监护和血氧饱和度监测下完成后续化疗药物给药，主管医生判定为"PD-1 抑制剂肯定有关输注反应 G2"。在后续 PD-1 抑制剂给药前增加苯海拉明、塞来昔布、西咪替丁预处理药物，同时降低输注速度，未发生输注反应，顺利完成治疗。

第三章

免疫检查点抑制剂治疗相关毒性及其护理

免疫检查点抑制剂（immune checkpoint inhibitors，ICI）通过重新激活机体的自身免疫系统而达到增强抗肿瘤免疫反应的目的，但如果免疫系统被过度激活，也会发生一系列 ICI 治疗相关毒性，即免疫相关不良事件（immune-related adverse effect，irAE）。本章重点介绍 irAE 的特点及治疗原则和 irAE 的护理管理策略。

第一节　免疫检查点抑制剂治疗相关毒性的特点及治疗原则

与传统肿瘤治疗方式所致不良反应不同，irAE 具有独特的发生机制、流行病学特征和治疗方法，本节主要介绍不同 ICI 所致 irAE 的发生率、发生机制、临床特点和治疗原则。

一、免疫检查点抑制剂治疗相关毒性的发生率、发生机制及临床特点

（一）发生率

当前不同研究中报道的 irAE 发生率及其严重程度差异较大，接受 ICI 治疗的患者中，任何级别的 irAE 总体发生率为 15%~90%。虽然大多数属于轻至中度，但也有研究显示，单药治疗中因重度 irAE 需要暂停或停止 ICI 治疗的发生率为 0.5%~13.0%，而对于 PD-1/PD-L1 抑制剂与 CTLA-4 抑制剂联合治疗的患者，重度 irAE 发生率最高可至 43%。irAE 中包括重度的肠炎、肺炎、心肌炎、脑炎、垂体炎、中毒性表皮坏死松解症、自身免疫性的 1 型糖尿病等，若不能及时诊断和治疗，会导致约 2% 的患者出现相关性死亡。值得注意的是，部分 irAE 如神经毒性和心脏毒性等发生率虽然很低，但致死率很高，如心肌炎，发生率约0.1%，但其致死率可高达 50%。

1. CTLA-4 抑制剂　会导致 85%~96% 的患者出现各种级别的 irAE，25.4%~52.3% 的患者出现 3~4 级的 irAE。大部分 3 级及以上的 irAE 出现在患者接受 CTLA-4 抑制剂治疗后的 8~12 周内，其导致死亡的主要原因为结肠炎（70%）。有研究显示，CTLA-4 抑制剂所致 irAE 呈现剂量依赖性的特点，3mg/kg 与 10mg/kg 剂量组所致 3 级及以上 irAE 发生率分别为 18% 和 37%。

在 CTLA-4 抑制剂引起的 irAE 中，腹泻伴或不伴结肠炎最常见，发生率在 20% 以上；而皮疹往往是最早出现的 irAE。皮肤瘙痒症、肝毒性、垂体炎和甲状腺毒性等 irAE 相对较少，为 3%~20%。罕见 irAE 包括眼毒性（葡萄膜炎、巩膜炎）、胰腺毒性、肾毒性、肌无力、吉兰 - 巴雷综合征和自身免疫性血小板减少症等。

2. PD-1/PD-L1 抑制剂　与 CTLA-4 抑制剂相比,PD-1/PD-L1 抑制剂相关 irAE 发生率相对较低,总体中位发生率为 15%~77.1%,3 级以上 irAE 发生率为 14.4%~20.8%。PD-1/PD-L1 抑制剂导致死亡的主要原因为肺炎(35%)、肝炎(22%)及神经毒性(15%)。不良反应大多出现在治疗后 6 个月内。不同 PD-1/PD-L1 抑制剂毒性有所区别,纳武利尤单抗更常导致内分泌毒性,帕博利珠单抗所致关节炎、肺毒性和肝毒性更常见,卡瑞利珠单抗容易引起反应性皮肤毛细血管增生症。多项荟萃分析结果显示,PD-1 抑制剂引发的肺毒性发生率高于 PD-L1 抑制剂(4%~4.9% vs. 1.9%~2.0%)。

3. CTLA-4 抑制剂联合 PD1/PD-L1 抑制剂　联合使用 CTLA-4 抑制剂和 PD-1/PD-L1 抑制剂可增加 irAE 发生率和严重程度。有研究表明,联合使用 CTLA-4 抑制剂和 PD-1 抑制剂的所有级别 irAE 发病率较单药明显升高(54% vs. 24%),且发生时间也更早。联合应用所致的 irAE 主要为结肠炎、皮肤毒性、内分泌毒性和肝毒性。

（二）发生机制

ICI 治疗相关毒性的确切病理生理机制尚未完全清楚,目前认为可能与外周免疫反应耐受性的紊乱、T 细胞的异常激活、机体炎症因子促炎活性的增高、肠道微生物的菌群失调、特定的自身免疫 T 细胞克隆识别共同抗原、抗原的级联反应、细胞因子 IL-17 的参与、T 细胞对肿瘤和正常组织的相关抗原存在的交叉反应等有关。irAE 发生机制主要包括以下四方面。

1. T 细胞激活和肿瘤抗原交叉反应　T 细胞激活和肿瘤抗原交叉反应可导致正常组织遭破坏。研究发现,活化的 T 细胞组织浸润是 irAE 的重要标志;T 细胞与健康细胞存在抗原交叉反应是某些 irAE 发生的基础,这与 T 细胞受体(T cell receptor,TCR)具有多样性和 T 细胞克隆性扩增有关,抑制 CTLA-4 可诱导抗原特异性 T 细胞激活,导致其攻击肿瘤组织同时也破坏正常组织;另外,抑制 CTLA-4 或 PD-1 还可促进组织内驻留的记忆性 T 细胞扩增、激活,这可能与 ICI 治疗相关性结肠炎发生有关。

2. B 细胞介导自身抗体产生　目前对于阻断 CTLA-4 或 PD-1/PD-L1 与 B 细胞间的相互作用机制尚不清楚,但组织中初始检测到低水平的特异性自身抗体,如与大疱类天疱疮相关的 PB180 及非组织特异性血清抗体均与 irAE 发生相关;此外,还发现 ICI 诱导的 B 细胞克隆性扩增可能与 irAE 发展相关。

3. T 细胞分泌高水平的细胞因子　当前通过抑制各种细胞因子,包括 TNF 和 IL-6 等,治疗各类 irAE 有效,表明高水平的组织特异性或非组织特异性细胞因子可能在 irAE 发病机制中起重要作用。

4. 单克隆抗体的直接作用　由于 ICI 是一种针对表达于免疫细胞和其他组织的分子的单克隆抗体,因此自补体介导的直接损伤可能引起 irAE;如 CTLA-4 在垂体前叶高表达,垂体炎主要见于伊匹木单抗所导致的 irAE,但不常见于 PD-1 或 PD-L1 抑制剂。

此外,早发性与迟发性 irAE 可能是由截然不同的机制引起的,尚待阐明。典型的早发性、常见的 irAE 可能涉及全身性上皮炎症,因此可见到皮疹、结肠炎和肺炎,这些 irAE 通常涉及将中性粒细胞募集到正常组织中。迟发性 irAE 一般不太常见,包括神经毒性和垂体炎等,这些 irAE 往往是相对局限的器官特异性的反应。

（三）临床特点

1. 累及器官广　目前发现的 irAE 涉及人体 15 个器官和系统,随着 ICI 在临床应用越来越广泛,可能会出现更多种类的 irAE。根据临床出现的频率,irAE 主要分为两大类:常见和少见毒性。常见毒性包括皮肤毒性、内分泌毒性、肝毒性、胃肠毒性(腹泻/结肠炎)、胰腺毒性、肺毒性、骨关节与肌毒性。少见毒性包括神经毒性、血液毒性、肾毒性、心血管毒性、眼毒性、耳毒性和膀胱毒性。

2. 症状表现缺乏特异性　irAE 常与自身炎症或自身免疫性疾病的临床表现类似,如常见的反应为疲乏、皮疹、瘙痒、腹泻、咳嗽、头痛等,极易与其他疾病引发的症状相混淆。其中最常见 irAE 的症状是疲乏、瘙痒、腹泻和皮疹。疲乏的发生率为 16%~20%,瘙痒和皮疹的发生率约为 10.6% 和 9.3%。免疫相关性肺炎、肝炎、胰腺炎、肾炎等部分 G1 的 irAE 发生时患者无任何症状,均须通过实验室检查或影像学检查才能被发现。

3. 发生时间不可预测　irAE 发生时间缺乏规律、差异很大,通常是首次给药后 6~12周,有报道 irAE 最早在第 1 周期开始治疗时即可出现,也可在治疗后甚至治疗结束后的数月至数年出现,发生中位数多为 40d,因此治疗开始后的前 2 个月可被视为"关键药物警戒窗口"。irAE 的发生时间也因受累器官不同而不同,皮肤和胃肠道毒性出现相对较早,而内分泌毒性通常出现较晚。延迟事件包括风湿系统疾病(炎性关节炎的平均发病时间为81d)、内分泌系统疾病(糖尿病平均发病时间为 116d)、严重皮肤反应(平均发生时间为 65d)和甲状腺功能障碍(平均发生时间为 92d)。

4. 严重 irAE 进展迅速且预后不良　根据 NCI-CTCAE 5.0 分级标准,G3~G5 的 irAE 为严重 irAE,通常需要立即住院积极治疗,存在生命危险。虽然此类 irAE 并不常见,但往往在治疗早期出现,并且迅速恶化,患者死亡率高,例如免疫性心肌炎死亡率高达近 50%,需引起足够关注。且患者一旦发生严重 irAE,几乎全部需终身停止使用 ICI,并需要长时间使用糖皮质激素等免疫抑制剂类药物,同时需住院治疗,约 10% 患者需要进入重症监护室治疗,预后较差。此外,长时间使用免疫抑制剂类药物,会增加患者水钠潴留、代谢紊乱等不良反应,也使患者机会性感染的风险增加。

二、免疫检查点抑制剂治疗相关毒性的治疗原则

目前,欧洲医学肿瘤学学会(European Society for Medical Oncology,ESMO)、癌症免疫治疗学会毒性管理工作组(Society for Immunotherapy of Cancer,SITC)和美国国家综合癌症网络(National Comprehensive Cancer Network,NCCN)基于专家共识等列出了 irAE 的管理指南。这些指南为大多数常见的 irAE 提供了一般的治疗原则,详细说明了免疫抑制剂类药物(如糖皮质激素)的使用方法和治疗持续时间。

(一)毒性分级

irAE 的临床处理是按照毒性分级管理原则进行的。NCI-CTCAE 5.0 分级标准对不良反应的术语和严重程度进行了分级。然而使用 CTCAE 来分级毒性存在一定的局限性,有时会低估或高估毒性出现的概率和严重程度。指南将 irAE 分为 5 个级别。① G1:轻度毒性;② G2:中度毒;③ G3:重度毒性;④ G4:危及生命的毒性;⑤ G5:与毒性相关的死亡。基本对应于 NCI-CTCAE 5.0 的不良反应分级(表 3-1-1)。

表 3-1-1　免疫检查点抑制剂治疗相关毒性分级(NCI-CTCAE 5.0)

分级	描述
G1	无症状或症状轻微;无须特殊干预可自行缓解
G2	轻微日常活动受限;需要局部治疗

分级	描述
G3	致残或中重度日常活动受限,不会危及生命;需要住院治疗
G4	危及生命,须立即急救治疗
G5	死亡

(二)治疗原则

除内分泌毒性推荐使用相应的替代性激素治疗外,糖皮质激素是 irAE 的主要治疗药物。针对不同等级的毒性反应,处理原则如下。

G1 无须住院,可继续使用 ICI 治疗,同时密切观察患者毒性变化。

G2 须暂停 ICI 治疗,当症状和 / 或实验室检查指标降至 G1 以下时恢复 ICI 治疗。同时局部或全身使用糖皮质激素,口服泼尼松 0.5~1mg/(kg·d)。随着患者症状的改善,这些类固醇会在 2~4 周内停用。

对于 G3 和 G4 毒性,应停止 ICI 治疗并同时给予高剂量皮质类固醇治疗,泼尼松 1~2mg/(kg·d),当症状消退至 G1 或以下时,糖皮质激素逐渐减量。对于 G3 毒性后续是否恢复 ICI 治疗,应充分评估患者的肿瘤状态、风险和获益比。对于 G4 毒性,除皮肤毒性和内分泌毒性,应永久停用 ICI。对于 G3~G4 irAE,激素使用 2~5d 症状未缓解或加重的患者,则可以考虑 TNF-α 抑制剂(如英夫利西单抗)、麦考酚酯、他克莫司等生物类和非生物类免疫抑制剂等(表 3-1-2)。

表 3-1-2　免疫检查点抑制剂治疗相关毒性的治疗原则

分级	住院级别	糖皮质激素	其他免疫抑制剂	ICI 治疗
G1	无须住院	不推荐	不推荐	继续使用
G2	无须住院	局部使用糖皮质激素,或全身使用糖皮质激素,口服泼尼松,0.5~1mg/(kg·d)	不推荐	暂停使用*
G3	住院治疗	全身糖皮质激素治疗,口服泼尼松或静脉使用 1~2mg/(kg·d)甲泼尼龙,后逐步减量	对糖皮质激素治疗 2~5d 后症状未能缓解的患者,可考虑在专科医师指导下使用	停用,基于患者的风险和 / 或获益比讨论是否恢复 ICI 治疗
G4	住院治疗,考虑收入重症加强护理病房治疗	全身糖皮质激素治疗,静脉使用甲泼尼龙 1~2mg/(kg·d),连续 3d,若症状缓解逐渐减量至 1mg/(kg·d)维持,后逐步减量,4~6 周停药	对糖皮质激素治疗 2~5d 后症状未能缓解的患者,可考虑在专科医师指导下使用	永久停用

注:*.如果仅表现为皮肤或内分泌症状可继续 ICI 治疗。

此外,为防止 irAE 复发,糖皮质激素减量应逐步进行,减量时间至少>4 周,有时需要 6~8 周或更长时间,特别是在治疗免疫相关性肺毒性和肝毒性时。使用糖皮质激素也会产生长期不良反应,包括骨质流失(骨质减少和骨质疏松)、骨折、白内障或青光眼、肌病、肾上腺功能不全、精神障碍、胃溃疡或十二指肠溃疡等。使用大剂量糖皮质激素时,需同时加用胃黏膜保护剂以及钙剂,必要时预防性使用抗生素。因此,在使用糖皮质激素过程中,需加强监测,及时发现不良反应,及时处理。

知识拓展

糖皮质激素的治疗疗程和剂量界定

糖皮质激素的治疗疗程:①冲击治疗,使用≤5d。②短程治疗,使用一般<1个月。③中程治疗,使用一般<3个月。④长程治疗,使用一般>3个月。⑤替代治疗,分长程替代、应急替代和抑制替代方案:长程替代方案适用于原发或继发性慢性肾上腺皮质功能减退症;应急替代方案适用于急性肾上腺皮质功能不全及肾上腺危象;两者可应用于内分泌毒性中的肾上腺皮质功能减退。

糖皮质激素的剂量界定:①冲击剂量,以甲泼尼龙为例,为7.5~30mg/(kg·d);②大剂量,以泼尼松为例,为>1mg/(kg·d);③中等剂量,以泼尼松为例,为0.5~1mg/(kg·d);④小剂量,以泼尼松为例,为<0.5mg/(kg·d);⑤长期服药维持剂量,以泼尼松为例,为2.5~15mg/d。

第二节 免疫检查点抑制剂治疗相关毒性的管理

为保证患者治疗安全,irAE的多学科管理非常关键。护理人员作为患者管理的重要参与者,在全程管理中发挥重要作用。本节主要讲述 irAE 多学科管理流程以及 irAE 的全程护理管理等内容。

一、免疫检查点抑制剂治疗相关毒性的多学科管理流程

多项指南提出,irAE 管理应贯穿"预防 - 评估 - 检查 - 治疗 - 监测"全流程(图 3-2-1)。

预防:即治疗前医护团队应通过培训了解 irAE 的毒性谱,其可能发生的器官、发生率、表现以及发生时间;识别 ICI 治疗的风险因素,对风险人群谨慎评估和用药。

评估:指对患者进行基线全面评估,并在治疗中和治疗后按要求进行各项检查。

检查:强调以患者基线值作为参考值,并将各项认为是免疫异常的毒性反应结果动态观察,以早期干预,预防进展。

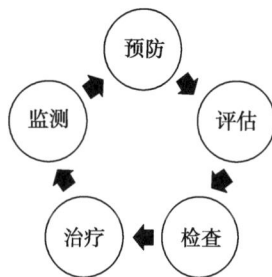

图 3-2-1 免疫检查点抑制剂治疗相关毒性管理流程

治疗:首先针对症状予以对症处理,结合患者 irAE 级别采取停止 ICI、使用糖皮质激素等治疗并检查是否同时出现了其他 irAE;并根据患者症状的缓解情况考虑是否使用其他免疫抑制药物。

监测:患者治疗后,应严密监测 irAE 的缓解及复发情况;并观察激素等免疫抑制药物的不良反应。

二、免疫检查点抑制剂治疗相关毒性的护理管理

对患者应用 ICI 治疗前应熟悉 irAE 毒性谱,掌握患者评估内容,用药期间可早期识别 irAE,正确分级并给予专科护理措施,对应用激素治疗的患者应掌握不良反应的观察及护理,同时做好健康教育和院外随访工作。

（一）治疗前评估

1. **基线检查内容**　开始 ICI 治疗前,要积极预防 irAE,护士应做好患者的全面评估,并告知患者 irAE 发生的特征和自我管理方法。根据 CSCO《免疫检查点抑制剂相关的毒性管理指南 2023》完善基线检查和风险人群评估,即患者病史和基本信息的采集,确定患者在开始免疫治疗之前的基线状态,包括基线体格检查、基本实验室检测结果、影像学检查结果等。具体内容如下。

（1）一般情况评估:包括体格检查（含神经系统检查）;全面询问病史,包括患者的自身免疫性疾病史、内分泌疾病史、感染性疾病[乙型肝炎病毒（hepatitis B virus,HBV）、丙型肝炎病毒（hepatitis C virus,HCV）或人类免疫缺陷病毒（human immunodeficiency virus,HIV）等感染]病史和肺纤维化情况;吸烟史、家族史、妊娠状况、既往接受抗肿瘤治疗的情况和基线用药情况;患者排便习惯;针对特定类型肿瘤如非小细胞肺癌,还需查基因突变状态。

（2）影像学检查:包括胸、腹和盆腔 CT 检查等,必要时进行 MRI、全身骨扫描等。

（3）一般血液学及尿液检查:包括血常规、生化（包括血糖、血脂、血清淀粉酶、血清脂肪酶等）、尿常规、感染性疾病筛查等;人巨细胞病毒（cytomegalovirus,CMV）抗体、T 细胞斑点（T-Spot）检测;如果血糖升高,行糖化血红蛋白检测;使用 TNF-α 抑制剂（如英夫利西单抗）处理 irAE 可能增加 HBV 再激活的风险,因此在使用 TNF-α 抑制剂之前应检查 HBV-DNA 和 HCV-RNA。

（4）皮肤和黏膜检查:全面评估皮肤和黏膜色泽、完整性以及是否伴随瘙痒、疼痛等症状,尤其是既往有自身免疫性皮肤病史的患者,并关注既往抗肿瘤治疗的皮肤不良反应及其治疗转归。

（5）胰腺检查:若有相应症状,须监测血、尿淀粉酶检测,并行胰腺影像学检查。

（6）甲状腺评估:需做甲状腺功能检测（thyroid function tests,TFTs）,包括促甲状腺激素（thyroid stimulating hormone,TSH）、游离甲状腺素等。如果 TSH 高,则查甲状腺过氧化物酶抗体;如果 TSH 低,则查促甲状腺素受体抗体。

（7）肾上腺和垂体评估:针对肾上腺,检查早晨 8 时血浆皮质醇、促肾上腺皮质激素（adrenocorticotropic hormone,ACTH）等;针对垂体,检查甲状腺功能;建议同时检查黄体生成素（luteinizing hormone,LH）、促卵泡生成素（follicle-stimulating hormone,FSH）和睾酮等。基线甲状腺、垂体和肾上腺功能检查十分重要,可以通过检测值的变化协助医生判断是否发生了内分泌相关毒性。

（8）肺部检查:监测静息或活动时血氧饱和度、常规胸部影像学检查;对既往有肺部疾病如慢性阻塞性肺疾病、间质性肺病、结节病或肺纤维化等的患者,行肺功能检查和六分钟步行试验（6MWT）。

（9）心血管系统检查:包括心肌酶谱、心电图、超声心动图（射血分数）、心肌损伤标志物[如心肌肌钙蛋白 T（cardiac troponin T,cTnT）、心肌肌钙蛋白 I（cardiac troponin I,cTnI）

等]、脑钠肽（brain natriuretic peptide，BNP）或氨基末端脑钠肽前体（NT-proBNP）及 24h 动态心电图（dynamic electrocardiogram，DCG）检查。

（10）类风湿疾病检查：对既往有类风湿相关疾病的患者，酌情行关节检查或功能评估；对怀疑有自身免疫性疾病患者，行自身抗体、红细胞沉降率（erythrocyte sedimentation rate，ESR）等检查。

2. 风险人群评估　对于以下特殊人群需要谨慎考虑适应证，并告知患者可能风险，目前认为 HBV、HCV 病毒携带者，老年患者可使用 ICI；免疫接种患者建议选择 PD-1/PD-L1 抑制剂；自身免疫性疾病患者、接受过造血干细胞或器官移植患者、驱动基因突变阳性的非小细胞肺癌患者、人类免疫缺陷病毒携带者及 PS 评分≥2 分的患者某些情况可考虑使用 ICI；妊娠患者不推荐使用 ICI。另外，有基础疾病的患者应用 ICI 治疗前需额外完善基础疾病相关的基线检查，并进行动态监测。

因此，护士需完善患者的护理评估，记录各项阳性指标。尤其要在体格检查、病史、吸烟史、家族史、妊娠状况、既往接受抗肿瘤治疗的情况、排便习惯、皮肤黏膜情况、血氧饱和度、六分钟步行试验等方面进行评估和记录。

（二）治疗期间的监测

ICI 治疗期间，除影像学及甲状腺相关检查每 4~6 周评估外，每次用药前，应对患者进行评估，完善各检查项目（内容与治疗前相同），并与基线对比，当出现毒性相关症状和检查结果异常时需做相应检查。具体监测时机和内容见表 3-2-1。

表 3-2-1　免疫检查点抑制剂治疗期间监测时机和内容

检查项目	监测时机和内容
一般情况	在每次随访时均应进行临床症状及不良事件症状的评估，包括体格检查（含神经系统检查）、排便习惯等
影像学检查	治疗期间每 4~6 周复查胸、腹、盆腔 CT 等，根据异常结果，给予相应处理
一般血液学检查	治疗期间每 2~3 周复查 1 次，然后每 6~12 周复查 1 次或根据指征复查血常规、生化全项等
皮肤、黏膜	每次查房均行皮肤、黏膜检查，尤其针对具有自身免疫性皮肤病史的患者；及时记录病变的类型和程度
胰腺	如果无症状，无须常规监测
甲状腺	治疗期间每 4~6 周复查 1 次 TFTs，然后根据症状，每 12 周复查 1 次
肾上腺、垂体	治疗期间每 2~3 周复查早晨 8 点的血浆皮质醇、ACTH 以及 TFTs，然后每 6~12 周随访
肺	治疗期间，每 4~6 周复查静息或活动时血氧饱和度，以及常规肺部影像学检查
心血管	治疗期间，每 2~4 周复查心电图、心肌酶谱等
类风湿性 / 骨骼肌	如果无症状，无须常规监测

（三）免疫检查点抑制剂治疗相关毒性的分级与护理

护士应熟知 irAE 分级、表现及治疗原则,通过对患者症状及全面检查结果的评估,识别 irAE 并给予分级。护理干预除加强病情监测、饮食与运动指导、心理护理外,应及时采取有效的专科护理措施,如皮疹、瘙痒、疲乏、腹泻、呼吸困难、头痛、关节疼痛等症状的护理措施,以及糖皮质激素等药物治疗相关不良反应的观察和处理。

（四）糖皮质激素使用的护理

1. 临床常用的激素药物类别和给药方式　irAE 管理中糖皮质激素使用包括全身静脉或口服给药和局部外用给药,常用的激素药物名称、初始剂量和适应证见表 3-2-2。

表 3-2-2　常用的糖皮质激素药物名称、初始剂量和适应证

药物	用法	初始剂量	适应证
泼尼松	口服 / 静脉输注	0.5~1mg/（kg·d）	除甲状腺功能减退症和其他内分泌 irAE 可用激素补充治疗外的大多数 irAE 的主要治疗
甲尼松龙	静脉输注	1~2mg/（kg·d）	
地塞米松	静脉输注	1~20mg	
氢化可的松（弱效）	外用	1%,2.5%	皮肤 irAE（低强度）
地奈德（弱效）	外用	0.05%	
戊酸倍他米松（中效）	外用	0.1%	皮肤 irAE（中等强度）
曲安奈德（中效）	外用	0.1%	
氟轻松（强效）	外用	0.05%	皮肤 irAE（高强度）
二丙酸倍他米松（超强效）	外用	0.05%	皮肤 irAE（最高强度）
氯倍他索（超强效）	外用	0.05%	

2. 外用糖皮质激素的使用

（1）制剂类型:包括凝胶、软膏、乳膏、洗剂、溶液、水剂、泡沫剂等。

（2）强度分类:根据血管收缩试验,将外用糖皮质激素分为超强效、强效、中效和弱效共 4 类,作用强度越高,起效越快,但不良反应也会越严重。使用时建议按照说明书区分其强度分类和掌握具体使用注意事项。

（3）部位选择:皮肤的厚薄会影响药物的渗透,面部、会阴部、乳房及褶皱部位皮肤应尽量选用弱效制剂。

（4）用量计算:指尖单位（fingertip unit,FTU）是一个简单的、个性化的计量外用药的方法。一指尖单位是指药物从一个 5mm 口径的标准外用药膏管中挤出可以覆盖成人指尖到食指末节褶皱处的软膏或乳膏的剂量。1FTU 相当于 0.5g 的软膏,可以涂抹双手手掌面积（约相当于成人体表面积的 2%）,再用手掌大小来衡量皮损面积从而确定单次用量。一般来说,5g 装药膏相当于 20 个手掌面积。

（5）使用时间:不建议长期使用。超强效和强效类制剂连续使用不宜超过 3 周,中效类可以连续使用 4~5 周,必要时弱效类可以长期使用。

3. 糖皮质激素的不良反应及管理

（1）常见不良反应

1）消化系统：如消化性溃疡、出血、穿孔、炎症；转氨酶升高、脂肪肝。

2）内分泌代谢系统：如糖、脂代谢紊乱，水钠潴留（排钾增加），电解质紊乱，下丘脑 - 垂体 - 肾上腺轴、性腺抑制，食欲和体重指数（body mass index，BMI）增加。

3）心血管系统：糖皮质激素潴钠排钾、激活肾素 - 血管紧张素系统、抑制血管舒张系统，可出现高血压、早发动脉硬化、心律失常、动静脉血栓。

4）骨骼肌肉系统：糖皮质激素抑制骨基质蛋白形成、增加胶原蛋白分解、抑制维生素 D 的作用、减少肠道钙吸收、增加尿钙排泄等，可出现骨质疏松、骨坏死、骨痛、皮质类固醇肌病。

5）精神行为异常：常表现为失眠、情绪不稳定、注意力不集中、认知障碍，少数可出现抑郁或躁狂交替。

6）皮肤：表现为皮肤菲薄、皮下毛细血管清晰可见、血管脆性增加，轻微损伤可引起瘀斑，可出现紫色条纹、痤疮、多毛、伤口愈合不佳等。

7）感染：接受糖皮质激素治疗患者的机会性感染（opportunistic infections，OIs）风险增加，包括真菌感染、结核分枝杆菌（mycobacterium tuberculosis，MTB）感染和卡氏肺孢菌感染肺炎（pneumocystis carinii pneumonia，PCP）；如有化脓性细菌感染则不容易局限化，可发展为蜂窝织炎、菌血症、败血症。同时，因机体防御反应被抑制，患者感染后炎症反应往往不显著，发热不明显，易漏诊。

8）其他：长期使用糖皮质激素可能出现向心性肥胖、满月脸、多血质外貌；并可能出现白内障、青光眼等。

（2）预防和处理措施

1）确保药物剂量和疗程准确：糖皮质激素使用不良反应的风险与激素的剂量和疗程呈正相关，其中低剂量激素感染风险明显降低，但是合并其他基础疾病且未控制者感染风险也可增加，如糖尿病血糖未控制者、低蛋白血症未纠正者等。严格根据毒性管理原则启用外用、口服或静脉使用糖皮质激素，并核对药物剂量。

2）预防性用药：全身性用药期间，常同步使用 PPIs 或 H_2 受体阻滞剂，常规补充维生素 D 和钙剂；可预防性使用抗生素抗感染。

3）风险监测和预防：口服糖皮质激素时应尽量选择在上午，并与食物同服；勿擅自减量或停药。用药期间，应注意监测生命体征、血糖、电解质、出入量、体重、睡眠、食欲、情绪反应等；避免感染或接触感染源，注意饮食控制，必要时对症处理。

4）糖皮质激素逐渐减量（steroid-taper）：逐渐减量应缓慢，一般口服泼尼松按照每 3~7d 减量 10mg，总时间一般是 4~6 周，严重的 irAE 减量所需时长可能更长，注意随访患者服药依从性。减量过程中要密切观察临床变化，减量过快会导致 irAE 加重或出现新的症状。

（五）健康教育

绝大多数 irAE 出现在院外，并具有症状隐匿性和发作时间不规律等特点，极易被忽视而耽误治疗最佳时机。因此，护士应做好健康教育，征得患者及家属和主要照顾者的全程配合，做到症状的院外自我监测和及时上报。健康教育内容应包括 ICI 治疗的目的，按时全面检查的项目及重要意义，irAE 的表现和发生规律、症状观察和自我日常护理方法，激素使用注意事项,饮食、运动以及日常生活注意事项,如有异常情况发生及时报告主管医生。

(六)患者随访

由于 irAE 的发生时间不规律且具有延迟性,即使在治疗结束后仍存在发生的风险。因此,对患者进行长期随访显得尤为重要。随访方式应在确保随访全面性和有效性的同时,兼具多样化和智能化。如门诊随访、电话随访以及通过电子问卷构建电子监测平台开展相应随访。在随访方式上可以选择基于患者健康问卷制作的电子患者结局报告(electronic patient report outcomes,ePROs)系统。

第四章

常见免疫检查点抑制剂治疗相关毒性及其护理

中国临床肿瘤学会（CSCO）根据各系统及其器官发生免疫检查点抑制剂（immune checkpoint inhibitor, ICI）治疗相关毒性的发生率，将 irAE 分为常见毒性和少见毒性两大范畴，本章将围绕皮肤毒性、内分泌毒性、肝毒性、胃肠毒性、胰腺毒性、肺毒性、骨关节与肌毒性共 7 类常见毒性的临床表现、分级及其护理进行介绍（如无特殊标注，以下各毒性的表现及分级均引自中国临床肿瘤学会指南工作委员会编写的《免疫检查点抑制剂相关的毒性管理指南 2023》）。

第一节 免疫检查点抑制剂治疗相关皮肤毒性

导入案例与思考

李某，女，54 岁，诊断为弥漫大 B 细胞淋巴瘤。已行"利妥昔单抗＋环磷酰胺＋长春新碱＋多柔比星＋泼尼松片"方案治疗 8 个疗程。现予"PD-1 抑制剂＋苯达莫司汀＋利妥昔单抗"治疗，治疗后第 12 天开始出现全身大面积红色斑丘疹，第 16 天急诊入院。入院评估：体温 39.8℃，脉率 118 次/min，血压 102/74mmHg，呼吸频率 22 次/min；全身大面积红色斑丘疹，占全身体表面积 90% 以上，部分皮肤可见水疱、伴瘙痒；眼内大量黄色分泌物致不能睁眼；口唇黏膜破溃结痂，不能张口；会阴部皮肤破溃；全身皮肤中度疼痛。

请思考：

1. 导致患者此次急诊入院的主要问题是什么？

2. 患者的问题处于哪一级别？判断的依据有哪些？

3. 针对此类问题，相应的护理措施有哪些？

一、免疫检查点抑制剂治疗相关皮肤毒性及其分级

皮肤毒性是 ICI 治疗较常见的毒性之一，通常发生在 ICI 治疗的早期，常在治疗后几天至数月出现，中位发生时间为 4~7 周，最晚可在数年后出现。不同治疗方式的整体发生率由高到低依次为免疫联合治疗、CTLA-4 抑制剂、PD-1/PD-L1 抑制剂。常见的皮肤毒性表现为斑丘疹、瘙痒、白癜风、反应性皮肤毛细血管增生症（reactive cutaneous capillary endothelial proliferation, RCCEP）、大疱性皮炎，其他表现包括苔藓样和银屑病样皮肤反应，较少见，多为既往皮肤疾病的加重或重症皮肤毒性的前驱表现，若患者无既往病史时应引起重视。此

外，重症皮肤毒性包括重症多形红斑型药疹，又称 Stevens-Johnson 综合征（Stevens-Johnson syndrome，SJS）/ 中毒性表皮坏死松解症（toxic epidermal necrolysis，TEN）以及伴嗜酸粒细胞增多和系统症状的药疹（drug rash or reaction with eosinophilia and systemic symptoms，DRESS）。

（一）斑丘疹

斑丘疹是 ICI 所致皮疹的主要类型。临床上，斑疹表现为皮肤黏膜局限性颜色改变，可分为红斑、出血斑、色素沉着斑及色素减退斑等；丘疹表现为局限性、实质性的浅表性皮损，隆起于皮面，丘疹顶部有小水疱时称丘疱疹，有小脓疱时称脓丘疱疹。形态介于斑疹和丘疹之间的稍隆起皮损称斑丘疹，可散在或融合出现，有或无鳞屑或瘙痒，可分布于躯干、四肢和头皮，面部少见（图 4-1-1）。斑丘疹的分级及表现见表 4-1-1。

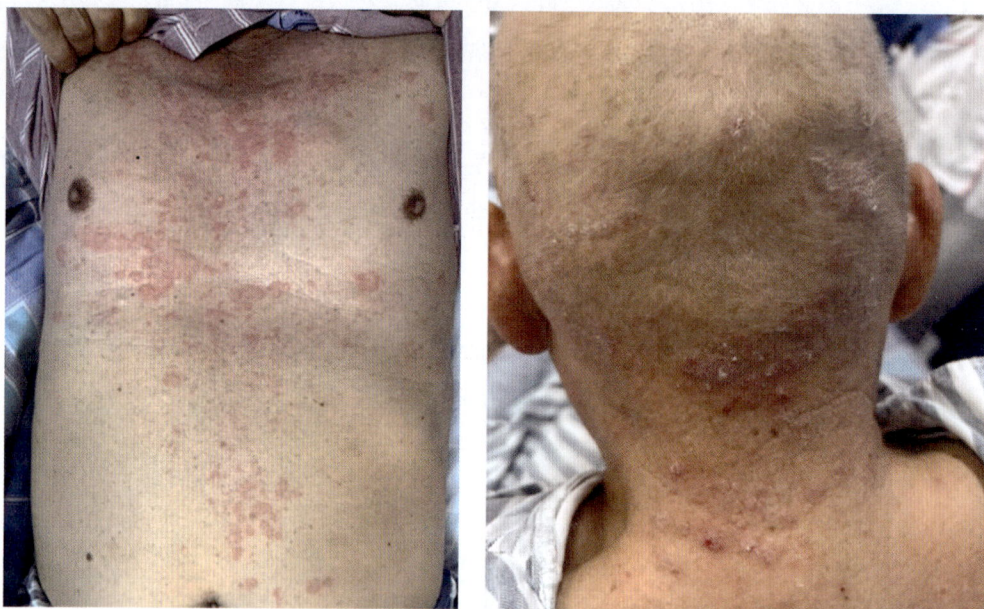

图 4-1-1

表 4-1-1　斑丘疹的分级及表现

分级	表现
G1	斑疹 / 丘疹区域小于 10% 的全身体表面积，伴或不伴症状（如瘙痒、灼痛或紧绷）
G2	斑疹 / 丘疹区域占 10%~30% 的全身体表面积，伴或不伴症状（如瘙痒、灼痛或紧绷）；影响工具性日常生活活动（ADL）
G3 ~ G4	斑疹 / 丘疹区域 >30% 的全身体表面积，伴或不伴症状（如红斑、紫癜或表皮脱落）；影响自理性日常生活活动

注：工具性日常生活活动（ADL）指做饭、购买杂物或衣物、使用电话、理财等。

（二）瘙痒

瘙痒是一种仅有皮肤不快感觉而无原发性皮肤损害的症状，临床表现为主诉瘙痒感并伴有不自觉的抓挠，可单独或与其他皮肤毒性同时出现。临床治疗可在应用糖皮质激素的基础上，口服抗组胺类药物或抗癫痫药，如加巴喷丁、普瑞巴林，难治性瘙痒考虑使用阿瑞匹坦、奥马珠单抗（抗 IgE 抗体）、度普利尤单抗（抗 IL-4 抗体）治疗，非药物治疗可采用窄带紫外线 B（ultraviolet radiation b，UVB）光疗。瘙痒分 G1~G3，见表 4-1-2。对于瘙痒的强烈程度评级可采用数字分级法（numerical rating scale，NRS）动态评估。

表 4-1-2 瘙痒的分级及表现

分级	表现
G1	轻度或局部
G2	强烈或广泛；间歇性；抓挠致皮肤受损（如水肿、丘疹、脱屑、苔藓化、渗出或结痂）；影响工具性日常生活活动
G3	强烈或广泛；持续性；影响自理性日常生活活动或影响睡眠

（三）白癜风

白癜风是由于皮肤黑素细胞被破坏，引发皮肤黑色素缺乏，从而形成局部白斑，常为双侧对称性分布，更常见于暴露在阳光下的区域，例如面部和手部（图 4-1-2），多见于恶性黑色素瘤患者，常与其他皮肤毒性同时出现，如脱发。此外，眼睛的葡萄膜和耳蜗内壁也存在黑素细胞，白癜风患者可能存在其他系统的 irAE。临床观察中，使用 PD-1/PD-L1 抑制剂的患者白癜风的发生率高于使用 CTLA-4 抑制剂。

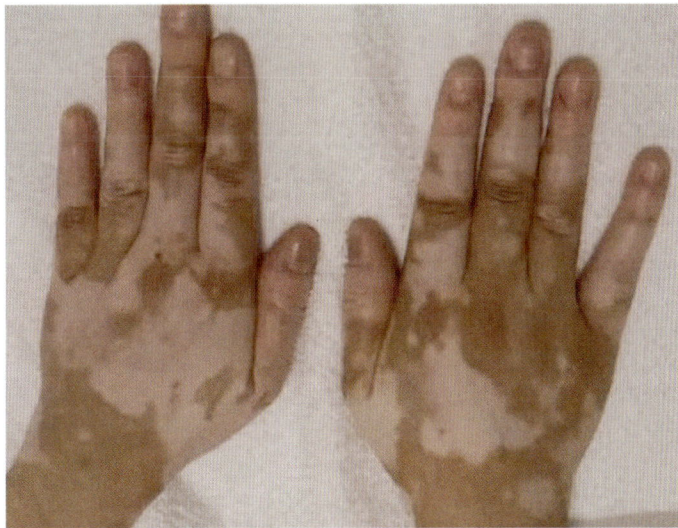

图 4-1-2 白癜风的皮肤表现

（四）反应性皮肤毛细血管增生症

RCCEP 主要发生在颜面部和躯干的体表皮肤，可分为"红痣型""珍珠型""桑椹型""斑片型""瘤样型"（图 4-1-3），其中以"红痣型""珍珠型"较常见；也可见于口腔黏膜、鼻腔黏膜和眼睑结膜。常在用药后 2~4 周出现，具有自限性，首次用药后 3~4 个月停止增长，停用 ICI 后 1~2 个月可自行萎缩、消退或坏死脱落。病理组织学检查表现为皮肤真皮层的毛细血管内皮增生，破溃致出血时常需要采用局部压迫止血，必要时采取如激光或手术切除等局部治疗，并发感染时应给予抗感染治疗。目前尚未发现发生于呼吸道和消化道黏膜以及引起内脏出血的 RCCEP 案例报道。RCCEP 的分级及表现见表 4-1-3。

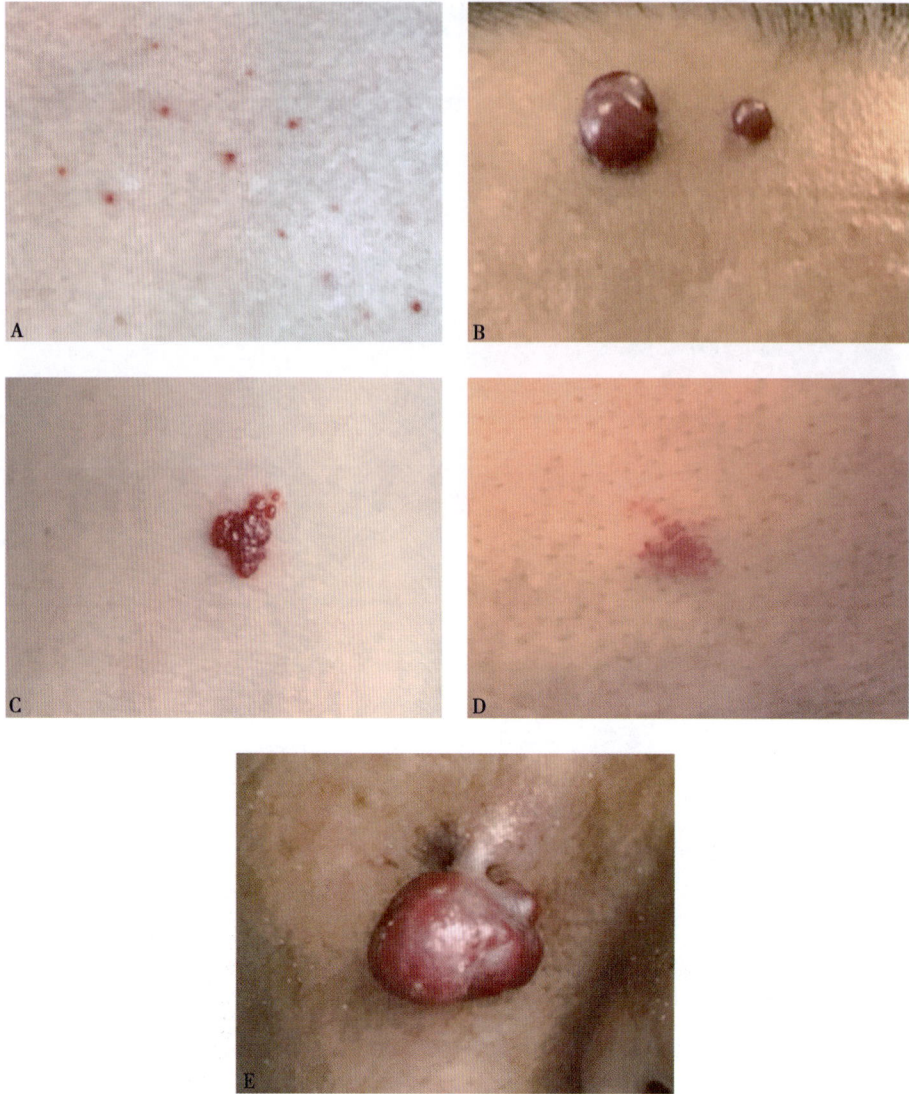

图 4-1-3
A. "红痣型";B. "珍珠型";C. "桑椹型";D. "斑片型";E. "瘤样型"。

表 4-1-3 RCCEP 的分级及表现

分级	表现
G1	单个或多个皮肤和/或黏膜结节,最大结节直径≤10mm,伴或不伴局部破溃出血
G2	单个或多个皮肤和/或黏膜结节,最大结节直径>10mm,伴或不伴局部破溃出血
G3	皮肤和/或黏膜结节呈泛发性,可并发感染,严重者可能需要住院治疗

(五) 大疱性皮炎

大疱性皮炎包括天疱疮与类天疱疮,以类天疱疮更常见。使用 PD-1/PD-L1 抑制剂的发生率高于使用 CTLA-4 抑制剂。临床表现为瘙痒、丘疹样斑块、皮肤炎症,随后发展为水疱或大疱,可单独出现或连接成片(图 4-1-4)。水疱为内含液体的局限性、隆起性的腔隙性皮损,可直接发生,或由丘疹演变而来,直径一般小于1cm,大于1cm者称大疱。由于大疱的疱壁薄、松弛易破,易破溃成糜烂面,渗液较多,可结痂,易继发感染伴有难闻气味。大疱性皮炎的分级及表现见表4-1-4。

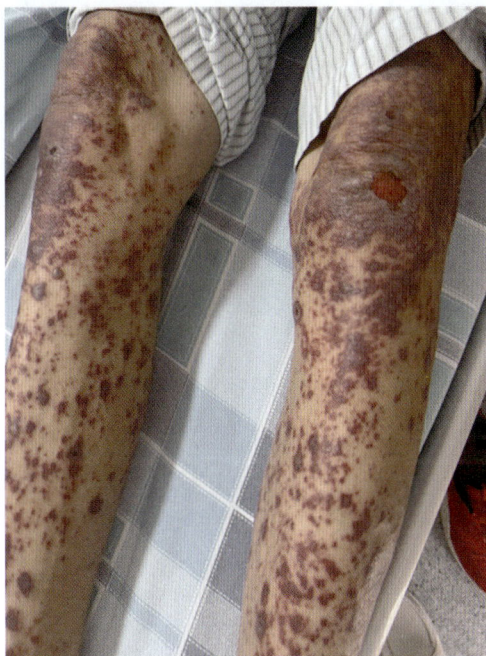

图4-1-4　大疱性皮炎皮肤表现

表4-1-4　大疱性皮炎的分级及表现

分级	表现
G1	无症状,水疱区域小于10%全身体表面积
G2	水疱区域占10%~30%全身体表面积;疼痛性水疱;影响工具性日常生活活动
G3	水疱覆盖>30%全身体表面积;明显影响自理性日常生活活动
G4	水疱覆盖>30%全身体表面积;合并水、电解质紊乱

(六)重症皮肤毒性

重症皮肤irAE包括SJS/TEN和DRESS,PD-1/PD-L1抑制剂和CTLA-4抑制剂均可诱发,SJS/TEN发生率高于DRESS。临床表现为皮肤和黏膜的结构或功能严重损伤,可合并系统、内脏器官的累及,导致多器官功能衰竭。皮损多初发于躯干上部、四肢近端和面部,为靶形或紫癜样表现,逐渐扩散至躯干和四肢远端,通常伴随发热、广泛的皮疹、皮肤疼痛、皮肤脱落、面部或上肢水肿、水疱、脓疱或糜烂等,约93%的患者可累及口腔黏膜,78%累及眼周黏膜,63%累及生殖器黏膜,66%可同时累及以上3个部位。目前认为,SJS和TEN是同一疾病谱的不同疾病阶段,根据表皮剥脱面积,分为SJS(表皮剥脱面积<10%),SJS/TEN重叠(表皮剥脱面积为10%~30%)和TEN(表皮剥脱面积>30%)。SJS/TEN/DRESS的分级及表现见表4-1-5。

表 4-1-5　重症皮肤毒性的分级及表现

分级	表现
G1	无
G2	多形红斑或红斑丘疹累及 10%~30% 体表面积,合并系统症状、淋巴结大或面部肿胀
G3	表皮剥脱<10% 体表面积同时合并黏膜累及症状(如红斑、紫癜、黏膜糜烂、真表皮分离)
G4	皮肤红斑以及水疱或剥脱≥10% 体表面积,合并相关症状(如红斑、紫癜、黏膜糜烂、真表皮分离),同时有无系统累及症状以及相应的血液学指标改变(如 DRESS 患者肝脏累及出现血清丙氨酸转氨酶升高)

知识拓展

中毒性表皮坏死松解症严重程度评分系统

由于 TEN 具有较高的致死率,推荐对所有 SJS/TEN 患者入院 24h 内采用 TEN 疾病严重程度评分系统(severity-of-illness score for TEN,SCORTEN)评估发生 TEN 患者的死亡风险,并根据病情发展持续动态评估。每项指标占 1 分,分数越高,死亡风险越大,见表 4-1-6。

表 4-1-6　中毒性表皮坏死松解症严重程度评分

预后因素	SCORTEN 评分/分
年龄>40 岁	1
心率>120 次/min	1
癌或血液肿瘤	1
首日体表受累面积超过 10%	1
尿素氮>10mmol/L	1
碳酸氢盐水平<20mmol/L	1
血糖>14mmol/L	1

注:SCORTEN 评分 0~7 分对应的预测死亡率分别为 1%、4%、12%、32%、62%、85%、95%、99%。

二、免疫检查点抑制剂治疗相关皮肤毒性的护理

ICI 治疗相关皮肤毒性的护理重点包括减少皮肤刺激、保护皮肤和舒缓不适,协助医生做好皮肤毒性监测、类型及分级判断,并根据毒性分级做好用药护理等。

(一)日常护理指导

1. 皮肤清洁　采用温和的皮肤清洁方式:①使用温水清洁皮肤(洗脸及沐浴),水温不宜超过 40℃;②使用温和、保湿的洗浴用品,如中性含有润肤剂的沐浴乳、沐浴油、洗手液等;③避免使用含香料、乙醇、皂基、类固醇类等易导致皮肤干燥的护肤产品;④避免接触皮肤刺激物,如非处方抗痤疮药物、溶剂或消毒剂,碱性化妆水,去除角质的洗面奶或面膜等;⑤避免使用过热的水洗头,避免染发、烫发和使用发胶、发泡等美发产品。

2. **皮肤保湿**　清洁皮肤后推荐采用中性含有润肤成分（如神经酰胺、酯类）的保湿护肤类产品涂抹润肤，使用频次≥2 次 /d。产品选择和涂抹方式：①干性区域皮肤，如四肢伸侧和手足等皮肤，建议选择含有封包效果好的凡士林、植物、动物或矿物油等油脂成分的霜剂；②油性区域皮肤，如面部、颈前和后背等建议选择无油配方、质地清爽的乳液、凝胶或啫喱，成分上可多选亲水性的保湿剂，如甘油、含量<10% 的尿素霜等，避免使用凡士林或矿物油，减少使用后的油腻感；③凡士林或含量≥10% 的尿素霜不宜用于面部；④在毛发生长的皮肤区域应沿毛发生长的方向由上向下涂抹保湿产品，避免反复摩擦，降低毛囊炎的发生率。

3. **保持皮肤完整**　日常应注意保护皮肤，保持皮肤的完整性：①定期修剪指 / 趾甲，避免搔抓皮肤，同时注意避免使指 / 趾甲创伤；②尽量穿宽松、柔软、透气、舒适的棉质衣服和鞋袜，优先选择宽松、透气、防滑的运动鞋。

4. **避免日晒**　外出时应避免阳光直接照射皮肤，推荐采用物理防晒措施，如遮阳伞、遮阳帽、墨镜和防晒服等，避免在紫外线强的时间段长时间外出活动。

（二）评估与监测

1. **皮肤和黏膜检查**　仔细检查全身皮肤和黏膜（眼睛、鼻、口咽、生殖器及肛周区域），识别皮肤毒性发生的类型和累及范围，累及的体表面积占比可采用"中国新九分法"进行估算（表4-1-7）；关注广泛皮疹（超过50% 全身体表面积）或迅速进展的皮肤毒性。

表 4-1-7　中国新九分法

部位		占成人体表面积比例		占儿童体表面积比例
头、面、颈	头部	3	9×1	9+（12– 年龄）
	面部	3		
	颈部	3		
双上肢	双手	5	9×2	2×9
	双前臂	6		
	双上臂	7		
躯干	躯干前	13	9×3	3×9
	躯干后	13		
	会阴	1		
双下肢	臀部*	5	9×5+1	46–（12– 年龄）
	双大腿	21		
	双小腿	13		
	双足*	7		

注：*.成人女性臀部大、双足小，臀部和双足占比各为 6%。

2. **风险筛查和鉴别诊断**　评估有无皮肤毒性，如皮疹、瘙痒发生的其他可能病因，包括药物、护肤品的使用、过敏物质接触史、感染或与其他全身性疾病有关的皮肤状况等。配合医生及早进行皮肤毒性的诊断性检查，并追踪实验室检查结果，协助进行诊断和鉴别诊断。

3. 继发感染征象的评估　监测患者生命体征,评估实验室检查结果,关注相关主诉,判断患者是否存在局部或全身感染的征象。

4. 对患者影响的评估　评估患者和照顾者对皮肤毒性的认知和自我照护能力,评估皮肤毒性对患者日常生活活动能力和生活质量的影响。

（三）分级护理

1. G1 毒性护理　按照分级管理原则,G1 皮肤毒性可遵医嘱继续 ICI 治疗,并给予以下护理措施:①局部外用糖皮质激素或口服抗组胺类药物;②增加皮肤保湿的强度,包括增加皮肤保湿产品的使用频率,提升皮肤保湿产品的保湿强度,如由普通润肤霜改为凡士林或含有神经酰胺、酯类的保湿霜;③采用舒缓皮肤不适的方式,如瘙痒时轻拍或按压局部皮肤,局部可采用冷敷或涂抹有凉爽作用的薄荷或樟脑制剂;④适当减少洗手和洗浴的次数,清洁皮肤时动作应轻柔,避免过度清洁,同时缩短沐浴时间;⑤严格避免阳光直晒;若皮肤毒性呈现光敏性特征,也应对室内光线进行遮蔽;⑥休息与运动时保持周围环境温湿度适宜,避免出汗。

2. G2 毒性护理　按照分级管理原则,G2 皮肤毒性可遵医嘱考虑暂停 ICI 治疗,并给予以下护理措施:①给予口服糖皮质激素和抗组胺类药物;②在 G1 护理措施的基础上,保护全身皮肤和黏膜,可采用温水或其他盆浴的方式缓和患者皮肤的不适;③协助医生进行皮肤科会诊或转诊,或请造口伤口专科护士会诊,按照会诊意见实施皮肤护理;④关注患者的用药依从性和用药后的毒性转归。

3. G3 和 G4 毒性护理　按照分级管理原则,G3 和 G4 皮肤毒性应遵医嘱暂停或永久停用 ICI 治疗,并给予以下护理措施:①尽早应用药物治疗,如外用强效糖皮质激素或静脉使用糖皮质激素,必要时联合使用其他免疫抑制剂药物;②对于严重瘙痒的患者遵医嘱使用其他止痒药物,包括加巴喷丁、普瑞巴林或阿瑞匹坦等;③协助医生进行皮肤科或其他科室的会诊或转诊,或请造口伤口专科护士会诊,按照会诊意见实施皮肤护理;④关注患者的用药依从性和用药后的毒性转归,密切关注患者是否存在感染征象,做好预防感染的护理措施;⑤评估患者的日常生活活动能力和生活质量,关注其心理、营养、休息和运动。

三、免疫检查点抑制剂治疗相关皮肤毒性的案例分享

黄某,女,66 岁,诊断为结外 NK/T 细胞淋巴瘤。于 2019 年 5 月开始给予"培门冬酶 + 吉西他滨 + 奥沙利铂 + 西达本胺"方案治疗 2 个疗程,疗效评价为部分缓解。但因不能耐受药物不良反应,予调整治疗方案为"PD-1 抑制剂 + 西达本胺",患者于 2019 年 8 月 7 日接受第 1 疗程治疗后出院,治疗后第 4 天出现全身大面积片状暗红色皮疹伴瘙痒,第 5 天于门诊予口服泼尼松和氯雷他定治疗,皮疹未好转,于治疗后第 8 天（2019 年 8 月 15 日）收治入院,体重为 59kg,诊断为"ICI 治疗相关中毒性表皮坏死松解症（G4）"。经过积极治疗和护理,患者于住院治疗后第 39 天皮肤毒性转归良好,顺利出院。

（一）毒性的判断与分级

1. 皮疹表现　患者入院时四肢、胸背部、腹壁皮肤见大面积片状暗红色皮疹伴瘙痒（图 4-1-5）,皮疹区域占全身体表面积约 85%。入院后第 2 天,患者主诉瘙痒症状加重,原皮疹处出现大面积水疱;患者住院治疗后第 6 天开始出现皮肤剥脱伴疼痛,至住院治疗第 18 天出现臀部、双大腿大面积皮肤剥脱（图 4-1-6）,伴口腔溃疡。

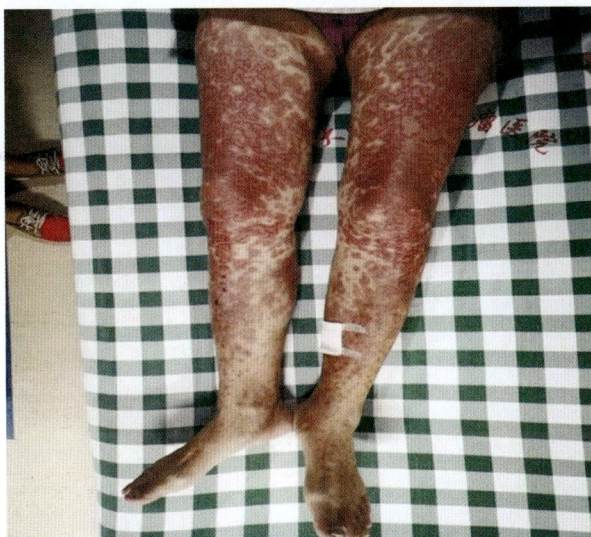

图 4-1-5 入院时皮肤毒性的表现

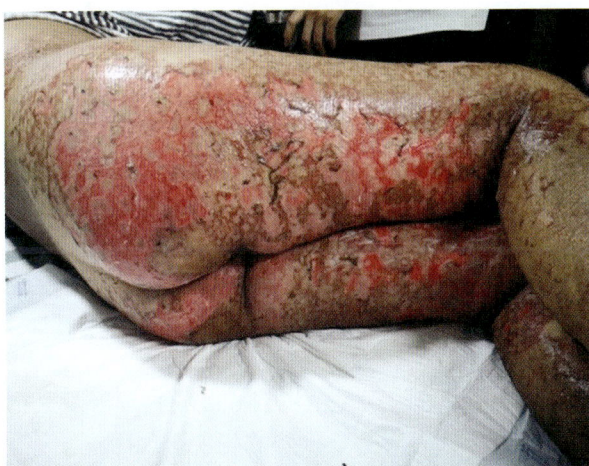

图 4-1-6 中毒性表皮坏死松解症皮肤剥脱的表现

2. 日常生活活动能力评估 使用 Barthel 指数评定量表评估患者日常生活活动能力（ADL 评分）。患者出现大面积皮肤剥脱伴口腔溃疡时，ADL 评分 25 分，生活自理能力明显受限。

3. 实验室检查结果

（1）皮肤活检：皮肤表皮层局灶区域基底层液化，表皮见单个细胞的凋亡及坏死，表皮层及真皮层见少量淋巴样细胞浸润，间质伴黏液水肿样变性，结合临床病史及免疫组化结果，未见明确肿瘤成分，倾向为药疹。

（2）水疱穿刺液细胞因子：IL-6 升高、IL-10 升高。

（3）血常规：白细胞、血小板结果无明显异常，中度贫血（Hb 87g/L）。

（4）感染相关指标：CRP 高于正常值。

（5）肝肾功能：天冬氨酸转氨酶（aspartate aminotransferase，AST）和丙氨酸转氨酶（alanine aminotransferase，ALT）G1 升高；肾功能无明显异常。

（6）电解质：血钾偏低。

（7）营养指标：血清白蛋白偏低。

（8）甲状腺功能：游离 T_3、T_4 降低，TSH 升高，出现甲状腺功能减退。

4. 判断与分级结果　根据患者皮疹表现及日常生活活动能力受损程度，结合实验室检查结果排除其他病因，判断患者为 G4ICI 治疗相关皮肤毒性（中毒性表皮坏死松解症）。

（二）治疗

1. 免疫抑制剂　根据毒性分级管理原则，在判断为 G4 中毒性表皮坏死松解症后，给予糖皮质激素免疫冲击治疗，最高剂量为地塞米松 20mg 联合甲泼尼龙 400mg，给药方式包括维持 24h 持续静脉泵注，维持 12h 持续静脉泵注，间隔 12h 静脉输注 1 次和每日静脉输注 1 次，随着皮肤毒性的好转或加重动态调整糖皮质激素的用量。在患者出现大面积皮肤剥脱时联合其他免疫抑制剂。①生物类免疫抑制剂：托珠单抗（抗 IL-6 抗体），用量 400mg，静脉输注大于 60min。②非生物类非选择性免疫抑制剂：环孢素口服，最高用量每次 100mg，每日 2 次；丙种球蛋白静脉输注，每次 10g，每日 1 次；沙利度胺口服，最高剂量 100mg，每日 1 次。于 2019 年 8 月 29 日开始下调甲泼尼龙用量，10 月 20 日予转换口服泼尼松 20mg/ 次，每日 2 次，总剂量为 40mg/d；10 月 24 日出院时予下调泼尼松 15mg/ 次，每日 2 次，总剂量为 30mg/d。

2. 抗组胺药物　入院时皮肤瘙痒症状明显，予口服抗组胺类药物。

3. 抗感染药物　经重症监护病房（intensive care unit，ICU）会诊，遵医嘱预防性静脉和口服使用抗菌药物，同时使用抗菌漱口液、皮肤表面抗菌软膏、抗菌滴眼液等。

4. 镇痛药物　根据疼痛评估强度遵医嘱给予强阿片类镇痛药、弱阿片类镇痛药物和 NSAIDs 镇痛。

5. 其他　根据实验室检查结果给予患者护肝、护心、出凝血功能调节、肠道菌群调节、能量及营养素补充的营养支持（纠正电解质紊乱）等药物治疗；动态监测患者血糖、血压、肝肾功能、感染及营养相关指标。

（三）护理

1. 感染预防　患者感染的高危因素包括皮肤和黏膜物理屏障受损、免疫抑制剂的使用以及中心静脉导管的留置，须严格落实感染预防的各项护理措施。

（1）保护性隔离：将患者转移至具有层流病床的单人房；严格执行无菌操作，每日 2 次给予病房、床单位和环境消毒，每天更换无菌被服；限制探视，指导照护者严格落实手卫生。

（2）皮肤黏膜清洁：保持皮肤清洁；每日使用消毒湿巾（或同等效力的皮肤消毒剂或产品）擦洗浴，避免摩擦皮损处，协助更换无菌、柔软衣物；每日使用消毒液抹洗会阴和肛周；使用氧氟沙星滴眼液滴眼；使用抗菌漱口水指导漱口。

（3）中心静脉导管维护：使用消毒液消毒穿刺口，生理盐水清洗皮损处；皮损处涂抹适宜的抗菌软膏，采用非黏性敷料覆盖穿刺口，无菌纱布环绕固定；每班观察，按需换药。

（4）感染征象的评估：动态监测生命体征、血氧饱和度，关注患者感染相关主诉，如咳嗽咳痰、尿急尿痛、导管穿刺口疼痛等，追踪实验室检查结果，以早期识别各系统的感染征象。

2. 皮疹护理

（1）避免皮肤受压：使用气垫床或静态床垫，定期翻身，动作轻柔，减少对皮肤的压力和摩擦；指导患者以平卧位为主，减少坐位或半坐卧位。

（2）减少皮肤受损：关注使用抗组胺类药物后皮肤瘙痒症状的转归，协助患者修剪指 / 趾甲，避免搔抓皮肤；避免诊疗或护理操作对皮肤或黏膜的损伤，如撕除敷料及心电监护电极片，执行测量血压、口腔护理和静脉采血等动作需轻柔；对于皮肤水疱，采用以下护理原则：①小水疱（直径小于 1cm），可不做特殊处理，保持疱壁完整至疱液自然吸收；②大水疱（直径大于 1cm 或连接成片状），在消毒后使用无菌注射器抽吸疱液，注意将疱壁保留在原处，起到生物敷料的作用。

（3）保护皮肤创面：使用生理盐水清洗全身破损的皮肤，局部涂抹抗菌软膏后，使用非黏性敷料覆盖保护；清洗时，对于已脱落、坏死的表皮，易移除的可直接移除，不易移除者用灭菌剪刀仔细移除，动作应轻柔，请造口伤口专科护士或皮肤专科人员进行皮肤护理。

（4）其他：对于表皮完整的皮肤，注意保持皮肤湿润，避免干燥；每班观察、记录和交接皮疹的变化情况。

3. 其他护理措施

（1）疼痛护理：听取患者疼痛主诉，予疼痛全面评估，特别关注疼痛对患者睡眠和进食的影响。正确采用药物和非药物镇痛方式缓解疼痛。患者入院时疼痛强度维持在中至重度水平，后逐步降低，出院时疼痛强度评分为 0 分。

（2）营养支持：在营养专科的会诊意见下，计算患者每日的能量消耗和营养物质的流失情况，通过饮食指导、口服营养补充、肠内和 / 或肠外营养等支持方式给予个体化营养支持；监测患者出入量，维持水、电解质平衡。患者出院时体重未有明显下降。

（3）安全护理：除皮肤保护外，根据患者日常生活自理能力的受损情况，协助日常生活；根据各专科风险评估工具的评估结果，指导和落实患者防跌倒、防坠床等意外伤害事件的措施实施。

（4）心理护理：引导患者及照顾者表达心理感受，接受其表现的情绪反应，给予正向鼓励，遵医嘱给予心理精神调节类药物（氟西汀分散片口服，每次 20mg，每日 1 次），医护团队一起耐心解答患者和照顾者的信息需求。

（四）转归

该患者在免疫抑制剂联合支持治疗后第 39 天出院（2019 年 9 月 22 日），出院时全身皮疹基本恢复正常（图 4-1-7）。2 周后随访患者已停止口服泼尼松片，开始西达本胺抗肿瘤维持治疗。

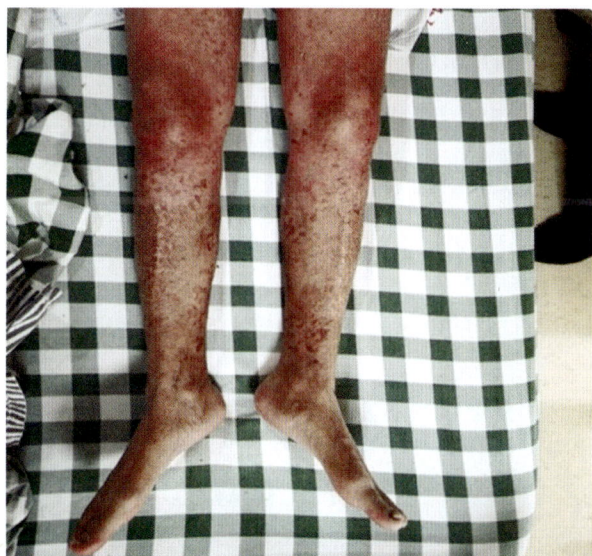

图 4-1-7　出院时皮肤毒性的表现

【案例小结】本案例介绍了一例淋巴瘤患者首次使用ICI后出现重度皮肤毒性的治疗及护理全过程。患者的皮肤毒性出现在用药后第4天，且发展迅速，通过对皮疹的表现及其变化特征、实验室检查结果等判断为中毒性表皮坏死松解症（G4）。经过39d的住院治疗和护理，皮肤毒性得到逆转。糖皮质激素减量总时长8~10周。该案例提示：①早期发生的低级别皮肤毒性可能会迅速发展为重度皮肤毒性，护士应保持警惕意识，落实对首次使用ICI治疗患者的随访，特别关注院外对症处理3d后毒性未见好转的患者；②经判断可能存在或已存在重度皮肤毒性的患者，应及时、快速落实药物和非药物处理措施，早期给予皮肤和黏膜保护；③重度皮肤毒性患者糖皮质激素减量时间长达2~3个月，并伴随使用心理精神调节类药物，院外应关注患者的服药依从性。

第二节　免疫检查点抑制剂治疗相关内分泌毒性

导入案例与思考

张某，女，72岁，诊断为左肾透明细胞癌Ⅳ期，接受"免疫检查点抑制剂联合阿昔替尼治疗"的临床研究方案治疗。经2个疗程治疗后，开始出现疲乏、精神欠佳、食欲减退等症状，且伴耳鸣。患者进行甲状腺激素功能检查，提示游离三碘甲状腺原氨酸（free triiodothyronine，FT$_3$）<1.46nmol/L，游离甲状腺素（free thyroine，FT$_4$）<5.4nmol/L，促甲状腺激素232.4mIU/L，予收治入院。入院评估：体温36.6℃，脉率70次/min，血压140/88mmHg，呼吸频率22次/min。患者有中度疲乏，伴食欲减退。患者主诉便秘，3~4d排便一次。

请思考：

1. 导致患者此次入院的主要问题是什么？

2. 患者的问题处于哪一级别？判断的依据有哪些？

3. 针对此类问题，相应的护理措施有哪些？

一、免疫检查点抑制剂治疗相关内分泌毒性及其分级

内分泌毒性是ICI治疗较常见的毒性之一。常见的ICI治疗相关内分泌毒性包括甲状腺功能障碍、垂体炎、原发性肾上腺功能减退、高血糖等。不同的ICI治疗方式引发的内分泌毒性发生时间跨度较大，但一般较晚。单药治疗时常出现在第10~24周；联合治疗时，内分泌毒性发生时间可明显提前，中位时间提前至第12周左右。

（一）甲状腺功能障碍

甲状腺功能障碍是最常见的ICI治疗相关内分泌相关不良事件，包括甲状腺功能减退和甲状腺功能亢进。

1. 甲状腺功能减退　在甲状腺功能障碍中的发生率最高。早期常常无症状或症状轻微，只在实验室检查中发现甲状腺功能异常。若患者在ICI治疗中，出现无法解释的代谢降低（如畏寒、少汗、疲乏）、反应迟缓、脉率降低、食欲减退等时，则需要考虑甲状腺功能减退的可能性。当出现嗜睡、神志模糊不清，合并低体温、心动过缓、全身黏液性水肿等症状体征时，则需警惕甲状腺功能减退危象。

2. 甲状腺功能亢进　包括原发性甲状腺功能亢进和中枢性甲状腺功能亢进。若患者在 ICI 治疗中，出现无法解释的代谢增高（如出汗、发热）、神经精神系统兴奋性增高（如易激惹、兴奋好动、震颤）、心血管系统应激性增加（心动过速、收缩压增加、脉压增加）、食欲亢进伴体重下降、排便次数增加时，应考虑甲状腺功能亢进。甲状腺功能亢进严重时可出现甲状腺危象，可导致器官功能衰竭而出现死亡。

（二）垂体炎

ICI 治疗相关的垂体炎（多见于伊匹木单抗），常导致一个或多个垂体内分泌轴的永久性功能减退，伴发多种激素缺乏。常出现继发性甲状腺功能减退、继发性肾上腺功能不全和性腺功能减退症等。其主要表现为头痛、恶心、呕吐、厌食、视野缩小或严重疲乏、女性闭经或男性性功能障碍等；同时，其慢性症状可包括疲乏和体重减轻，严重时可出现垂体危象。

（三）原发性肾上腺功能减退

ICI 治疗相关的原发性肾上腺功能减退发生较为罕见。临床表现与垂体炎类似，可表现为疲乏、脱水、低血压、消化系统症状（如厌食、恶心、呕吐、腹泻等）、精神症状（如冷漠、焦虑、抑郁等）、皮肤色素沉着、体重逐渐减轻、电解质紊乱等。血液检查结果中，可见血浆皮质醇降低，血浆促肾上腺皮质醇激素可正常或升高。

ICI 治疗相关内分泌毒性的分级及表现见表 4-2-1。

表 4-2-1　内分泌毒性的分级及表现

内分泌毒性	分级表现			
	G1	G2	G3	G4
甲状腺功能减退	无症状；只需临床或诊断性观察；暂无须治疗	有症状；需要行甲状腺激素替代疗法；影响使用工具性日常生活活动	严重症状；个人自理性日常生活活动受限；需要住院治疗	危及生命；需要紧急干预处理
甲状腺功能亢进	无症状；只需临床或诊断性观察；暂无须治疗	有症状；需要行甲状腺激素抑制治疗；影响使用工具性日常生活活动	严重症状；个人自理性日常生活活动受限；需要住院治疗	危及生命；需要紧急干预处理
垂体炎	无症状或轻度症状仅为临床或诊断所见；无须治疗	中度：轻微、局灶性或需要非侵入性治疗；限制使用工具性日常生活活动	重度或医学上有重要意义但不会立即危及生命；需要住院或者延长住院时间，个人自理性日常生活活动受限	存在危及生命的后果；需要紧急治疗
原发性肾上腺功能减退	无症状；仅为临床或诊断所见；无须治疗	中度症状；需要治疗；限制使用工具性日常生活活动	严重症状；需住院治疗时间；个人自理性日常生活活动受限	危及生命；需要紧急积极治疗
高血糖	空腹血糖<8.9mmol/L	空腹血糖8.9~13.9mmol/L	空腹血糖13.9~27.8mmol/L	空腹血糖>27.8mmol/L

二、免疫检查点抑制剂治疗相关内分泌毒性的护理

ICI 治疗相关内分泌毒性护理的总体原则包括病情观察、饮食与运动指导，症状护理及用药护理。

（一）甲状腺功能减退的护理

1. 生命体征监测　甲状腺功能减退患者出现代谢相关症状，影响患者的意识状态、体温、心脏功能、血压、呼吸频率等生命体征，需要进行规律监测。严重甲状腺功能减退患者可表现为昏睡乃至昏迷，合并低体温、心动过缓，甚至出现黏液性水肿危象，此时需要严密监测患者生命体征，尤其警惕呼吸困难的发生。

2. 饮食指导　指导患者进食高热量、高蛋白、高维生素的食物，并积极预防或处理便秘的发生。

3. 运动与休息　甲状腺功能减退患者常合并疲乏症状，应予以及时评估，并鼓励患者进行自我监测。护士根据患者的疲乏情况制定运动方案，从低强度和短时间开始循序渐进。在疲乏感较轻时进行集中活动，并通过使用工具和他人协助等方式尽量节省能量。建议白天午睡不超过半小时，以免影响晚上睡眠。由于甲状腺功能减退患者容易出现神志恍惚、动作缓慢、疲乏，应当注意预防运动过程中出现跌倒等意外事件。

4. 皮肤护理　对于出现水肿的皮肤，注意衣物宽松，避免局部长期受压。

5. 心理护理　部分患者有可能出现抑郁的倾向，需要加强相关心理护理。

6. 用药护理　甲状腺激素替代治疗是甲状腺功能减退的主要治疗之一。对于口服左甲状腺素钠的患者，需要在早餐前半小时空腹用清水送服药物。若与其他药物或食物同时服用，根据药物或食物的性质，需间隔1~4h。

（二）甲状腺功能亢进的护理

1. 生命体征监测　监测患者体温、心率、血压和呼吸频率。当患者出现高热、心动过速或出现心房颤动、气短、恶心、呕吐、腹痛、腹泻、极度烦躁不安，甚至出现谵妄、昏迷等症状时警惕患者出现了甲状腺危象。甲状腺危象起病急、发展快，可导致多器官功能衰竭，且死亡率高。一旦发生应予以专人护理，做好抢救准备。

2. 饮食指导　甲状腺功能亢进患者由于基础代谢率增高，容易出现体重下降。应予以患者低碘食物，并建议高热量、高蛋白、高维生素食物摄入。建议患者戒烟、酒，忌饮浓茶、咖啡等刺激性饮料，勿进粗纤维食物，以免增加肠蠕动发生腹泻。

3. 运动与休息　保持生活环境安静，促进其休息及睡眠。

4. 皮肤护理　对于腹泻的患者，指导其保持肛周皮肤的清洁和完整性。

5. 眼部护理　对于出现突眼征的患者，避免角膜过度暴露，可使用人工泪液缓解干燥。外出时佩戴深色眼镜，避免灰尘、飞虫等附着到眼球上。

6. 心理护理　甲状腺功能亢进患者容易出现焦虑的情绪，需要给予相应的心理护理，保持情绪的平稳。

7. 用药护理　对于出现明显甲状腺功能亢进症状的患者，遵医嘱正确指导患者使用普萘洛尔、阿替洛尔、美托洛尔、巯咪唑、卡比马唑或类固醇等药物对症治疗至甲状腺功能亢进缓解。在用药过程中，需要注意药物可能带来的皮疹、皮肤瘙痒、白细胞减少、粒细胞减少、中毒性肝病和血管炎等问题，需要加强相关随访和管理，每4~6周监测血液学指标。

（三）垂体炎的护理

1. 生命体征监测　需观察患者是否有畏寒、苍白少汗；疲乏、虚弱、体重减轻、脉搏细弱、血压偏低、低血糖发作；女性闭经、男性性功能减退等症状。当患者出现急性的精神改变、恶心、呕吐、低血压、低血糖、低钠血症时，应警惕垂体危象的发生，需要严密监控患者的意识状态及生命体征。

2. 饮食指导 指导患者摄入高热量、高蛋白、高维生素食物,保持钾、钠摄入平衡,避免饮水过量。

3. 运动与休息 避免患者过度劳累与情绪激动,保持生活规律。

4. 症状护理 出现继发性甲状腺功能障碍、肾上腺功能障碍,症状护理同前述相关部分内容。

5. 心理护理 患者容易出现焦虑、抑郁等心理症状,需要予以及时评估,并通过心理社会干预或者药物干预等方式进行治疗。

6. 用药护理 垂体炎中出现促肾上腺皮质激素缺乏时,部分患者会使用皮质醇激素类药物进行替代治疗,并联合受累的下丘脑-垂体轴的激素替代治疗,甲状腺功能减退时给予左甲状腺素钠片治疗,促性腺激素性腺功能减退补充性激素等。使用过程中需要对相应的药物不良反应进行观察及护理。告知患者需要根据医嘱使用相应激素药物并做好甲状腺激素、性激素等激素的长期监测,不能擅自停药。

(四)原发性肾上腺功能减退的护理

1. 生命体征监测 观察与评估患者是否出现低血糖、低血压等症状。当患者表现为低血压休克、脱水、意识障碍、腹痛、呕吐、发热等症状应警惕肾上腺危象的发生,做好抢救准备。

2. 饮食指导 指导患者摄入高热量、高蛋白、高维生素食物,并保证入量,避免水电解质紊乱。

3. 运动与休息 保持环境的安静与安全,保持生活规律及充分休息,避免过度劳累。

4. 症状护理 定期监测患者血压与血糖,保证药物治疗的剂量及给药时间的准确,保持患者情绪稳定,从而维持患者血压与血糖的稳定,保证患者安全。

5. 用药护理 根据指南,原发性肾上腺功能减退患者需要行类固醇激素(首选氢化可的松)替代治疗,如氢化可的松口服,早上 20mg,下午 10mg,然后根据症状缓慢滴定给药剂量;或泼尼松初始剂量 7.5mg 或 10mg,然后滴定至 5mg,每日 1 次。用药过程中注意监测患者意识和生命体征,对于低血压无法纠正的患者,可能需要大量输液(如生理盐水>2 000mL)。患者常需类固醇长期替代治疗,应注意给药的准确性,并监测、预防和处理类固醇使用相关不良反应(详见第三章)。

三、免疫检查点抑制剂治疗相关内分泌毒性的案例分享

张某,女,72 岁,诊断为左肾透明细胞癌 T4bN0M1。该患者 2014 年因子宫内膜增厚行子宫全切术,既往伴有高血压。于 2023 年 5 月 15 日开始使用 ICI 联合治疗方案治疗,具体为"临床试验药物 1[靶向 PD-1 和 LAG-3(淋巴细胞激活因子 -3,lymphocyte-activation gene 3)的双特异性 ICI,静脉输注,每 3 周 1 次]+ 临床试验药物 2[靶向 TIGIT(T 细胞免疫球蛋白和 ITIM 结构域蛋白,T cell immune receptor with Ig and ITIM domains)的 ICI,静脉输注,每 3 周 1 次]+ 阿昔替尼(口服给药,每日 2 次)"。2023 年 6 月 3 日开始逐渐出现食欲减退、喉咙肿痛,疼痛强度评分 5~6 分,进食明显减少。于 2023 年 8 月 23 日开始出现重度疲乏、精神欠佳、食欲差、体重减轻。查游离三碘甲状腺原氨酸(FT_3)<1.46pmol/L(降低),游离甲状腺素(FT_4)<5.4pmol/L(降低),TSH 232.43mIU/L(升高)。诊断为 ICI 治疗相关甲状腺功能减退。经甲状腺素替代治疗后,该患者症状明显缓解,顺利出院。

(一)毒性的判断与分级

1. 临床表现 患者在联合用药后 2 个月开始出现疲乏,且逐渐加重。入院时评估为重

度疲乏,且影响患者 ADL,ECOG 评分为 2 分。患者出现食欲减退伴呕吐的表现,以流质饮食为主,BMI 为 26.4kg/m²(身高为 166cm,体重为 73kg),存在营养风险(NRS 2002 营养风险筛查得分 4 分)。入院测体温 36.2℃,脉率 97 次 /min,血压 151/100mmHg,呼吸频率 22 次 /min。查体未见明显异常。患者存在便秘,3d 可排便一次。

2. 实验室检查结果

(1)甲状腺功能:FT₃<1.46pmol/L(降低),FT₄<5.4pmol/L(降低),TSH 232.43mIU/L(升高)。

(2)血清电解质:钾离子 4.70mmol/L(正常),钠离子 136mmol/L(正常),氯离子 102mmol/L(正常)。

(3)营养指标:总白蛋白 58g/L(降低),白蛋白 32g/L(降低)。

(4)血常规:中性粒细胞百分比 75.7%(升高)。

3. 判断与分级结果 根据患者症状表现及 ADL 受限情况,结合实验室检查结果排除其他诊断,判断患者为 G3ICI 治疗相关甲状腺功能减退。

（二）治疗

1. 甲状腺激素替代治疗 予以患者口服补充左甲状腺素钠 100μg,每天 1 次。

2. 疼痛治疗 患者口服氨酚羟考酮 5mg,每 6h 1 次。

3. 促进食欲 予以患者口服醋酸甲地孕酮分散片 160mg,每天 1 次。

4. 营养制剂 患者初期经口进食困难,通过肠外营养制剂静脉补充营养。患者食欲逐渐恢复后,通过给予整蛋白营养制剂口服补充的方式,维持营养状态。

5. 缓泻药物 给予患者缓泻药物,保持排便通畅。

（三）护理

1. 生命体征监测 每日监测患者的体温、心率和 / 或脉率、呼吸频率及血压。记录患者出入量,保证体液平衡。

2. 疲乏的护理 指导患者使用床栏,下床时注意有人陪伴,避免患者血压变化出现跌倒。保持病房环境安静,促进有效睡眠。白天午休时间 30min 以内,避免午休过长影响夜间睡眠。在患者疲乏缓解时,鼓励患者进行循序渐进的活动。

3. 营养护理 入院时即给予患者营养筛查与评估,请营养科会诊。在初期患者因食欲差、呕吐难以经口进食时,给予肠外营养补充,并注意同时补充电解质和维生素,监测患者电解质、血糖、体重、肝肾功能情况。患者症状缓解且能经口进食后,予以患者经口肠内营养制剂补充,根据耐受逐渐加量,并通过添加蛋白粉等提高蛋白质的摄入。为了增加患者食欲,在予以提升食欲药物的同时,通过选择患者喜欢的色、香、味俱全的食物,增加食物的多样性、增加富含维生素 C 的水果等,以促进患者食欲的恢复。

4. 便秘的护理 疲乏缓解时,鼓励患者下床活动。患者床上平卧时指导顺时针按摩腹部。建议患者摄入易消化且含纤维素的食物,如苹果、蓝莓等。遵医嘱予以缓泻药物,协助患者排便,并予以健康教育,避免跌倒。

5. 用药护理

(1)正确给药:严格按照用药时间、用药剂量给予药物,并注意药物使用的注意事项,如服用左甲状腺素钠片时要求空腹。激素类药物注意剂量准确,并且根据医嘱逐渐减量。

(2)随访及健康教育:患者出院时告知患者不能随便停药或者改变药物剂量,并学会自我症状的监测。定期监测患者的激素水平及症状变化情况。

【案例小结】本案例围绕 1 例 ICI 治疗后出现"甲状腺功能减退"病例的临床表现展开

治疗及护理。该病例表现为重度疲乏、精神欠佳、食欲差、体重减轻等甲状腺功能降低的表现,结合甲状腺功能指标,判定毒性分级为 G3。在护理方面,需要注意:①甲状腺功能降低的临床表现无特异性,需与一般肿瘤治疗不良反应鉴别,密切关注生命体征变化,警惕甲状腺功能减退危象的发生。②关注甲状腺功能减退相关症状的风险管理。例如及时评估重度疲乏带来的跌倒风险、胃肠道症状带来的营养风险和便秘风险,促进生活质量的提升。③对于需要补充左甲状腺素钠片和激素药物的患者,需要注意药物特殊的服药方式以提高药物作用,严密监测过程中不良反应,并且对长期服用患者进行有规律的随访,对相关症状、体征及激素检查结果进行监测,从而有利于进行早期积极的干预。

第三节　免疫检查点抑制剂治疗相关肝毒性

> **导入案例与思考**
>
> 　　庄某,男,62 岁,2021 年 9 月诊断为食管癌。于 2021 年 10 月 15 日行"PD-1 抑制剂 + 白蛋白紫杉醇 + 顺铂"第 1 疗程治疗,因发生食管支气管瘘暂停该方案治疗;2021 年 11 月 19 日行第 1 疗程 PD-1 抑制剂治疗,用药后第 6 天查血结果提示:AST 194IU/L, ALT 49IU/L,总胆红素(total bilirubin,TBil)7.8μmmol/L,予居家口服护肝药物,每 4~5d 复查肝功能。2021 年 12 月 8 日复查肝功能:AST 583IU/L,ALT 124IU/L,TBil 12.9μmmol/L,收治住院。入院评估:体温 36.6℃,脉率 72 次 /min,血压 118/78mmHg, 呼吸频率 19 次 /min,大小便无异常。
>
> 　　请思考:
>
> 　　1. 导致患者此次入院的主要问题是什么?
>
> 　　2. 患者的问题处于哪一级别?判断的依据有哪些?
>
> 　　3. 针对此类问题,相应的护理措施有哪些?

一、免疫检查点抑制剂治疗相关肝毒性及其分级

ICI 治疗相关肝毒性(ICI-induced immune related hepatotoxicity,IRH,ICIH)主要表现为 ALT 和 / 或 AST 升高,伴或不伴有胆红素(bilirubin,Bil)升高。一般无特异性的临床表现, 有时伴有发热、疲乏、食欲减退、饱胀感等症状;胆红素升高时可出现皮肤巩膜黄染、茶色尿等。肝毒性可发生于首次使用 ICI 后任意时间,最常出现在首次用药后 8~12 周。肝毒性的分级及表现见表 4-3-1。

表 4-3-1　肝毒性的分级及表现

分级	表现
G1	AST 或 ALT<3 倍 ULN;总胆红素<1.5 倍 ULN
G2	AST 或 ALT 3~5 倍 ULN;总胆红素 1.5~3 倍 ULN
G3	AST 或 ALT 5~20 倍 ULN;总胆红素 3~10 倍 ULN
G4	AST 或 ALT>20 倍 ULN;总胆红素>10 倍 ULN

注:ULN 指正常值上限(upper limit of normal)。

二、免疫检查点抑制剂治疗相关肝毒性的护理

ICI 治疗相关肝毒性护理主要包括用药前肝功能的评估、用药期间肝功能的监测，一旦出现肝毒性根据毒性分级确定是否继续进行 ICI 治疗，以及是否需要启动糖皮质激素治疗，并且给予糖皮质激素治疗的相关护理措施。

（一）病情观察与评估

询问患者有无慢性肝炎、肝硬化等肝脏病史，询问患者饮酒史，用药前进行肝功能指标（转氨酶、凝血酶原时间、凝血酶原活动度、白蛋白等）检测，以评估患者肝功能。一旦确诊为 ICI 治疗相关肝毒性，按照指南推荐，根据毒性分级定期进行肝功能检测，G1 每周检测肝功能 1 次，肝功能稳定，可减少检测频次；G2 每 3d 检测 1 次，G3~G4 每 1~2d 检测 1 次；同时进行保肝药物治疗，严格掌握用药指征，必要时进行药物不良反应监测，如胃肠道反应、变态反应（过敏反应）、电解质紊乱等，尽可能限制或停止任何肝毒性药物。

（二）饮食运动指导

保持健康生活方式，保护肝脏功能。指导患者戒烟戒酒、合理饮食、规律作息、适当运动、避免情绪波动等。

1. 饮食指导

（1）合理饮食，进食高热量、高纤维素、低脂、易消化的清淡饮食，控制脂肪摄入，食用富含不饱和脂肪酸的食物，如橄榄油、坚果（如杏仁、核桃）、种子（如亚麻籽、奇亚籽）和鱼油。避免食用高饱和脂肪的食物，如黄油、全脂乳制品、油炸食品和加工肉类（如香肠、培根等）。

（2）重度肝损害期间限制蛋白摄入，以防肝性脑病发生，稳定期进高蛋白饮食。选择优质蛋白质摄入，如瘦肉、鱼类、豆类、乳制品和蛋类，有助于肝细胞的修复和再生。

（3）新鲜的水果和蔬菜富含维生素、矿物质和抗氧化物质，有助于减轻肝脏炎症、促进肝细胞修复。鼓励多食用深色绿叶蔬菜（如菠菜、羽衣甘蓝）、富含维生素 C 的水果（如柑橘、草莓、红枣）、富含纤维的蔬菜（如胡萝卜、花椰菜）和富含矿物质的全谷物（如燕麦、糙米）。

（4）优选低血糖指数（glycemic index，GI）食物，如全麦面包、糙米、燕麦和豆类，可以帮助稳定血糖水平，减轻肝脏代谢负担。

（5）高盐饮食可能加重肝脏负担，并导致水钠潴留和高血压，建议每日盐摄入量 3~6g。

（6）乙醇对肝脏有直接的毒性作用，建议戒酒。

（7）保证摄入充足的水分，每日 1 500~2 000mL，有助于代谢废物的排出和维持身体正常功能。

（8）避免进食加工食品和添加剂，加工食品和含有人工添加剂的食物可能包含对肝脏有害的成分，建议食用天然、未加工的食物。

（9）保证饮食卫生，避免过冷或过热。

2. 运动指导

（1）评估患者的体能水平、心肺功能和肌肉力量，为患者推荐强度合适的运动方式和频率。

（2）肝功能严重损害时嘱患者卧床休息，稳定好转期可适当活动。

（3）运动强度和时间应循序渐进，从低强度开始逐步增加运动强度和时长。

（4）运动前后评估患者的疲乏、恶心、头晕等症状，出现不适立即调整或停止运动。

（5）推荐低至中等强度的有氧运动，如步行、慢跑、骑自行车和游泳。运动频率推荐为每周 3~5 次，每次 30~45min。根据个体情况调整运动强度，以避免过度疲乏或加重病情。

（6）运动期间和运动后摄入充足的水分和营养，帮助机体功能的恢复。

（三）皮肤护理

发生 ICI 治疗相关肝毒性的患者可能会因为肝细胞损伤、胆汁淤积以及胆管系统的功能障碍等原因引起皮肤黄疸、瘙痒等，出现以上症状的患者应做好皮肤护理。

1. 保持皮肤清洁

（1）每日用温水洗浴，注意水温过高可能会导致皮肤进一步干燥。

（2）选择无香型、低过敏性和含有润肤成分的肥皂，避免使用带有刺激性成分的清洁产品。

（3）洗浴后用柔软的毛巾轻轻拍干皮肤，勿用力擦拭，减少对皮肤的刺激。

2. 使用润肤剂防止皮肤干燥

（1）洗浴后皮肤还湿润时，立即使用润肤霜或乳液，帮助锁住水分。

（2）选择不含香料和乙醇的润肤产品，避免皮肤刺激和干燥；建议选择含有甘油、尿素或乳木果油的产品。

（3）天气干燥时，需要增加涂抹润肤剂的频率，保持皮肤始终保持湿润。

3. 缓解瘙痒

（1）可以局部使用含有抗组胺成分的药膏或口服抗组胺类药。

（2）使用毛巾冷湿敷瘙痒部位。

（3）修剪指 / 趾甲，尽量避免抓挠皮肤，避免皮肤破损和感染。

4. 防晒和避免高温

（1）选择防晒系数（sun protection factor，SPF）选用 SPF 30 以上的防晒霜，特别是长时间在户外活动时。

（2）穿长袖衬衫、长裤和戴宽边帽子，避免阳光直接照射皮肤。

（3）保持环境凉爽，避免暴露在高温环境，使用空调或风扇保持室内凉爽。

5. 衣物选择

（1）选择宽松、柔软、透气的棉质衣物，防止紧身和粗糙材料摩擦皮肤。

（2）经常更换和清洗衣物，保持衣物清洁。

（四）口腔护理

肝毒性患者因肝功能受损影响代谢和解毒功能，也会导致 B 族维生素和维生素 C 的缺乏，以及肝毒性患者可能出现唾液腺功能减退，导致口腔干燥，以上均增加口腔溃疡和感染的风险，患者口腔容易出现真菌感染。漱口仅作为辅助预防措施，需配合其他口腔卫生习惯和定期牙科检查。

1. 制霉菌素溶液漱口

（1）将制霉菌素片剂按医生的指导剂量溶解在生理盐水中，确保药物完全溶解，漱口溶液的推荐浓度为 100 000IU/mL。

（2）每日在饭后和睡前使用该溶液漱口，漱口频次根据需要和医生建议进行调整。

（3）每次漱口保持 1~2min，以确保药物与口腔黏膜充分接触，然后吐出溶液，不要吞咽。

（4）使用溶液漱口时观察是否有变态反应（过敏反应）或其他不适症状，如有不适应立即停止使用，并咨询医生。

2. 注意口腔卫生

（1）使用软毛牙刷和抗菌牙膏刷牙，每天至少2次，尤其是在饭后和睡前。

（2）每天使用牙线清洁牙齿缝隙，防止菌斑堆积。

（3）选择无乙醇的抗菌漱口水，保持口腔环境清洁。

（4）定期更换牙刷；牙刷、牙杯、漱口杯等定期进行消毒处理。

3. 保持口腔湿润

（1）保持每天适量的水分摄入，预防口干。

（2）使用无糖口香糖或含片，刺激唾液分泌。

4. 减少口腔黏膜刺激

（1）戒烟戒酒，烟草和乙醇会刺激口腔黏膜，并可能增加感染风险。

（2）避免食用辛辣食物。

（五）用药护理

观察患者使用糖皮质激素治疗后的用药不良反应（详见第三章），做好相关健康教育。

三、免疫检查点抑制剂治疗相关肝毒性的案例分享

庄某，男，62岁，进食哽噎2个月余，2021年9月17日确诊食管癌。CT提示：肿瘤侵犯左侧主支气管，左锁骨上、纵隔、胃左动脉旁多发肿大淋巴结。否认高血压、糖尿病等既往史；否认肝炎等传染病史。吸烟40年，每天10支，未戒烟；饮酒20余年，近13年每天饮酒500mL，乙醇浓度50%~55%，未戒酒。2021年10月15日行第一周期"PD-1抑制剂（第1天）+白蛋白紫杉醇（第1天、第8天、第15天）+顺铂（第1天、第8天）"治疗，第8天用药后因发生食管支气管瘘停止治疗。2021年11月19日改PD-1抑制剂单药治疗，用药后第6天（11月25日）检查示：AST 194IU/L，ALT 49IU/L，TBil 7.7μmmol/L，医嘱开立静脉输注保肝药物治疗，但患者坚持采用口服保肝药（双环醇片25mg，每日3次；甘草酸二铵肠溶胶囊150mg，每日3次），并每周复查肝功能。12月8日检查：AST 583IU/L，ALT 124IU/L，TBil 12.9μmmol/L，予考虑为"ICI治疗相关性肝毒性（G3）"收治入院。经过住院免疫抑制治疗、护肝治疗和积极护理后，患者肝毒性得到逆转，于2022年1月12日在维持剂量的糖皮质激素治疗下，进行二线不含ICI的化疗方案治疗。

（一）毒性的判断与分级

1. 肝功能检查结果　患者AST、ALT的检查结果随时间的变化曲线图见图4-3-1和图4-3-2。其中AST最高为583IU/L（>10倍ULN），ALT最高为124IU/L（2~3倍ULN），不伴总胆红素升高。根据AST检查结果，判断患者的肝毒性为G3。

2. 其他实验室检查结果

（1）血常规：白细胞计数和分类、血小板计数无明显异常，Hb 113g/L（偏低）。

（2）凝血功能：正常。

（3）感染筛查指标：正常。

（4）感染相关指标：CRP 106.1mg/L（升高）。

（5）肾功能：无明显异常。

（6）电解质：正常。

AST/(IU·L⁻¹)

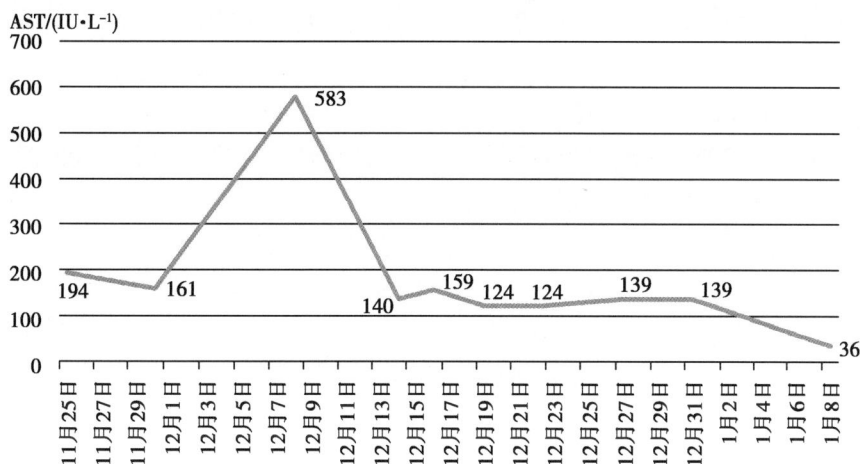

图 4-3-1 AST(IU/L)随时间的变化曲线图

ALT/(IU·L⁻¹)

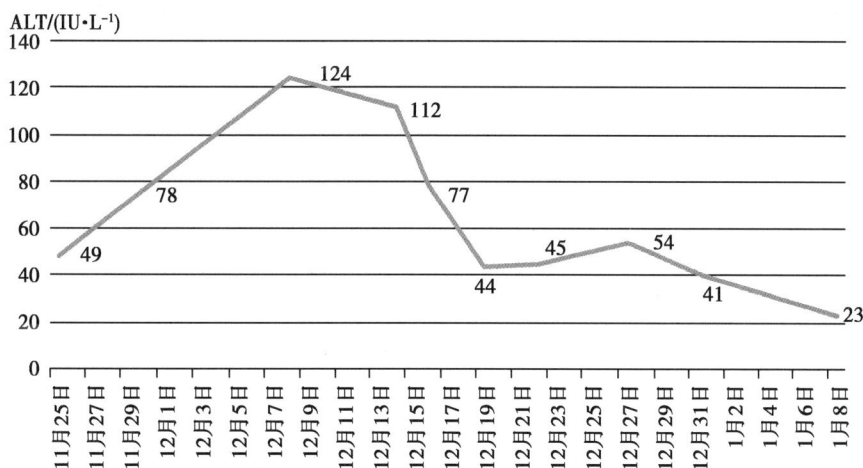

图 4-3-2 ALT 随时间的变化曲线图

（7）营养指标：白蛋白正常，前白蛋白 0.09~0.15g/L（降低）。

（8）甲状腺功能：正常。

（9）心脏功能：心肌酶、肌钙蛋白正常。

（二）治疗

患者于 2021 年 11 月 25 日出现肝功能异常（ASL、ALT 升高）时，给予院外口服保肝药物治疗。12 月 8 日（治疗后第 13 天）检查示 AST、ALT 进一步升高，考虑"ICI 治疗相关肝毒性（G3）"，收治住院，启动糖皮质激素治疗，静脉输注甲泼尼龙 40mg，每日 1 次，连续给药 3d。12 月 11 日改为口服泼尼松 25mg，每日 1 次；12 月 14 日复查肝功能，提示肝毒性降至 G2，持续口服泼尼松 25mg，每日 1 次。根据肝功能好转情况逐渐减量，2022 年 1 月 8 日改为维持剂量，口服泼尼松 5mg，每日 1 次。1 月 12 日在维持剂量的泼尼松治疗下，开始二线抗肿瘤治疗。

（三）护理

1. 症状护理

（1）病情监测和评估：①询问并记录患者有无疲乏、黄疸、恶心、呕吐、腹痛、食欲减退等症状。②观察患者是否有皮肤、巩膜黄染，腹部是否有压痛或肿胀。确定是否存在肝大、腹水、胆道感染等问题。③监测食管气管瘘的相关症状和体征，如饮水呛咳、发热、胸痛等症状。④按照指南建议，根据肝毒性级别定期监测肝功能，包括 ALT、AST 和 TBil 水平，以了解肝功能的变化和恢复状况。患者肝毒性为 G3，需每 1~2d 检测 1 次。⑤定期监测其他血液学指标，包括血常规、凝血功能和电解质等。

（2）疲乏的护理：①帮助患者规划每日的休息时间，安排定期的短时间休息和午休，避免长时间持续活动。②建议患者固定睡眠和起床时间，创造安静、舒适的睡眠环境，避免在床上看电视或使用电子设备。③鼓励患者进行适度的身体活动，如散步、做伸展运动等，以增加体力但避免过度疲乏。④均衡饮食，保证能量供给稳定。

2. 食管支气管瘘的护理

（1）饮食管理

1）在食管气管瘘急性期，通常需要禁食，避免通过口进食，以减少食物通过瘘口进入气管的风险。禁食期间行肠内和/或肠外营养支持，确保患者的营养需求得到满足。

2）逐步恢复饮食：在医生评估瘘口愈合情况并允许经口进食后，可先恢复少量液体饮食，如清汤、果汁、营养液等；再逐步过渡到半流质饮食，如稀饭、米糊、蛋羹等，确保食物易于吞咽且不刺激瘘口。禁忌食用坚硬粗糙、辛辣刺激、过热或过冷食物和碳酸饮料。

（2）预防气道感染：定期进行口腔和气道护理，防止食物残渣和分泌物堆积，减少感染风险；如患有较多痰液，必要时进行吸痰，保持气道通畅。

（3）呼吸支持：①根据患者的呼吸情况，适当给予氧疗支持，缓解呼吸困难；②使用雾化器进行吸入治疗，湿化气道，减少痰液黏稠度，利于排痰。

（4）症状和体征的观察：①密切观察患者有无发热、胸痛、咳嗽、呼吸困难等症状，及时报告医生；②定期进行胸部 X 线或 CT 检查，评估瘘口愈合情况及有无感染、肺炎等并发症；③遵医嘱正确使用广谱抗生素预防和治疗感染。监测用药后的不良反应。

3. 健康指导 积极鼓励和指导患者戒烟戒酒。提供必要的支持和帮助，以提高戒烟戒酒的成功率；告知患者戒烟戒酒的重要意义，不仅对于促进瘘口愈合和预防感染至关重要，还可减少多种并发症的发生，提高生活质量，促进整体健康。

4. 用药护理 遵医嘱正确给予患者保肝药物及糖皮质激素，并告知患者药物的作用及不良反应（详见第三章）。

【案例小结】本案例介绍了一例伴有肿瘤侵袭性扩展的食管癌患者，接受化疗联合 ICI 方案的治疗及护理全过程，在治疗初期出现了严重并发症（食管支气管瘘），初始治疗方案因并发症调整为免疫检查点单药治疗，之后又出现了 ICI 治疗相关肝毒性，通过有效的肝功能管理和恰当的激素治疗，患者肝毒性逐步恢复并继续进行化疗。该案例提示：①对于既往有吸烟饮酒史的患者，要指导其戒烟戒酒，减少对肝功能和免疫系统的负面影响；②在治疗开始前和治疗期间，定期监测患者的肝功能指标，如 ALT、AST、TBil 及其他相关指标，及时调整治疗方案；③指导患者和照顾者识别肝毒性的早期症状，如黄疸、茶色尿、疲乏、食欲减退、右上腹痛等，并鼓励及时报告，以监测肝功能的逆转情况。

第四节 免疫检查点抑制剂治疗相关胃肠毒性

导入案例与思考

马某，男，67 岁，诊断为胃低分化腺癌。2023 年 11 月 28 日至 2024 年 1 月 30 日完成"PD-1 抑制剂 + 奥沙利铂 + 替吉奥"方案 4 个疗程治疗。2024 年 2 月下旬无明显诱因出现腹泻，刚开始为每日 4~5 次排稀便，后逐渐加重，每日 10 余次排水样便，伴里急后重，于 2024 年 3 月 13 日急诊入院。入院评估：体温 36.8℃，脉率 92 次 /min，血压 120/80mmHg，呼吸频率 19 次 /min，主诉近 3d 每日排稀水便 10 余次，为鲜血样便，伴下腹部胀痛，疼痛强度评分 3 分。

请思考：

1. 导致患者此次急诊入院的主要问题是什么？

2. 患者的问题处于哪一级别？判断的依据有哪些？

3. 针对此类问题，相应的护理措施有哪些？

一、免疫检查点抑制剂治疗相关胃肠毒性及其分级

胃肠毒性是 ICI 治疗较常见的毒性之一，包括结肠炎、胃炎、小肠结肠炎，主要为结肠炎。ICI 导致的结肠炎发生率高达 30%~50%。大多数患者病变累及乙状结肠和直肠，上消化道改变罕见，内镜下多表现为黏膜红斑、糜烂、溃疡形成。临床主要表现为腹泻，还可发生腹痛、恶心、肠痉挛、里急后重、粪便带血和黏液、发热等症状，少部分患者还可表现为口腔溃疡、肛门病变（肛瘘、脓肿、肛裂）及关节疼痛、内分泌紊乱、皮肤病变等肠外表现。

PD-1/PD-L1 抑制剂的胃肠毒性发生的中位时间为用药后 6~8 周，CTLA-4 抑制剂导致的胃肠毒性可发生于治疗过程中的任意时间，甚至治疗结束后数月，需要特别引起重视。以上两类药物的联合使用会显著提高胃肠毒性的发生风险，且导致发生时间提前。胃肠毒性发生的危险因素包括自身免疫性疾病病史、使用 NSAIDs 及肠道菌群失调等。ICI 治疗相关胃肠毒性分级及表现见表 4-4-1。

表 4-4-1 ICI 治疗相关胃肠毒性（ 腹泻和 / 或结肠炎 ）分级及表现

分级	表现
G1	无症状；只需临床或诊断性观察（1 级腹泻频率 <4 次 /d）
G2	腹痛；粪便黏液或带血（2 级腹泻频率 4~6 次 /d）
G3	剧烈腹痛；排便习惯改变；需要药物干预治疗；腹膜刺激征（3 级腹泻频率 ≥7 次 /d）
G4	症状危及生命；需要紧急干预治疗

二、免疫检查点抑制剂治疗相关胃肠毒性的护理

ICI 相关胃肠毒性护理的总体原则包括症状评估与识别、腹泻护理、营养护理、毒性分级护理、健康教育。

（一）症状评估与识别

1. 评估患者的辅助检查报告，如血常规、CRP、ESR、电解质、结肠镜检查和腹部CT检查等。

2. 评估患者排便次数、颜色、性状及量，必要时留取粪便标本送检。观察患者是否合并腹痛以及其他消化道症状，识别胃肠毒性发生的类型及其分级。

3. 应用营养风险筛查2002（nutritional risk screening 2002，NRS 2002）评估患者是否存在营养风险。

4. 评估患者及家属对胃肠毒性的认知程度。

（二）腹泻护理

1. 生命体征监测　严密监测患者生命体征，观察患者有无水分丢失、电解质紊乱等情况，准确记录出入量。

2. 用药护理　指导患者按时、按量服用止泻及肠道菌群调节药物；便血患者对症给予止血药物治疗；腹泻严重的患者遵医嘱给予抗感染药物、糖皮质激素或其他免疫抑制剂。部分患者在使用止泻药物，如洛哌丁胺，可能会出现便秘、头晕、嗜睡、恶心、呕吐、腹胀、口干等不良反应，在用药期间要严密观察患者的反应，如有异常及时告知医生并给予对症处理。

3. 肛周护理　腹泻期间指导患者做好肛周皮肤的清洁及护理，便后使用柔软纸巾轻拭肛门并用温水清洗，动作轻柔，减少刺激。可局部涂抹凡士林以保护肛周皮肤，有痔疮或肛裂病史的患者可给予痔疮膏涂抹，防止创面进一步损伤，促进伤口愈合。

（三）营养护理

1. 营养筛查　恶性肿瘤患者本身营养状况相对较差，且严重腹泻可能导致患者进食量减少、体重下降等，护士应在患者入院后应尽早进行营养风险筛查，必要时由营养科医生进行营养评估会诊。

2. 营养支持护理　根据患者病情选择适宜的营养支持方式，肠外营养治疗患者应严格控制营养液输注速度，建议经中心静脉管路输注肠外营养液。肠内营养治疗应遵循少量多次、循序渐进原则，观察患者耐受程度。同时护理人员应密切关注患者的体重、血糖、肝肾功能等指标变化，以监测营养支持效果。

3. 饮食指导　指导患者一旦发生ICI治疗相关胃肠毒性，需调整饮食结构，日常规避刺激性食物、不易消化的食物、高糖和低含量可溶性纤维膳食、富含食品添加剂膳食、生冷食物、海鲜和牛奶、乙醇及碳水饮料。腹泻严重患者需要禁食，禁食期间指导患者按时进行口腔清洁，观察口腔黏膜有无异常变化，如破溃、红肿等，如有异常及时处理。输注肠外营养制剂时严格按照无菌操作要求进行护理，确保管路固定妥当，避免牵拉、扭曲或脱出，注意保持管路通畅，避免堵塞。随着腹泻症状的好转，解除禁食后由流质饮食逐渐过渡至半流质、软食、普食，护士应针对患者的具体情况给予合理的饮食指导。

（四）胃肠毒性的分级护理

1. G1毒性护理　指导患者正确留取粪便标本，密切随访；必要时遵医嘱给予口服补液，使用止泻药物对症处理；给予饮食指导，避免高纤维或乳糖饮食。

2. G2毒性护理　在做好腹泻相关护理的同时，遵医嘱给予糖皮质激素药物治疗，必要时加用英夫利昔单抗或维多珠单抗，并关注患者用药后的毒性转归。

3. G3或G4毒性护理　加强病情观察和实验室指标监测，根据患者病情和医嘱给予营养相关指导,必要时予以禁食,遵医嘱给予大剂量糖皮质激素静脉输注,无明显改善时遵医嘱使用英夫利昔单抗或维多珠单抗,密切关注患者用药后的毒性转归。

(五)健康教育

ICI 治疗前向患者、家属或照顾者讲解 ICI 治疗相关胃肠毒性的临床表现,指导在出现轻度毒性反应时尽早进行对症处理,无明显好转或症状加重时应及时就医。

三、免疫检查点抑制剂治疗相关胃肠毒性的案例分享

马某,男,67 岁,诊断为胃低分化腺癌。2023 年 11 月 28 日至 2024 年 1 月 30 日完成"PD-1 抑制剂 + 奥沙利铂 + 替吉奥"方案 4 个疗程治疗。2024 年 2 月下旬无明显诱因出现腹泻,初为每日 4~5 次排稀便,后逐渐加重,每日 10 余次水样便,伴里急后重,自行口服蒙脱石散及地衣芽孢杆菌制剂止泻,效果欠佳。2024 年 3 月 13 日急诊入院,评估为鲜血样便,伴下腹部胀痛,疼痛强度评分 3 分,诊断为"免疫检查点抑制剂治疗相关性肠炎"。经过积极的治疗和护理,至入院第 12 天排便次数逐渐减少,无肉眼血便;至入院后第 22 天(4 月3 日)每日排便 3~4 次,粪便颜色及性状基本恢复正常,毒性转归良好,顺利出院。

(一)毒性的判断与分级

1. 临床表现 患者入院时生命体征平稳,主诉近 3d 每日排稀水便 10 余次,为鲜血样便,伴下腹部胀痛,疼痛强度评分 3 分。

2. 辅助检查结果

(1)肠镜检查:3 月 14 日肠镜检查示,结直肠内可见大量新鲜血迹,黏膜糜烂糟脆(图 4-4-1)。

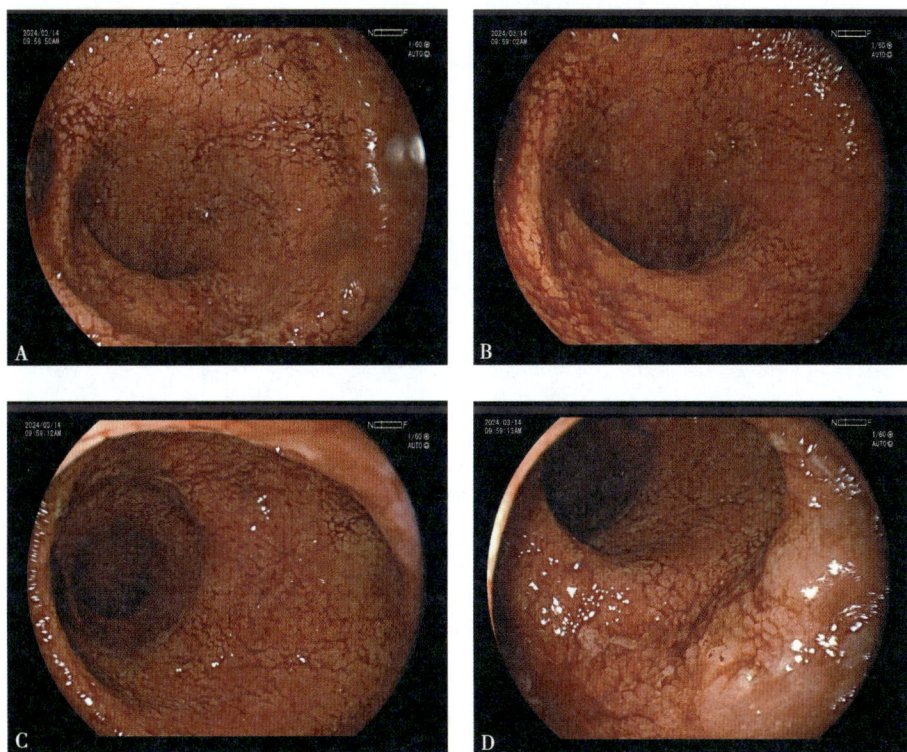

图 4-4-1 3 月 14 日肠镜图像:肠黏膜充血水肿

（2）CT检查：腹、盆增强CT回报结直肠多处肠壁增厚水肿。

3. 实验室检查结果

（1）血常规：白细胞、血红蛋白、血小板均无明显异常。

（2）粪便检查：便隐血阳性，球杆比大致正常，未检出沙门菌及志贺菌。

（3）凝血：凝血酶原时间16.2s（延长），D-二聚体1.99μg/mL（升高）。

（4）肝肾功能：TBil 25.5μmmol/L（升高），肾功能无明显异常。

（5）感染指标：CRP 34.1mg/L（升高）。

（6）电解质：血钾3.25mmol/L（降低）、血钠132mmol/L（降低）、血钙2.06mmol/L（降低）。

（7）营养状况：血白蛋白27.8g/L（降低）、总蛋白47.7g/L（降低），微量元素未见明显异常。

4. 判断与分级结果　根据患者症状表现及肠镜检查结果，结合其他检查结果，排除其他病因，诊断为G3 ICI治疗相关性肠炎。

（二）治疗

1. 免疫抑制剂　根据毒性分级管理原则，给予静脉输注糖皮质激素治疗，初始剂量为甲泼尼龙120mg，后随着腹泻症状的加重或好转动态调整糖皮质激素的用量。患者经48h激素治疗后，腹泻症状无明显改善，联合使用英夫利昔单抗（300mg，静脉输注）。后患者激素逐渐减量，序贯每日醋酸泼尼松25mg口服出院。

2. 止血药物　患者便中带鲜血，凝血功能异常，予静脉、皮下注射及口服止血药物，并予"生理盐水+地塞米松+云南白药+康复新液"保留灌肠。

3. 止泻药物　患者严重腹泻，遵医嘱给予口服蒙脱石散及洛哌丁胺，同时给予双歧杆菌、地衣芽孢杆菌等制剂调节肠道菌群药物。

4. 抗感染药物　遵医嘱预防性静脉使用头孢呋辛钠。

5. 营养支持　遵医嘱给予脂肪乳氨基酸葡萄糖注射液及白蛋白静脉输注，恢复流质饮食后加用肠内营养粉剂。

6. 其他药物　使用糖皮质激素的同时加用胃黏膜保护剂及口服钙剂，根据实验室检查结果给予患者补钾及保肝药物等。

（三）护理

1. 病情监测　密切观察患者腹泻的频率、大便的性状，有无腹痛及腹痛的程度和性质，有无里急后重等症状及其变化情况；定时测量生命体征，以早期发现可能的感染、休克等并发症；每周复查血常规、肝肾功能等实验室指标，关注电解质情况及感染指标的动态变化；监测患者在使用免疫抑制剂、止血药、止泻药及抗生素等各类药物过程中有无不良反应发生。

2. 营养护理

（1）营养风险筛查与评估：护士于入院当日使用NRS 2002对患者进行营养风险筛查，总分为4分，存在营养风险，于营养支持后每周再次评估。

（2）营养支持护理：患者因严重腹泻，医嘱禁食，给予全肠外营养。为保护患者外周静脉血管，保证营养制剂及其他药物的顺利输注，给予患者留置经外周静脉穿刺置入中心静脉导管（peripherally inserted central catheter，PICC）。使用输液泵严格控制营养液输注速度，保证24h内输注完毕，并观察患者有无不良反应。在患者恢复流质饮食后，指导患者按照少量多餐、循序渐进的原则进食和服用肠内营养粉剂。

3. 腹泻护理

（1）评估与记录：指导患者及家属准确记录排便次数、量、性状及颜色，动态关注患者电解质变化,指导患者准确记录出入量,每班评估患者神志、精神状态及皮肤黏膜弹性,判断有无脱水症状。

（2）用药护理:指导患者按时、按量服用止泻及调整肠道菌群药物,遵医嘱给予免疫抑制剂及止血药物对症治疗,用药前后密切观察患者有无不良反应。

4. 预防感染

（1）肛周护理:为预防腹泻引起的肛周皮肤破损,指导患者便后使用不含乙醇的湿纸巾轻拭肛周,并用温水清洗,动作轻柔,每日肛周涂抹凡士林保护,患者在住院期间未发生肛周破溃及感染。

（2）早期识别:遵医嘱按时给予抗感染药物输注,动态监测患者生命体征与血常规、CRP、粪便培养等实验室检查结果,以尽早识别各系统感染征象。

5. 其他护理

（1）安全指导:患者年龄较大,因腹泻导致低钾、乏力,且夜间频繁如厕,跌倒风险较高。要求照顾者陪护,指导患者合适穿着,穿防滑鞋,指导其体位变化时的技巧,保证环境安全。

（2）口腔护理:禁食期间指导患者保持口腔湿润,刷牙时使用软毛牙刷,动作轻柔,舌苔较厚时适当增加擦拭力度和次数。密切观察患者口腔黏膜有无破损、炎症及溃疡等异常情况,及时给予对症处理。

【案例小结】本案例介绍了一例胃低分化腺癌患者接受化疗联合 PD-1 抑制剂治疗后,出现频繁排水样便并伴有鲜血便的情况。结合患者腹泻的表现、肠镜检查和实验室检查结果,患者被诊断为 ICI 治疗相关性肠炎,分级判断为 3 级。经过 21d 的积极治疗和护理,患者转归良好出院。该案例提示:①加强对患者胃肠道症状的观察,尤其在出现腹泻初期,及时记录相关症状变化,可为诊断和治疗提供准确依据;②腹泻护理措施除了准确评估记录、指导患者正确用药和预防脱水、禁食期间落实口腔护理和预防肛周感染等,还需关注患者安全问题,如预防跌倒等;③做好营养风险筛查与评估,根据患者病情和营养状况及时调整营养支持方案。

第五节　免疫检查点抑制剂治疗相关胰腺毒性

导入案例与思考

秦某,男,63 岁,2022 年 9 月诊断为双肾透明细胞癌($T_{1b}N_0M_1$)Ⅳ期。2022 年 11 月 18 日开始使用"临床试验药物(靶向抑制缺氧诱导因子 -2a 的药物,口服给药,每日 1 次)+ 仑伐替尼(口服给药,每日 1 次)+PD-1 抑制剂(静脉输注,每 6 周 1 次)"治疗,末次用药时间为 2022 年 12 月 22 日。2022 年 12 月 28 日患者主诉出现腹痛、恶心,无呕吐、食欲缺乏、腹胀、尿少等症状,血液学检查示血清脂肪酶 204U/L,血清淀粉酶 96U/L。2022 年 12 月 30 日收治入院。入院评估:体温 37℃,脉率 80 次 /min,血压 148/78mmHg,呼吸频率 18 次 /min,排尿正常,近 3 日未排便,上腹部刀割样疼痛,向背部放射,疼痛强度评分为 7 分。

请思考:

1. 导致患者入院的主要问题是什么?

2. 患者的问题处于哪一级别?判断的依据有哪些?

3. 针对此类问题,相应的护理措施有哪些?

一、免疫检查点抑制剂治疗相关胰腺毒性及其分级

ICI治疗相关胰腺毒性发病率为0.5%~3%,包括无症状性淀粉酶和/或脂肪酶升高和急性胰腺炎,常伴发免疫相关性肠炎(33%)或肝炎(21%)。发生急性胰腺炎时常见症状有上腹部持续剧烈疼痛、腹胀、恶心、呕吐等。无症状性淀粉酶和/或脂肪酶升高发生率较急性胰腺炎高,为2%~14%。

ICI治疗相关胰腺毒性是一种排除性诊断,临床需和胰腺转移、其他原因所致的胰腺损伤进行鉴别诊断,如乙醇、高甘油三酯血症、胆管结石、自身免疫性胰腺炎、胰腺肿瘤、其他药物所致的损伤等。此外,还有多种原因会导致淀粉酶和/或脂肪酶升高,如器官衰竭、肠梗阻、糖尿病酮症酸中毒等,需予以鉴别。胰腺毒性的分级及表现见表4-5-1。

表4-5-1 胰腺毒性的分级及表现

胰腺毒性	分级表现			
	G1	G2	G3	G4
无症状性淀粉酶和/或脂肪酶升高	无急性胰腺炎相关症状;淀粉酶≤3倍ULN和/或脂肪酶≤3倍ULN	无急性胰腺炎相关症状;淀粉酶升高3~5倍ULN和/或脂肪酶升高3~5倍ULN	无急性胰腺炎相关症状;淀粉酶>5倍ULN和/或脂肪酶>5倍ULN	
急性胰腺炎	出现下列症状/体征之一:淀粉酶和/或脂肪酶>3倍ULN;临床表现考虑胰腺炎(上腹部持续性疼痛);CT影像学结果提示有胰腺炎	出现下列症状/体征中的两种:淀粉酶和/或脂肪酶>3倍ULN;临床表现考虑胰腺炎(上腹部持续性疼痛);CT影像学结果提示有胰腺炎	淀粉酶和/或脂肪酶升高;影像学诊断急性胰腺炎;严重的腹痛、恶心和/或呕吐;血流动力学不稳定	

二、免疫检查点抑制剂治疗相关胰腺毒性的护理

ICI治疗的患者常规不做淀粉酶、脂肪酶检测,因此患者通常因出现急性胰腺炎的相关症状而就诊。

(一)无症状性淀粉酶和/或脂肪酶升高患者的护理

针对ICI治疗相关的无症状淀粉酶或脂肪酶升高的患者,重点是及时监测和积极管理酶水平,以确保患者的健康和治疗效果。

1. 监测和评估 定期监测患者的血清淀粉酶和脂肪酶水平,必要时协助患者进行胰腺薄层增强CT扫描、磁共振胰胆管造影(magnetic resonance cholangiopancreatography,MRCP),以及时发现胰腺炎征象。同时密切评估患者有无急性胰腺炎症状,如腹痛、腹胀、恶心、呕吐等。此外,还要监测其他指标,如肝肾功能、电解质、甲状腺功能等,这些指标的监测有助于全面评估患者的整体健康状况,及早发现和处理ICI治疗可能引起的相关毒性。

2. 健康教育 向患者解释血清淀粉酶和脂肪酶升高的意义,以及定期监测的重要性;为患者提供健康饮食和生活方式的建议。

(1)饮食指导

1)低脂饮食:避免高脂肪、高胆固醇的食物,选择低脂肪、高纤维的饮食,有助于减轻胰腺负担。

2）控制糖分摄入：避免过多摄入糖分，选择低糖或无糖的食物和饮料，有助于维持血糖水平稳定。

3）规律饮食和饮食多样化：保持饮食规律，避免过度饥饿或过度饱食，有助于维持胰腺功能和酶水平。同时注意摄取多种营养素，包括维生素、矿物质和蛋白质。

（2）生活方式指导：包括规律作息、适度运动、戒烟戒酒、放松减压等。

3. 定期随访 定期随访患者，监测血清淀粉酶和脂肪酶水平，并评估患者的整体状况。

（二）急性胰腺炎患者的护理

1. 病情监测

（1）密切监测患者生命体征和器官功能，如体温、疼痛、淀粉酶结果等，警惕发生重症急性胰腺炎。

（2）全身或局部并发症：全身并发症主要包括全身炎症反应综合征、脓毒症、多器官功能障碍综合征、腹腔高压以及腹腔间隔室综合征。局部并发症包括早期的急性胰周液体集聚、急性坏死物集聚和后期的胰腺假性囊肿和包裹性坏死。其他并发症还包括消化道出血、腹腔出血、胆道梗阻、肠梗阻和肠瘘。密切观察腹部体征，有无腹部压痛、反跳痛和肌紧张，及时发现异常情况。

2. 液体管理 建立至少 2 条静脉通路，对于外周静脉通路建立困难者置入中心静脉导管，以保证液体复苏效果，维持水电解质平衡。同时密切监测患者尿量，确保肾功能正常。

3. 症状护理和支持治疗

（1）疼痛护理：疼痛是急性胰腺炎的主要症状，做好疼痛管理有助于改善患者预后。准确评估疼痛部位、强度和性质，依据评估结果遵医嘱使用镇痛药物帮助患者减轻疼痛。目前推荐对急性胰腺炎患者，按照围手术期急性疼痛处理方式管理，即全身给药联合局部给药、自控镇痛联合多模式镇痛进行镇痛治疗。

（2）血糖管理：监测血糖水平，预防和发现糖代谢异常。急性胰腺炎患者静脉胰岛素治疗过程中至少每小时监测 1 次血糖并记录。急性胰腺炎后 6 个月进行糖化血红蛋白测定，以后每年进行血糖监测。

（3）营养支持：急性期若症状严重，建议禁食，减少胰腺负担，给予肠外营养支持。症状缓解后，在胃肠功能耐受的情况下，尽早指导患者恢复经口饮食，从低脂流食逐步过渡到软食、普通饮食，不能经口进食的患者可经鼻胃管或鼻肠管给予肠内营养。

（4）并发症的观察和预防

1）预防感染：密切监测患者有无感染征象，必要时遵医嘱使用抗菌药物。使用激素治疗可能有较高的侵袭性真菌感染风险。

2）预防下肢深静脉血栓：急性胰腺炎可导致凝血功能异常，主要表现为血液呈高凝状态，容易形成血栓，特别是患者在急性胰腺炎时，常卧床休息，在这两种机制的共同作用下，下肢深静脉血栓（deep venous thrombosis，DVT）的发生率显著增加。护士应采用血栓风险评估工具识别血栓高危风险人群，根据风险等级及患者实际情况制定和实施干预措施，包括基础预防、物理预防和药物预防。

4. 用药护理

（1）正确给药：确保按医嘱准确给予药物，包括选择正确的药物、剂量和给药途径。详细审查患者的所有药物，识别可能的药物相互作用；密切监测患者对药物的反应和药品不良反应。

1）镇痛药物：NSAIDs（如布洛芬、萘普生）使用时密切观察胃肠道反应和肝肾功能。

当 NSAIDs 的镇痛效果不佳时，可短期使用阿片类药物如吗啡、羟考酮等，使用期间关注呼吸系统功能、消化系统功能等。

2）抗生素：一般不建议常规使用抗生素，除非有感染证据（如胰腺坏死感染、胆道感染）。常用抗生素如头孢菌素、喹诺酮类、亚胺培南。避免抗生素滥用，谨防抗生素相关性腹泻和耐药性的发生。

3）质子泵抑制剂：PPIs 包括奥美拉唑、雷贝拉唑等，用于预防应激性胃溃疡。PPIs 的常见不良反应为恶心、腹泻、胃肠道胀气、腹痛、便秘、口干等，通常较轻微，为自限性。

4）生长抑素及其类似物：如奥曲肽、乌司他丁等，减少胰腺的内分泌和外分泌。建议短期使用，使用期间观察胃肠道反应，监测血糖水平，避免血糖波动。

（2）密切监测静脉给药的通畅性和药物输注速度，避免药物渗出或静脉炎的发生。

（3）告知患者和家属药物的相关知识，包括药物的作用、剂量、给药方式、可能的不良反应和注意事项等。

三、免疫检查点抑制剂治疗相关胰腺毒性的案例分享

秦某，男，63 岁，2022 年 9 月诊断为双肾透明细胞癌（$T_{1b}N_0M_1$）Ⅳ期。既往史：I 级高血压、2 型糖尿病、高钙血症。2022 年 11 月 18 日开始使用"临床试验药物（靶向抑制缺氧诱导因子 -2a 的药物，口服给药，每日 1 次）+ 仑伐替尼（口服给药，每日 1 次）+PD-1 抑制剂（静脉输注，每 6 周 1 次）"治疗，末次用药时间为 2022 年 12 月 22 日。2022 年 12 月 28 日患者主诉出现上腹部疼痛（疼痛强度评分 7 分）、恶心就诊，无呕吐、食欲缺乏、腹胀、尿少等症状，血液学检查示：血清脂肪酶 204U/L，血清淀粉酶 96U/L；2022 年 12 月 29 日腹部 CT 检查结果示胰腺水肿，诊断为急诊胰腺炎（考虑与 PD-1 抑制剂使用相关），于 2022 年 12 月 30 日收治入院。给予抗生素（头孢曲松钠）、抑酸（雷贝拉唑钠）、抑酶（乌司他丁）以及注射用生长抑素治疗，对症治疗后患者症状好转，2023 年 1 月 4 日出院。2023 年 1 月 10 日查血清脂肪酶和淀粉酶恢复正常；2023 年 2 月 6 日查腹盆 CT 示胰腺水肿好转，血清脂肪酶和淀粉酶均正常。

（一）毒性的判断与分级

1. 实验室检查结果

（1）生化：血清淀粉酶 96U/L，血清脂肪酶 204U/L（>3 倍 ULN）；空腹血糖 5.25~6.88mmol/L；肝肾功能、电解质结果无异常。

（2）血常规：白细胞、血小板结果无明显异常，Hb 110~115g/L。

（3）营养指标：白蛋白和前白蛋白均正常。

（4）甲状腺功能：甲状腺功能指标无异常。

2. 影像学检查　腹部 CT 结果提示胰腺水肿，提示急性胰腺炎。

3. 症状表现　患者使用 ICI 联合治疗后 5~6 周出现重度腹痛、恶心等临床表现。

4. 毒性的判断和分级　根据影像学检查结果，结合实验室检查结果及患者临床表现，排除其他病因，判断患者为 G2ICI 治疗相关胰腺毒性（急性胰腺炎）。

（二）治疗

1. 液体治疗　早期液体治疗可有效改善组织灌注，确诊急性胰腺炎后遵医嘱即刻给予静脉水化治疗。乳酸钠林格注射液和生理盐水可作为液体治疗首选，早期按照 5~10mL/（kg·h）的速度给予液体治疗，根据患者的血流动力学指标和尿量动态调整患者的补液速度，警惕液体负荷过重引发的组织水肿和器官功能障碍。

2. 营养支持　禁食水期间给予肠外营养,逐渐恢复肠内营养,根据患者胃肠道耐受情况给予流质饮食、半流饮食、软食,提供肠内营养制剂补充,保证患者营养摄入。

3. 药物治疗

(1)注射用生长抑素:生长抑素能够抑制胰腺内、外分泌功能、降低胰酶活性,减少胰腺负担,减少胰腺组织的损伤;同时它能够减少胃酸分泌,缓解胃肠道症状。

(2)抑酸药物:使用 PPIs(雷贝拉唑钠)抑制胃酸分泌,减轻消化道症状;同时也有助于减轻胰腺负担。

(3)乌司他丁:一种能抑制多种蛋白水解酶活力的糖蛋白,具有抑制胰蛋白酶等各种胰酶活性的作用,能够减轻胰腺损伤。

(4)抗生素:急性胰腺炎如出现可疑或确诊胰周或胰外(胆道系统、肺部、泌尿系统等)感染,经验性使用抗生素(头孢曲松钠),同时进行体液培养,根据细菌培养以及药物敏感性实验结果调整药物种类。

(三)护理

1. 病情监测　药物治疗期间做好病情监测:①密切监测患者生命体征,包括体温、脉率、呼吸、血压和疼痛;②关注患者腹部体征,有无腹部压痛、反跳痛等;③遵医嘱动态监测血清脂肪酶和淀粉酶的变化;④准确记录 24h 出入量,监测电解质,保持出入量平衡,避免水、电解质紊乱;⑤患者既往有糖尿病,生长抑素对胰腺分泌功能的影响也会造成血糖波动。监测患者空腹、进食后 2h 以及睡前血糖水平,根据血糖水平调整降糖药物,避免血糖过高或过低。

2. 症状护理

(1)疼痛护理:每日评估患者疼痛的部位、性质和强度,遵医嘱给予患者镇痛药物,评估用药后疼痛缓解程度及用药后不良反应。

(2)恶心、呕吐护理:当患者出现恶心、呕吐明显时,评估恶心、呕吐分级,并给予以下护理措施。①禁食水,抬高床头至少 30°,避免误吸,必要时停留胃肠减压;②详细记录患者恶心、呕吐的频率、持续时间,呕吐物的性质、量、颜色,以及是否含有胆汁或血液;③评估患者的腹痛、腹胀等其他相关症状,以及这些症状对恶心、呕吐的影响;④协助患者取半卧位或侧卧位,减少胃内容物反流,减轻恶心、呕吐;⑤保持病房环境整洁、安静、空气流通、温湿度适宜,避免强烈气味和刺激性气味;⑥按医嘱给予缓解恶心的药物,如昂丹司琼、甲氧氯普胺等;⑦观察药物效果,记录患者对药物的反应,及时调整用药方案。

3. 饮食和运动指导

(1)饮食指导:急性期禁食水,给予肠外营养支持,逐步过渡至经口进食,指导患者进食低脂流食开始,逐步过渡为半流质饮食、软食、普食。恢复期逐渐增加营养摄入,但需控制脂肪和蛋白质的摄入,以减少胰腺的负担。适量摄入碳水化合物,如米饭、面条、燕麦等,但避免高糖食物,防止血糖波动。同时注意补充充足的维生素和矿物质,如蔬菜、水果和豆制品等。少量多餐,避免一次性进食过多,减轻胰腺负担。

(2)运动指导:评估患者的体力和心肺功能,确定适宜的运动强度。住院期间可进行低强度有氧运动,如缓慢步行、坐位和站立体操;根据患者的恢复阶段和个体情况逐步增加运动量和强度。在运动过程中,需密切监测患者的反应,确保安全。

4. 用药护理　遵医嘱给予药物治疗,患者使用的药物种类较多,静脉输注不同药物之间要使用生理盐水冲洗输液管路,避免发生配伍禁忌。告知患者药物的作用以及常见不良反应。

（1）注射用生长抑素：生长抑素通过抑制多种激素的分泌（如生长激素、胰岛素、胰高血糖素等）达到抑制胃酸分泌、减缓胃肠蠕动、减少胰腺分泌等目标。给药途径为静脉持续12h泵入。该药品常见的不良反应有胃肠道反应，如恶心、呕吐、腹痛、腹胀等，以及血糖波动。使用时注意观察患者胃肠道反应程度，以及监测血糖水平，避免血糖波动。

（2）乌司他丁：属蛋白酶抑制剂，具有抑制胰蛋白酶等各种胰酶活性的作用，用于急性胰腺炎的治疗。给药方式为静脉滴注。该药品偶见过敏，用药前仔细评估患者过敏史，包括药物过敏史和食物过敏史，以及是否为过敏体质，尤其是对蛋白类药物的过敏史。

【案例小结】本案例介绍了一例肾癌肺转移同时合并高血压、糖尿病的患者，使用靶向联合免疫治疗后出现免疫相关性胰腺炎的治疗及护理过程。该案例提示：① ICI治疗相关胰腺炎的主要护理目标是做好病情监测，控制合并症，预防并发症，除了关注患者生命体征和腹部体征，尤其注意动态监测血清脂肪酶和淀粉酶的变化；②该患者联合用药种类较多，需做好患者用药管理；③针对肿瘤、糖尿病、高血压和胰腺炎等共病情况，制定并指导落实低脂、低糖、低盐、高纤维、易消化的饮食方案和适度的运动计划。

第六节　免疫检查点抑制剂治疗相关肺毒性

导入案例与思考

吴某，男，57岁，诊断为右肺中分化鳞癌。2017年10月13日至2018年1月30日行"PD-1抑制剂 + 紫杉醇 + 卡铂"方案6个疗程治疗后，予PD-1抑制剂单药维持治疗。患者在2018年6月20日完成第10个疗程维持治疗后，胸部CT检查示双肺多发渗出影，患者无明显呼吸系统相关症状。2018年7月13日复查胸部CT示：双肺新发病灶较前明显，于2018年7月14日急诊收治入院。入院评估：体温36.8℃，脉率85次/min，血压113/72mmHg，呼吸频率20次/min，血氧饱和度为95%；动脉血气结果示氧分压为68mmHg；患者咳嗽明显，咳黄痰，未伴发热、呼吸困难等症状。

请思考：

1. 导致患者此次急诊入院的可能问题是什么？

2. 患者的问题处于哪一级别？判断的依据有哪些？

3. 针对此类问题，相应的护理措施有哪些？

一、免疫检查点抑制剂治疗相关肺毒性及其分级

ICI治疗相关肺毒性又称免疫相关性肺炎（checkpoint inhibitor pneumonitis, CIP），是指患者在接受ICI治疗后，临床除外新的肺部感染或肿瘤进展等情况下，出现呼吸困难和/或其他呼吸症状、体征（包括咳嗽、咳痰和活动后气短等），胸部影像学出现新的浸润影。其临床表现具有非特异性，病程上可以表现为暴发性、急性、亚急性、慢性以及隐匿性等。CIP是一种罕见但有致命威胁的irAE，在PD-1/PD-L1抑制剂导致的死亡事件中占35%。研究显示其发生率为3%-6%，其中非小细胞肺癌患者CIP的发生率可能高于其他类型肿瘤患者。CIP可能发生在治疗的任何阶段，中位发生时间在2.8个月，在使用ICI治疗后的6个月内需提高警惕。其高危人群包括既往有肺部基础疾病史（慢性阻塞性肺疾病、肺结核等）、

鳞癌、既往有胸部放疗史、肺间质病变、接受联合方案治疗的患者或目前存在活动性感染的患者。此外，高龄、吸烟史、基础肺功能下降、肺手术史等因素也可能与CIP的发生相关。约1/3的患者可无任何症状，仅有影像学表现；约50%以上的CIP患者可同时或先后合并其他脏器系统的irAE。CIP根据严重程度分为4级，具体分级及表现见表4-6-1。

表 4-6-1 肺毒性（免疫相关性肺炎）的分级及表现

分级	表现
G1	无症状；影像学（CT）局限于单个肺叶或<25%的肺实质
G2	出现新的症状或症状恶化，包括呼吸短促、咳嗽、胸痛、发热和缺氧；影像学（CT）涉及多个肺叶且达到25%~50%的肺实质，影响日常生活，需要药物干预
G3	严重的新发症状，影像学（CT）累及所有肺叶或>50%肺实质，个人自理性日常生活活动受限，需吸氧，需住院治疗
G4	危及生命的呼吸困难、急性呼吸窘迫综合征，需要插管等紧急干预措施

二、免疫检查点抑制剂治疗相关肺毒性的护理

ICI治疗相关肺毒性护理的总体原则包括加强评估，做好症状护理，遵医嘱启用药物治疗并执行用药后的观察，加强健康教育及心理护理。

（一）全面评估

1. 危险因素评估　在患者使用ICI前应详细了解患者的既往病史及治疗史，评估是否存在CIP的高危因素。

2. 认知评估　评估患者和照顾者对肺毒性的表现及应对措施的认知程度，从而有针对性地提供健康教育。

3. 症状评估　每日监测患者生命体征和血氧饱和度，评估患者有无体温及血氧饱和度变化，观察患者有无吸气不足、呼吸费力等呼吸困难的表现；评估患者有无新发咳嗽或咳嗽加重、胸痛；针对高危人群还应重点关注呼吸频率，尤其是没有明确诱因、排除活动和饮食等因素影响、较基线水平明显升高的呼吸频率。

（二）症状护理

1. 发热　是CIP患者最常见的临床表现之一，应密切观察和记录患者体温变化。多数患者为低热，自身临床症状较轻，给予物理降温、适当增加饮水或补液治疗；部分患者持续高热，体温高于38.5℃时，遵医嘱使用退热药物、静脉补液，同时给予温水擦浴、冰袋冷敷处理，及时更换汗湿的衣物。

2. 呼吸困难　因CIP患者多数为肺间质性病变，呼吸困难较为常见。给予患者半卧位，病情严重者需绝对卧床休息，减少氧耗；常规给予1~2L/min低流量吸氧即可改善症状，如患者为中重度CIP，需给予3~5L/min或>5L/min的中、高流量吸氧，并监测血氧饱和度，维持患者血氧饱和度在90%以上，以保证各脏器供氧，如有异常及时通知医生。注意观察患者呼吸困难是否合并嗜睡、精神错乱或心悸、头晕等相关症状，结合血气分析结果判断患者是否出现呼吸性酸中毒或碱中毒。呼吸性酸中毒患者应避免给予高浓度氧气，以防抑制呼吸中枢，同时密切观察呼吸状态，及时调整氧疗方案。呼吸性酸中毒患者避免过高流量的氧气吸入，以免加重过度通气，在吸氧的同时积极治疗导致过度通气的原发病，如缓解紧张情绪、控制疼痛等。

3. 咳嗽及咳痰 遵医嘱予化痰、镇咳药物口服或雾化吸入治疗,指导患者适当饮水、深呼吸,有效咳嗽、拍背、排痰,必要时遵医嘱予以吸痰。出现浓痰及时提醒医生,指导患者正确留取痰培养标本,必要时遵医嘱使用敏感抗生素。部分患者夜间咳嗽严重,影响睡眠,须及时告知医生,给予对症处理。

4. 胸痛 部分 CIP 患者表现为轻度闷痛,仅有少数患者有较明显胸痛。每日评估患者疼痛部位、性质及程度,必要时遵医嘱给予药物镇痛处理,加强患者的安抚,减少患者烦躁,避免不必要的氧耗。

（三）肺毒性的分级护理

1. G1 毒性护理 指导患者每 2~3d 进行自我症状监测,复查血氧饱和度,每周复诊,跟踪症状变化。指导患者 3~4 周后复查胸部 CT,如影像学检查结果提示好转,可遵医嘱恢复 ICI 治疗并密切随访。

2. G2 毒性护理 在做好相关症状管理的同时,遵医嘱给予静脉输注糖皮质激素药物治疗,必要时加用抗感染药物治疗,并关注患者用药后的毒性转归。

3. G3 或 G4 毒性护理 协助医生进行呼吸科或感染科的会诊或转诊,尽量保持两条静脉通路,做好抢救准备。遵医嘱给予大剂量糖皮质激素治疗,必要时行肺通气治疗。用药后无明显改善的患者,联合使用英夫利昔单抗或吗替麦考酚酯及免疫球蛋白等其他免疫抑制剂药物,密切关注患者用药后的毒性转归。

（四）用药护理

糖皮质激素作为治疗 ICI 治疗相关肺毒性的主要药物,可能会带来一系列不良反应,需密切观察患者用药后的不良反应(详见第三章)。

（五）呼吸功能锻炼

住院期间可指导患者通过缩唇呼吸、腹式呼吸、扩胸运动、放松运动、呼吸体操、呼吸训练器和改变体位等方式进行呼吸功能锻炼,并在出院后继续进行。

（六）饮食与活动

指导患者适当增加高蛋白及高热量食物。协助患者床旁活动,活动强度应该由弱逐渐增强,循序渐进,逐渐增加活动次数及活动时间,以不感到疲乏为度。

（七）健康教育

用药前根据患者使用药物的情况做好针对性的健康教育,有吸烟史的患者指导其戒烟,老年、既往有肺部基础疾病、肺部放疗史等患者为 CIP 高危人群,应当密切关注,告知患者在 ICI 治疗期间出现任何肺部症状或症状加重,及时到医院就诊。由于 CIP 患者在早期往往无症状或症状不典型,仅有影像学改变,因此需向患者宣教用药后按时复查的必要性。

三、免疫检查点抑制剂治疗相关肺毒性的案例分享

吴某,男,57 岁,诊断为右肺中分化鳞癌。2017 年 10 月 13 日至 2018 年 1 月 30 日完成 "PD-1 抑制剂 + 紫杉醇 + 卡铂"方案 6 个疗程治疗,第 2、4、6 疗程的疗效评价均为部分缓解,后予 PD-1 抑制剂单药免疫维持治疗。2018 年 6 月 20 日在完成第 10 个疗程维持治疗后,胸部 CT 复查示双肺多发渗出影,考虑药物性肺损伤,患者无明显症状。2018 年 6 月 29 日完善心电图、肺功能、CRP、降钙素原(procalcitonin,PCT)、真菌 - 葡聚糖检测等相关检查,结果均未见异常,建议 2 周后复查胸部 CT。2018 年 7 月 13 日胸部 CT 示双肺渗出影较前明显增加,考虑免疫相关性肺炎加重,患者出现咳嗽明显、咳黄痰等症状,并出现动脉血氧

分压降低,立即急诊收治入院。经过积极的治疗与护理,患者于 2018 年 7 月 24 日肺毒性转归良好,顺利出院。

（一）毒性的判断与分级

1. 影像学检查 患者 2018 年 6 月 20 日胸部 CT 结果示双肺多发渗出影（图 4-6-1）,面积小于 25%,患者无明显症状,实验室检查结果未见异常,排除其他原因引起的感染,考虑为 G1 免疫相关性肺炎。7 月 13 日复查胸部 CT 结果示双肺渗出影较前明显增加（图 4-6-2）,面积小于 50%,患者出现咳嗽、咳痰等症状,诊断为 G2 免疫相关性肺炎。

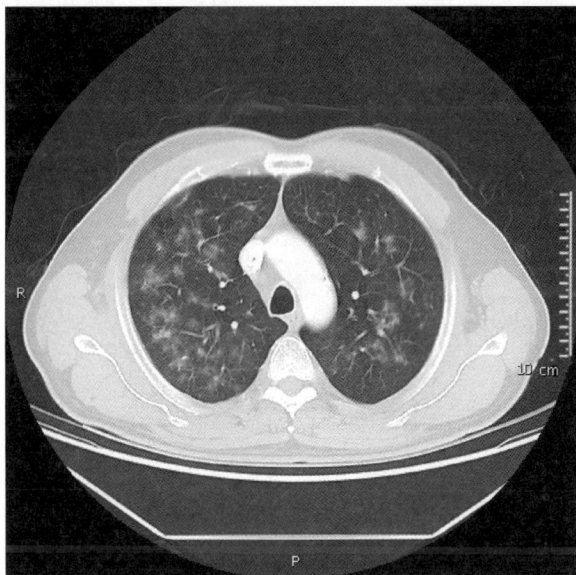

图 4-6-1 2018 年 6 月 20 日胸部 CT 影像
双肺多发渗出影,面积小于 25%。

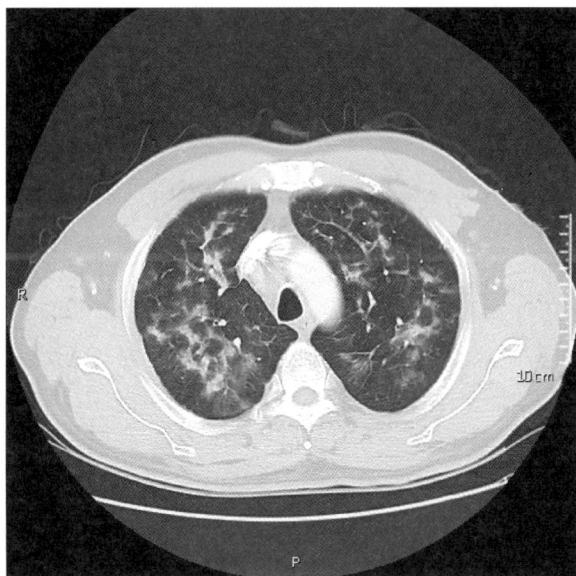

图 4-6-2 2018 年 7 月 13 日胸部 CT 影像
双肺渗出影较前明显增加,面积小于 50%。

2. 实验室检查

（1）血常规：白细胞计数及中性粒细胞计数无明显异常。

（2）感染相关指标：CRP 24.9mg/L（升高），血培养阴性，真菌 - 葡聚糖检测阴性。

（二）治疗

1. 糖皮质激素　根据分级管理原则，在入院诊断为 G2 肺毒性后，按照 2mg/（kg·d）给予静脉输注甲泼尼龙 140mg，后根据患者症状及胸部 CT 的复查结果动态调整甲泼尼龙剂量，48h 后调整为甲泼尼龙 80mg，96h 后调整为甲泼尼龙 40mg，并持续输注 1 周。入院后第 11 天患者双肺渗出影较前明显减少，密度变浅。遵医嘱转换为每日口服醋酸泼尼松 50mg 后出院，1 周后逐渐减量。

2. 抗感染药物　遵医嘱静脉使用抗菌药物。入院后第 10 天复查动脉血气示氧分压 83mmHg（较前升高），咳嗽、咳痰症状明显减轻，停用抗菌药物。

3. 止咳化痰药物　入院时咳嗽、咳痰症状明显，遵医嘱予止咳化痰药物静脉输注及雾化吸入。

4. 胃黏膜保护剂　为预防大剂量甲泼尼龙引起的胃肠道反应，静脉滴注时先给予胃黏膜保护剂，再输注甲泼尼龙。

5. 其他　为预防糖皮质激素引起的骨质疏松，给予口服钙剂及维生素 D 治疗。

（三）护理

1. 病情监测　密切监测患者生命体征及血氧饱和度，保持呼吸道通畅，观察患者有无口唇发绀及喘憋情况，关注患者精神状态及意识变化，必要时遵医嘱行动脉血气分析；定期监测患者血常规、肝肾功能等，以便及时发现可能的并发症。

2. 咳嗽咳痰的护理　持续给予 3~5L/min 氧气吸入，向患者和照顾者讲解吸氧的注意事项；定时给予雾化吸入，鼓励患者有效咳嗽，协助其翻身拍背，促进痰液排出；保持室内空气湿润，有助于痰液稀释；指导患者咳嗽剧烈时避免进食，以免引起呛咳与窒息。

3. 饮食指导　提供高热量、高蛋白、高维生素且易消化的食物，避免食用辛辣、刺激性和易产气食物；鼓励患者多饮水，以保持呼吸道湿润。该患者在使用糖皮质激素治疗期间血糖控制不佳，给予定时监测血糖及饮食相关指导，必要时遵医嘱给予对症降糖治疗。

4. 运动指导　根据患者的病情和体力状况，制订个性化的运动计划。在病情允许时，进行适度的床边活动或散步等低强度运动；避免剧烈运动，防止加重呼吸困难等症状；运动时注意循序渐进，避免过度劳累。

【案例小结】本案例介绍了一例肺癌患者接受 ICI 后 35~36 周出现肺毒性的治疗及护理过程。通过影像学检查和实验室检查，患者肺毒性分级判断为 G2 级。通过积极治疗与护理，患者肺毒性转归良好并顺利出院。该案例提示：①对于接受 ICI 治疗的患者，应高度重视治疗期间的胸部影像学检查结果，即使患者无症状，一旦发现影像学异常，也需加强观察和随访；②明确 ICI 治疗相关肺毒性分级后，护理要紧密配合治疗方案，尤其在糖皮质激素使用过程中，严格按照医嘱调整剂量，密切观察患者反应；同时做好氧疗和感染预防护理，在使用抗感染药物期间，密切观察症状改善情况，及时根据复查结果调整用药。

第七节　免疫检查点抑制剂治疗相关骨关节与肌毒性

> **导入案例与思考**
>
> 　　李某，男，72 岁，2021 年 1 月 28 日确诊胃癌。2021 年 2 月 7 日行根治性远端胃大部分切除术，术后行"奥沙利铂＋替吉奥"化疗 1 个疗程。2021 年 5 月 8 日和 5 月 29 日行 2 个疗程 PD-1 抑制剂单药治疗。2021 年 6 月 6 日患者无诱因出现疲乏、四肢肌肉无力，双眼睑下垂、眼睛呈微睁状态，咳嗽，白色黏痰不易咳出，无心悸、胸闷，影响日常生活活动，于 2021 年 6 月 9 日急诊入院。入院评估：体温 36.2℃，脉率 88 次 /min，呼吸频率 20 次 /min；血压 110/74mmHg，体重 60kg。血液学检查结果：AST 567IU/L，乳酸脱氢酶 1 433IU/L，肌酸激酶 11 413IU/L，超敏肌钙蛋白 1.10ng/mL，NT-proBNP 722pg/mL。
>
> 　　请思考：
>
> 　　1. 导致患者此次急诊入院的主要问题是什么？
>
> 　　2. 患者的问题处于哪一级别？判断的依据有哪些？
>
> 　　3. 针对此类问题，相应的护理措施有哪些？

一、免疫检查点抑制剂治疗相关骨关节与肌毒性及其分级

　　ICI 治疗相关骨关节与肌毒性包括炎性关节炎、肌炎和肌痛。

　　1. 炎性关节炎（inflammatory arthritis，IA）　发生率为 1%~43%，主要表现为关节疼痛，最多见的为骨关节和 / 或肌肉类风湿样改变，大小关节均可累及，可致关节畸形和功能丧失。

　　2. 肌炎　发生率为 0.6%~1.6%，多见于 70 岁以上的老年男性，轻重程度不一，部分患者可无明显的肌痛及肌无力症状，仅实验室检查发现血清肌酸激酶（creatine kinase，CK）增高；部分患者自近端肢体开始，站立、上臂抬举、活动受限，严重者还可出现眼肌受累，其中上眼睑下垂最常见，部分患者可伴复视或视物模糊，肌炎可有暴发性坏死情况，包括横纹肌溶解累及心肌而危及生命。

　　3. 肌痛　发生率为 2%~20%，主要见于年龄>50 岁的女性，典型表现为肩部和盆腔肢带肌疼痛及僵硬，可有疲乏、低热等表现，从使用 ICI 到发生肌痛的中位时间为 60d。

　　PD-1/PD-L1 抑制剂、CTLA-4 抑制剂均可出现 ICI 治疗相关骨关节与肌毒性，发生的危险因素包括类风湿病史、神经性疾病史。临床常见的骨关节与肌毒性的分级及表现见表 4-7-1。

表 4-7-1　骨关节与肌毒性的分级及表现

骨关节与肌毒性	分级表现			
	G1	G2	G3	G4
炎性关节炎	轻度疼痛伴炎症症状（关节僵硬，通过运动或加温可改善），红斑，关节肿胀	中度疼痛伴炎症改变，红斑，关节肿胀；影响工具性日常生活活动	重度伴有炎症表现的剧痛，皮肤红疹或关节肿胀；不可逆的关节损伤；残疾；自理日常生活活动受限	

骨关节与肌毒性	分级表现			
	G1	G2	G3	G4
肌炎	轻度无力,伴或不伴疼痛	中度无力,伴或不伴疼痛,影响年龄相当的使用工具性日常生活活动	重度无力,伴或不伴疼痛,影响自理日常生活活动	
肌痛	轻度僵硬、疼痛	中度僵硬、疼痛,影响年龄相当的使用工具性日常生活活动	重度僵硬疼痛,影响自理日常生活活动	

二、免疫检查点抑制剂治疗相关骨关节与肌毒性的护理

ICI 相关骨关节与肌毒性护理要点包括全面评估与识别、用药护理、肌力锻炼、安全护理、舒适护理,根据毒性的分级进行护理,加强健康指导及心理护理。

(一)评估与识别

1. 实验室检查结果　抗核抗体、类风湿因子、血沉、CRP、CK、醛缩酶等。

2. 进行工具性日常生活活动和自理性日常生活活动能力(ADL)评估。

3. 疼痛强度　使用简明疼痛评估量表(biref pain inventory,BPI)对疼痛进行全面评估,包括疼痛的病因、病史、部位、强度、诱发和缓解的因素以及对患者生活质量的影响等。

4. 肌力评估　肌力是患者主动运动时肌肉收缩的力量。检查肌力主要采用两种方法:①嘱患者随意活动各关节,观察活动的速度、幅度和耐久度,并施以阻力与其对抗;②让患者维持某种姿势,检查者施力使其改变。肌力的评估采用 0~5 级共 6 级肌力记录法(表 4-7-2)。肌力异常不仅标志着肌肉本身的功能异常,往往提示支配该肌肉的神经功能异常,在评估肌力的同时应检查腱反射是否亢进、减退或消失,有无病理反射。

表 4-7-2　肌力的分级

分级	临床表现
0级	完全瘫痪,肌肉无收缩
1级	肌肉可轻微收缩,但不能产生动作
2级	肢体能在床面移动,但不能抵抗自身重力,即无力抬起
3级	肢体能抵抗重力离开床面,但不能抵抗阻力
4级	肢体能做抗阻力动作,但未达到正常
5级	正常肌力

(二)护理

1. 炎性关节炎的护理

(1)G1 IA 的护理:G1 IA 可遵医嘱继续 ICI 治疗。

1)病情监测:遵医嘱进行血液学指标监测,包括抗核抗体、类风湿因子、抗环瓜氨酸肽抗体、ESR、CRP 等。评估关节周围皮肤有无红斑、凹陷,以此评估关节肿胀的程度,做好记录和交接班。

2）活动与休息：指导患者卧床休息，注意保暖，避免受凉。不要从事重体力劳动和剧烈运动。

3）疼痛护理：评估患者疼痛的部位、性质和强度。通过湿热敷减轻疼痛，具体方法为，使用 40~45℃的湿热毛巾或暖水袋进行局部热敷，每次 15~20min，每 3~5min 更换一次毛巾以保持温度，每日 3 次。热敷过程中要注意观察患者的状态和皮肤颜色有无异常，以免发生烫伤。

4）用药护理：常使用对乙酰氨基酚或 NSAIDs 镇痛处理，服药期间关注有无恶心、呕吐、食欲不佳等消化系统症状及肝肾功能异常。如果疼痛未能有效缓解，遵医嘱正确使用糖皮质激素。

（2）G2 IA 的护理：按照分级管理原则，G2 IA 可遵医嘱考虑暂停 ICI 治疗，使用对乙酰氨基酚或 NSAIDs 镇痛，使用糖皮质激素改善症状。如症状≥4 周仍不缓解，请风湿科会诊。

1）活动与休息：指导照顾者协助或帮助患者完成工具性日常生活活动，包括食物烹调、洗衣服、服用药物等，必要时协助自理性日常生活活动。

2）关节护理：避免受累关节过度负重，如膝关节和髋关节受累者避免长时间站立、跪位和蹲位，使用护膝、步行器或其他辅助装置。上肢关节受累可利用门把手、手杖等来减轻受累关节负重。

3）运动指导：可在康复治疗师指导下进行缓和的有氧运动，包括关节运动和肌肉运动。

（3）G3 或 G4 IA 的护理：按照分级管理原则，G3 和 G4IA 应遵医嘱暂停或永久停用 ICI 治疗。

1）皮肤护理：在 G1 和 G2 护理的基础上，做好患者的生活护理，满足日常所需，保持床单位及皮肤的清洁，协助患者翻身，预防压力性损伤。

2）用药护理：遵医嘱静脉使用糖皮质激素，必要时协助医生关节腔内注射糖皮质激素。给膝关节、肩关节、踝关节注射时使用 5mL 注射器；肘腕关节使用 2mL 注射器；手足小关节使用 1mL 注射器抽吸药物；缓慢注入关节内，注射完毕后按压穿刺点 5~10min，注射后指导患者卧床休息，避免剧烈活动。遵医嘱正确使用其他免疫抑制剂，如氨甲蝶呤、柳氮磺吡啶或来氟米特等。

2. 肌炎的护理

（1）病情监测：协助进行血液学检查并连续观察指标的变化趋势，如果 CK 和 / 或醛缩酶水平升高并伴有肌力减弱，遵医嘱使用糖皮质激素。严密监测病情变化并指导患者自我监测病情，一旦出现呼吸困难、咀嚼困难、发音困难时及时告知医护人员。

（2）饮食指导：指导患者高维生素、高蛋白饮食，有利于肌力的修复，如蔬菜、水果、蛋、奶、肉类等。

（3）运动指导：轻度肌炎患者，鼓励下床活动，根据自身情况做有氧运动，包括慢跑、快走、打太极等，在运动中要根据个人情况量力而行。对于 G2 和 G3 肌炎，应允许家属陪护，在患者起床、如厕、进食时给予协助。

（4）疼痛护理：评估患者疼痛的部位、性质、强度，遵医嘱指导口服对乙酰氨基酚或 NSAIDs 药物，指导患者饭后服用。

（5）吞咽及呼吸肌受累患者的护理：患者出现进食呛咳、呼吸困难等，应抬高头位，给予患者低流量氧气吸入；指导患者进食时取坐位，不能坐位者取侧卧位，防止误吸；应进易消化的流食或半流食,禁止食用干硬、粗糙的食物,如果影响进食则给予患者留置肠内营养管;呼吸困难症状严重的随时做好气管插管及呼吸机辅助通气准备。

(6)眼肌受累患者的护理:主要表现为眼肌无力、眼睑下垂、复视、视物模糊等,指导患者减少看电视手机和阅读的时间;卧床休息;心肌受损时,指导患者卧床休息,限制体力活动。

3. 肌痛的护理 按照分级管理原则:G1,可遵医嘱继续 ICI 治疗;G2,暂停 ICI 治疗直至相关症状得到控制;G3~G4,暂停 ICI 治疗直至相关症状恢复至 G1 水平。

(1)症状评估:评估患者关节部位有无疼痛伴晨起僵硬。

(2)用药护理:遵医嘱指导患者口服对乙酰氨基酚或 NSAIDs 镇痛,饭后服用以减轻胃肠道的不良反应;遵医嘱使用糖皮质激素,同时补充钙和微量元素,以防糖皮质激素导致的不良反应,如骨质疏松、消化道溃疡等。

(3)协助患者进行适当的体育锻炼:急性疼痛期,指导患者卧床休息,疼痛僵硬部位进行局部按摩,以缓解不适。做好患者生活护理,满足患者的日常所需。

（三）健康教育

1. 早期识别 ICI 治疗前向患者和照顾者讲解 ICI 相关骨关节与肌毒性的临床表现,指导患者出现关节疼痛、全身疲乏、晨起关节僵硬等症状时尽早就医。

2. 安全管理 指导患者一旦发生 ICI 治疗相关骨关节与肌毒性,需在专业人员指导下进行肌力锻炼,安全管理,并嘱照顾者或家属陪伴,防止出现跌倒、坠床等意外伤害事件。

三、免疫检查点抑制剂治疗相关骨关节与肌毒性的案例分享

李某,男,72 岁,2021 年 1 月 28 日确诊胃癌。2021 年 2 月 7 日行根治性远端胃大部分切除术,术后行"奥沙利铂+替吉奥"化疗 1 个疗程。2021 年 5 月 8 日和 5 月 29 日行 2 个疗程 PD-1 抑制剂单药治疗。2021 年 6 月 6 日患者无诱因出现疲乏、四肢肌肉无力、双眼睑下垂、眼睛呈微睁状态,咳嗽,白色黏痰不易咳出,无心悸、胸闷,影响日常生活活动,于 2021 年 6 月 9 日急诊入院。入院时体重 60kg,经辅助检查诊断为"免疫检查点抑制剂相关肌炎(G3~G4)",经过积极的治疗和护理,患者于 2021 年 6 月 20 日毒性转归良好,顺利出院。

（一）毒性的判断与分级

1. 临床症状 患者全身疲乏,四肢肌无力,评估肌力为 2 级,影响走路、沐浴、如厕等日常生活活动,ADL 评分为 60 分;双侧眼睑下垂,眼睛呈微睁状态;咳嗽,白色黏痰不易咳出。

2. 实验室检查结果

(1)血常规:白细胞计数及分类、Hb、血小板计数均无明显异常。

(2)其他:AST 567IU/L(升高),ALT 297IU/L(升高),乳酸脱氢酶 1 433IU/L(升高);CK 11 413IU/L(升高),cTnI 1.10ng/mL(升高);NT-proBNP 722pg/mL(升高);CRP 正常。

3. 判断与分级结果 根据患者临床表现及 ADL 受损程度,结合实验室检查结果,判断为 G3~G4ICI 治疗相关肌炎。

（二）治疗

2021 年 6 月 9 日该患者 ICI 相关肌炎分级为 G3~G4,采用大剂量糖皮质激素免疫抑制治疗,具体为甲泼尼龙 300mg 静脉输注,每日 1 次,同时给予双环醇片、甘草酸二铵肠溶胶囊和艾司奥美拉唑钠等药物进行保肝、护胃治疗,使用生理盐水雾化吸入促进排痰。2021

年 6 月 12 日患者四肢肌力由 2 级转为 3 级,眼睛呈半睁状态,咳嗽减轻,白色黏痰易咳出,将甲泼尼龙的剂量降至 140mg。2021 年 6 月 15 日,患者肌力为 4 级,将甲泼尼龙的剂量减至 70mg。2021 年 6 月 20 日患者全身疲乏缓解,肌力 5 级,双上眼睑无力好转,视力不受影响。同时,ADL 评分 95 分。血液学检查:CK 584IU/L,AST 44IU/L,ALT 35IU/L,转归良好,顺利出院。出院时,予醋酸泼尼松口服,初始剂量为每天 60mg(即 12 片),每 3 天减少 5mg,直到减至每天 10mg 时,改为每周减少 5mg,直至停药。

（三）护理

1. 眼睑下垂的护理　每日用生理盐水棉球给患者擦拭眼睛,关注局部有无红、肿、热、痛,指导患者卧床休息,闭目养神,减少看电视、手机等电子产品和阅读的时间,多听广播、音乐等自己喜欢的有声读物来分散注意力。

2. 肌力锻炼　每日晨起评估患者肌力水平,指导患者卧床休息,每天做两次关节以及肌肉的被动运动,帮助患者做伸展运动、屈腿运动、抬腿运动、关节运动等,防止肌肉萎缩。

3. 跌倒和坠床的预防　对患者加强安全防护,如床边上床挡,防止坠床、跌倒。急性期出现四肢肌无力、双眼睑下垂影响活动时,严格限制下床,进行床上被动锻炼;恢复期患者活动时应该谨慎,走动时要站稳后再起步,身旁要有人搀扶,防止跌倒。

4. 排痰困难的护理　患者痰液黏稠,无力咳出,指导患者多饮水,协助其翻身,给予雾化、拍背,并指导患者掌握有效咳嗽的技巧。关注痰液的颜色、量和性状,备好吸痰设备,必要时吸痰。

5. 并发症的预防　给予患者双下肢循环驱动治疗,防止深静脉血栓。在骨突处使用减压敷料,防止压力性损伤。

【案例小结】本案例介绍了一例胃癌患者使用两次 ICI 后出现"免疫检查点抑制剂治疗相关肌炎"的治疗及护理全过程。患者第二次用药后 8d 无诱因出现肌力下降,结合实验室检查结果,判断为免疫检查点抑制剂相关肌炎(G3~G4),经过 12d 的住院治疗和护理,症状得到缓解。该案例提示:①ICI 治疗期间定期评估肌力水平,早期出现肌肉无力可能是 ICI 治疗相关肌炎的早期症状,护士应保持警惕意识,加强对使用 ICI 治疗患者的健康教育和随访;②诊断为 ICI 治疗相关肌炎的患者,应及时、快速落实药物和非药物处理措施,早期给予功能锻炼和药物干预,做好生活护理及安全管理;③关注糖皮质激素引发的不良反应及患者的心理感受,该患者糖皮质激素减量时间为 8~9 周,院外关注患者是否遵医嘱逐渐进行激素减量直至停药。

第五章
其他免疫检查点抑制剂治疗相关毒性及其护理

除常见免疫检查点抑制剂（immune checkpoint inhibitor，ICI）治疗相关毒性外，其他 irAE 的发生率相对较低，但各种毒性的鉴别诊断方式、严重程度及对患者的影响程度具有差异性。本章将围绕 ICI 治疗相关神经毒性、血液毒性、肾毒性、心血管毒性等的临床表现、分级及其护理进行介绍。

第一节　免疫检查点抑制剂治疗相关神经毒性

导入案例与思考

莫某，男，59 岁，诊断为右肺小细胞肺癌（cT$_{1b}$N$_3$M$_{1a}$）Ⅳ 期（广泛期）。已行 16 个疗程"PD-1 抑制剂 + 索凡替尼 + 依托泊苷 + 顺铂"治疗。2023 年 6 月 15 日开始予"PD-1 抑制剂 + 临床试验用药（一款靶向减少 Treg 细胞的单克隆抗体）"治疗，患者第 1 疗程治疗 1 周后双手出现散在皮疹伴瘙痒（G1），后续治疗中皮疹持续存在。2023 年 9 月 25 日完成第 5 个疗程治疗，因 G3 皮疹于 10 月 18 日行甲泼尼龙 80mg 静脉治疗后皮疹好转。10 月 21 日患者出现口齿不清、双下肢无力；11 月 1 日起四肢无力、讲话不清、步态不稳情况加重，不能独立行走，出行需坐轮椅，ECOG 评分 3 分。2023 年 11 月 2 日于神经科就诊后入院。入院生命体征正常，体格检查示：右视可见眼震，四肢肌力基本正常，双手指鼻不准，站立不稳，龙贝格征（Romberg sign）不能完成。

请思考：

1. 导致患者此次住院的主要问题是什么？

2. 患者的问题处于哪一级别？判断的依据有哪些？

3. 针对此类问题，相应的护理措施有哪些？

一、免疫检查点抑制剂治疗相关神经毒性及其分级

神经毒性是 ICI 治疗少见毒性之一，不同治疗方式的整体发生率由高到低依次为免疫联合治疗、PD-1/PD-L1 检查点抑制剂、CTLA-4 检查点抑制剂。大多数神经毒性为 1~2 级非特异性症状，3~4 级及以上神经系统毒性发生率低于 1%，中位发生时间 6 周。临床可见的神经毒性包括重症肌无力（myasthenia gravis，MG）、吉兰 - 巴雷综合征（Guillain-Barré syndrome，GBS）、周围神经病变、无菌性脑膜炎（aseptic meningitis）、脑炎（encephalitis）和脱髓鞘病变；以重症肌无力报道例数最多，死亡率为 33.6%。神经毒性需与其他病因导致的中枢和周围神经系统病变相鉴别，包括肿瘤进展、中枢神经系统转移、感染、脑血管病、糖尿病

神经病变或代谢性因素（维生素 B_{12} 缺乏、代谢性肌炎）等。其分级及表现见表 5-1-1。

表 5-1-1　神经毒性的分级及表现

神经毒性	分级表现			
	G1	G2	G3	G4
重症肌无力	无	MG 严重程度评分 1~2 级，症状影响日常生活活动	MG 严重程度评分 3~4 级，生活不能自理，日常生活需要帮助，并可能危及生命	
吉兰 - 巴雷综合征	无	中度，影响工具性日常生活活动	重度，自我保护能力受限，需要帮助	危及生命，需要紧急治疗
周围神经病变	轻度，无症状和功能障碍	中度，影响工具性日常生活活动	重度，生活不能自理，日常生活需要帮助，严重者可能为吉兰 - 巴雷综合征，应按相应诊断进行处理	
无菌性脑膜炎	轻度，无脑神经症状，不影响工具性日常生活活动	中度，影响工具性日常生活活动	重度，生活不能自理，日常生活需要帮助	危及生命，需要紧急治疗
脑炎	轻度，无脑神经症状，不影响工具性日常生活活动	中度，影响工具性日常生活活动	重度，生活不能自理，日常生活需要帮助	危及生命，需要紧急治疗
脱髓鞘病变	轻度，无脑神经症状，不影响工具性日常生活活动	中度，影响工具性日常生活活动	重度，生活不能自理，日常生活需要帮助	危及生命，需要紧急治疗

注：其中，重症肌无力、吉兰 - 巴雷综合征的分级从 G2 开始。

（一）重症肌无力

MG 可累及全身骨骼肌，表现为由近端发展至远端的进行性或波动性肌无力，感觉正常。眼外肌最易受累，表现为对称或非对称性上睑下垂（图 5-1-1）和 / 或双眼复视，是 MG 最常见的首发症状。面肌受累可致眼睑闭合无力、鼓腮漏气、鼻唇沟变浅、苦笑或呈肌病面容；咽喉肌受累可出现构音障碍、吞咽困难、鼻音、饮水呛咳及声音嘶哑等；颈肌受累可出现抬头困难或不能；呼吸肌无力可致呼吸困难。肌无力常从一组肌群开始逐渐累及其他肌群，直到全身肌无力。此外，重症肌无力危象指呼吸肌受累时出现咳嗽无力、呼吸困难，严重时需要呼吸机辅助通气，是致死的主要原因。

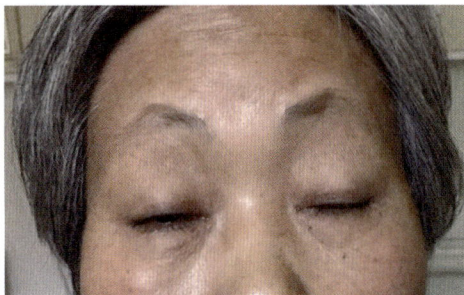

图 5-1-1　重症肌无力致对称性上眼睑下垂

（二）吉兰 - 巴雷综合征

GBS 是一类急性炎性周围神经病，表现为多发神经根及周围神经损害，首发症状多为肢体对称性弛缓性无力，自远端向近端发展或自近端向远端加重，常由下肢开始逐渐累及躯干肌、脑神经，严重时可发生肋间肌及膈肌等呼吸肌麻痹，四肢腱反射常减弱。其中，感觉障碍包括肢体感觉异常，如烧灼感、麻木、刺痛和不适感，可先于或与运动症状同时出现；感觉缺失或减退相对较轻，呈手套袜子样分布，少数患者肌肉可有压痛，以腓肠肌压痛较常见。脑神经损害以双侧周围性面瘫常见，部分患者以脑神经损害为首发症状就诊，偶见视盘水肿。自主神经症状表现为多汗、皮肤潮红、手足肿胀及营养障碍，严重时可有心动过速、直立性低血压，直肠和膀胱括约肌功能多无影响。

（三）周围神经病变

周围神经是指除嗅、视神经以外的脑神经、脊神经和自主神经及其神经节，从功能上分为感觉传入和运动传出两部分。自主神经由交感和副交感神经组成，主要调节内脏、血管、平滑肌及腺体的活动和分泌。按照累及的神经分布形式分为单神经病、多发性单神经病、多发性神经病等；按照症状分为感觉性、运动性、混合性、自主神经性等。感觉障碍和运动障碍是周围神经病变特有的症状和体征，前者主要表现为感觉缺失、感觉异常、疼痛、感觉性共性失调，后者包括运动神经刺激导致的异常兴奋（表现为肌束震颤、肌纤维颤搐、痛性痉挛等）和麻痹症状（肌力减退或丧失、肌萎缩）；常伴有腱反射减弱或消失。自主神经受损常表现为无汗、竖毛障碍及直立性低血压，严重者可出现无泪、无涎、阳痿及膀胱直肠功能障碍。

（四）无菌性脑膜炎

无菌性脑膜炎又称浆液性脑膜炎、淋巴细胞性脑膜炎或病毒性脑膜炎，指由除细菌或真菌以外的致病因子所致的脑膜炎症，主要表现包括头痛、发热、呕吐及颈项强直等脑膜刺激症状。

（五）脑炎

ICI 治疗所致脑炎指自身免疫性脑炎，症状具有多样性和非典型性，主要以头痛、发热、精神错乱、记忆力障碍、嗜睡、幻觉、癫痫发作、颈项强直、精神状态下降、注意力受损和定向障碍等脑病症状。一旦出现症状，需行头颅 MRI 及腰椎穿刺脑脊液细胞学、革兰氏染色、细胞培养，单纯疱疹病毒及其他病毒定性检测，寡克隆带检查，血常规、ESR、CRP，甲状腺功能、甲状腺球蛋白、抗中性粒细胞胞质抗体、病毒血清学等检查（排除细菌、病毒性脑炎及无菌性脑膜炎）。

（六）脱髓鞘病变

脱髓鞘病变包括多发性硬化、横断性脊髓炎、急性播散性脑脊髓炎、视神经炎和神经脊髓炎。横断性脊髓炎主要表现为截瘫、尿潴留及下肢感觉异常。

二、免疫检查点抑制剂治疗相关神经毒性的护理

ICI 治疗相关神经毒性的护理重点包括加强评估与监测，落实用药护理、患者安全护理、功能障碍护理，关注患者功能康复，以及患者和照护者的心理状态。

（一）评估和监测

1. 识别高危因素　包括使用 ICI 联合治疗方案，已明确出现其他 irAE，有自身免疫性疾病史，如类风湿关节炎、系统性红斑狼疮等。

2. 基线评估　与医生共同落实对患者的基线检查,了解患者神经系统基线检查、脑MRI、肺功能检查、心肌酶谱检测及感染性疾病筛查等结果。

3. 症状监测　神经毒性早期多为神经系统非特异性症状,容易被忽视,应实施基于症状的毒性定期评估、早期识别和预警策略。对于患者的头痛、畏光、肌无力、眼睑下垂、视物模糊、光过敏、意识状态改变、感觉异常、颈部僵硬、气短等问题保持高度警惕,第一时间告知医生,注意观察吞咽、运动及感觉方面的病情发展,动态评估患者日常生活活动能力和生活质量,以及患者和照顾者对神经毒性的认知和自我护理能力。

4. 协助鉴别诊断　配合医生尽早开展多学科会诊或转诊,及早明确诊断并开始治疗,快速安排进行相应的诊断性检查并追踪结果,如脑或脊髓 MRI、脑脊液检查、神经电生理检查,新斯的明试验,乙酰胆碱受体抗体及抗肌肉特异性激酶抗体、ESR、CRP、CK、醛缩酶、肌钙蛋白(troponin)、皮质醇等实验室检查;细胞学、病毒聚合酶链式反应(polymerase chain reaction,PCR)检测等。MG 患者可同时存在肌炎,临床需鉴别。

（二）护理

1. 用药护理

（1）免疫抑制剂:神经毒性常需要大剂量糖皮质激素或联合使用免疫球蛋白(Ig)、利妥昔单抗等其他免疫抑制剂治疗。护理上注意给药方案的准确性和给药的及时性。用药期间注意不良反应的观察和处理用药,做好感染预防,以及激素减量期间的依从性随访。对于MG 患者,应注意糖皮质激素的用量不宜过大,以免诱发肌无力危象。对于免疫抑制剂使用3d 后症状无改善或持续恶化的患者给予血浆置换治疗。

（2）胆碱酯酶抑制剂:MG 患者应严格掌握胆碱酯酶抑制剂用药的剂量和时间,以防用药不足或过量导致肌无力危象或胆碱能危象。推荐的给药方式为口服吡斯的明 30mg/ 次,每天 3 次,可逐渐增加剂量至 120mg/ 次,每天 4 次。如出现恶心、呕吐、腹痛、腹泻、出汗、流涎等不良反应时应立即告知医生。此外,MG 应禁用和慎用可能加重病情的药物,包括应禁用泰利霉素及环丙沙星、莫西沙星、左氧氟沙星等喹诺酮类抗生素;应避免使用新霉素、多黏菌素、巴龙霉素等氨基糖苷及大环内酯类抗生素;慎用 β 受体阻滞剂、他汀类药物、吗啡、地西泮、苯妥英钠、含镁离子药物等。

（3）抗生素和抗病毒药物:考虑无菌性脑膜炎和脑炎的患者,在病原体检测结果出来前可考虑经验性使用抗病毒和抗菌药物治疗。

（4）其他药物:包括镇痛药或相应神经毒性特异性管理药物。

2. 安全护理

（1）安全评估:落实对患者肌力和 ADL 的评估,ADL 可使用 Barthel 指数评定量表评估,辨别运动障碍或感觉障碍的程度和分布;采用临床可用的评估工具评估患者的安全风险,包括跌倒、坠床、吞咽功能障碍、压力性损伤、静脉血栓栓塞症等。

（2）安全教育:在安全评估的基础上,对患者和照顾者进行安全教育。同时,帮助患者和照顾者认识神经毒性,及其临床诊治过程和治疗配合,指导患者和照顾者落实病情自我观察,提升其对安全问题的重视程度。

（3）安全指导和生活护理:根据安全评估结果指导患者休息、日常生活活动和运动。运动宜在照顾者陪同下选择清晨、休息后或肌无力症状较轻时进行,并以不感到疲乏为原则进行运动量调节;在患者肌无力或活动能力明显受限时,协助患者进行日常生活活动和被动运动,保障患者安全、提升舒适度,同时降低压力性损伤、静脉血栓栓塞症、坠床等问题发生的可能性。

3. 功能障碍护理

（1）躯体移动障碍：在基于全身肌肉肌力和神经系统评估的基础上，辨别患者的 ADL 受限程度；采用适宜的辅助性用具和技能保护患者皮肤、帮助患者活动、促进血液循环、协助排便等；指导和协助患者进行翻身、拍背、活动肢体、个人卫生等。

（2）吞咽功能障碍：评估患者吞咽功能受累程度。当患者出现咀嚼无力时调整饮食计划，给予充足的就餐时间，指导正确的进食方法和进食后体位；当出现明显吞咽困难、饮水呛咳时，不能强行服药和进食，以免导致窒息或吸入性肺炎。必要时留置胃管或予静脉营养；床旁备负压吸引装置等急救用物以便于随时抢救。

（3）呼吸功能障碍：根据肌力和肺功能检查，日常评估患者血氧饱和度、呼吸频率、意识状态，以及呼吸困难主诉，如有无呼吸困难、呼吸无力、胸闷、气短等。指导患者取半坐卧位，及时主动或被动清除口、鼻腔和呼吸道分泌物，保持呼吸道通畅；给予氧疗支持；床旁常规负压吸引装置、气管切开包及机械通气设备，以便于随时抢救。

（4）沟通功能障碍：鼓励患者采取有效方式向医护人员和照顾者表达自己的需求；为存在构音障碍的患者提供纸、笔、画板等交流工具，指导患者采用文字形式或肢体语言进行沟通。

4. 功能康复护理　神经毒性急性期症状缓解之后，应尽早联合康复治疗师团队或进行康复科转诊，对患者的肢体活动、吞咽功能、呼吸功能或言语功能等进行康复锻炼。神经毒性的整体康复时间较长，部分患者可能遗留较严重的后遗症，影响 ADL，鼓励照顾者提供情感支持和照顾支持，必要时寻求社工帮助。

5. 心理护理　部分神经毒性起病急、进展快且持续时间长，患者意识清醒，但对自己的运动或感觉功能障碍现状无能为力，应注重早期对患者和照顾者进行心理评估，采取有效的个体或家庭干预策略，必要时进行心理转诊。

三、免疫检查点抑制剂治疗相关神经毒性的案例分享

莫某，男，59 岁，诊断为右肺小细胞肺癌（$cT_{1b}N_3M_{1a}$）Ⅳ期（广泛期）。于 2022 年 6 月 21 日至 2023 年 5 月 26 日已行 16 个疗程"PD-1 抑制剂 + 索凡替尼 + 依托泊苷 + 顺铂"治疗。2023 年 6 月 15 日开始予第一疗程"PD-1 抑制剂 + 临床试验用药（一款靶向减少 Treg 细胞的单克隆抗体）"治疗，治疗 1 周后双手出现散在皮疹，伴瘙痒感（G1），后续治疗中皮疹持续存在，未予药物处理。2023 年 9 月 25 日予第 5 疗程治疗后因皮疹加重（G3），10 月 18 日予甲泼尼龙 80mg 静脉治疗后皮疹好转；10 月 21 日患者出现口齿不清、双下肢无力；11 月 1 日起四肢无力、讲话不清、步态不稳情况加重，不能独立行走，出行需坐轮椅，ECOG 评分 3 分。2023 年 11 月 2 日于神经科就诊后入院，入院体重 84kg，完善辅助检查后，诊断为"免疫性急性小脑炎"（可能性大，病毒感染不除外）。予大剂量激素治疗（甲泼尼龙 500mg 静脉输注，连用 7d+80mg 静脉输注，连用 3d），免疫球蛋白静脉输注（每次 30g，连用 5d），阿昔洛韦口服或静脉输注（0.6~1.5g/d）；治疗后 11d 复评患者言语不清较前改善、头晕较前改善，可独自坐立、扶墙站立，可在他人搀扶下行走，于 11 月 13 日转换口服药物维持治疗后出院。外院门诊康复锻炼，神经科门诊定期复诊；肿瘤治疗团队随诊。

（一）毒性的判断与分级

1. 症状表现　神经专科检查发现患者构音障碍，双眼球水平眼震，肌张力正常，肌

力 5 级，双侧指鼻试验、对指试验、双侧跟 - 膝 - 胫试验不准确，双侧快速轮替试验笨拙，Romberg's sign 不能配合，四肢腱反射减退；双侧深浅感觉对称正常；病理征阴性；脑膜刺激征阴性。

2. 实验室检查结果

（1）血常规：血细胞比容（hematocrit，HCT）0.399（降低）。

（2）基础代谢生化组合：尿酸（uric acid，UA）519μmol/L（升高），渗透压 303Osm/L（升高）。

（3）ESR：36mm/h（升高）。

（4）出、凝血常规：活化部分凝血活酶时间（activated partial thromboplastin time，APTT）24s（降低），纤维蛋白原（fibrinogen，FIB）4.01g/L（升高）。

（5）风湿组合：血清淀粉样蛋白 A（SAA）16.9mg/L（升高）。

（6）免疫五项：免疫球蛋白 M（IgM）0.54g/L（降低），免疫球蛋白 G（IgG）7.06g/L（降低），补体 3（C3）1.19g/L（升高）。

（7）游离甲状腺功能组合：游离 T_3 3.710pmol/L（降低）。

（8）血感染组合（IgG）：1 型单纯疱疹病毒（HSV1-IgG）206.34Au/mL（升高），巨细胞病毒抗体 CMV-IgG 119.7IU/mL（升高），风疹病毒抗体 RVB-IgG 140.80IU/mL（升高）。

（9）粪便常规 + 隐血 + 转铁蛋白组合：血红蛋白隐血检测阳性（+），转铁蛋白隐血检测阳性（+）。

（10）尿常规、感染筛查组合、EB 病毒病原体 DNA 测定、血管炎、系统性红斑狼疮（SLE）、抗核抗体谱、PCT、NT-proBNP、肿瘤标志物（AFP/CEA/CA125/CA199）未见明显异常。

3. 检查结果

（1）腰椎穿刺脑脊液检查：初压 200mmH₂O，脑脊液常规检查示白细胞计数 $46×10^6/L$（升高）；脑脊液生化组合未见明显异常；脑脊液细胞学检查未见异形细胞；脑脊液自身免疫性脑炎抗体 TBA 可疑阳性；脑脊液病原体宏基因组测序示人类疱疹病毒 4 型（EBV）阳性（+）。

（2）超声心动图：左心室稍大，左右心室收缩功能正常。

（3）颅脑 MRI：双侧额顶叶散在小斑点灶，考虑脑白质疏松，考虑异常但无临床意义。

4. 判断与分级结果　神经专科综合患者肿瘤治疗用药史及辅助检查结果，予以诊断"考虑免疫性小脑炎可能性大，病毒感染不除外"。患者肿瘤治疗团队根据神经专科诊疗意见，结合患者症状表现，予 ECOG 评分 3 分，以及患者在 6 月 15 日免疫治疗后出现皮疹、皮质醇降低等药物相关免疫不良事件，考虑药物相关免疫不良事件进一步影响全身，且使用糖皮质激素治疗后整体情况好转，判断"急性小脑炎（CTCAE G3）"；回溯患者 10 月 21 日表现，予考虑"急性小脑炎（CTCAE G1）"，与 PD-1 抑制剂治疗相关、与靶向减少 Treg 细胞的单克隆抗体治疗相关。

（二）治疗

1. 免疫抑制剂　根据毒性分级管理原则，在诊断为 G3 急性小脑炎时立即给予大剂量糖皮质激素免疫抑制治疗（甲泼尼龙 500mg/d，静脉输注），5d 后联合使用免疫球蛋白（每天 30g，连用 5d），7d 后调低糖皮质激素用量（甲泼尼龙 80mg/d，静脉输注），后予转换口服泼尼松 60mg 口服，每周减量 5mg，至维持每日 30mg 口服。

2. 抗病毒药物　根据血液学感染组合(IgG)检测结果,予阿昔洛韦口服和静脉输注抗病毒治疗,给药剂量为0.6~1.5g/d。

3. 其他药物　①坦度螺酮,可改善患者共济失调症状。用法:每次10mg口服,每日3次。②倍他司汀,可改善机体代谢。用法:每次12mg口服,每日3次。③氨氯地平调节血压。用法:每次2.5mg口服,每日1次。④泮托拉唑,可抑制胃酸分泌。用法:每次40mg口服,每日1次。⑤钙尔奇D,可减少钙流失。用法:每次1片口服,每日1次。

（三）护理

1. 早期识别　患者既往有PD-1抑制剂治疗史,首次免疫联合新方案治疗后出现皮肤毒性,可能为其他irAE发生的高危人群。护士应保持警惕,关注患者神经系统非特异性症状,如口齿不清、双下肢无力,早期识别症状并协助医生进行专科检查或专科转诊,落实鉴别诊断和早期开始治疗。

2. 安全管理　患者症状呈进行性加重,影响ADL和患者安全,对照顾者的依赖程度增加。对患者进行全面的安全评估,并评估患者及照顾者的心理状态和适应能力,给予安全教育、安全指导和生活护理,支持患者积极配合诊治。

3. 随访教育　在糖皮质激素维持给药和逐渐减量期间密切随访,关注患者服药依从性,强调相关实验室检查、辅助检查及复查的重要性,主动监测患者有无发生糖皮质激素使用相关不良反应。指导避免劳累,落实预防感染措施;帮助患者平稳度过免疫抑制治疗期。后续定期给予门诊或电话随访,关注患者功能康复、心理和后续治疗情况。

4. 康复锻炼　在病情平稳后协助医疗团队转诊康复科或康复治疗师,给予平衡能力和步行训练。康复锻炼根据患者的安全和疲劳程度循序渐进。患者在激素减量期间,维持了3周的医院康复锻炼,后患者在照顾者的支持下,可基本维持日常生活或活动安全,未进行特殊康复治疗,功能障碍未恢复至基线水平。

5. 信息支持　患者神经毒性留下下肢运动障碍的后遗症,但患者和照顾者对抗肿瘤治疗表示更加担忧,与医疗团队共同耐心讲解患者后续抗肿瘤治疗方案,满足其信息需求。

（四）转归

该患者在免疫抑制剂联合抗病毒治疗、支持治疗后第11天出院,出院时患者可扶墙站立、搀扶行走;构音障碍较前好转,双眼向左凝视时水平眼震、视物重影;双侧指鼻试验、对指试验、双侧跟-膝-胫试验较前准确,双侧快速轮替试验稍迟缓,肿瘤治疗团队考虑ECOG评分2分,急性小脑炎好转至G2,永久停用上述两种免疫药物。门诊和院外随访,患者大部分时间需轮椅出行,ADL评分50分,于2024年3月9日开始口服依托泊苷抗肿瘤治疗。

【案例小结】本例患者在疾病诊断后均接受ICI联合治疗,在第二个免疫联合方案首次治疗后1周即出现皮肤毒性,在治疗后第14~15周出现口齿不清、双下肢无力,并于2周内功能障碍发展迅速,判断为免疫性急性小脑炎(G3)。该案例提示:①早期识别高危人群,重点关注既往ICI治疗史、免疫联合治疗,以及治疗后出现药物相关免疫不良事件的患者,关注患者院内外神经系统非特异性症状,如口齿不清、无力、头痛、头晕等,协助专科诊疗;②神经毒性影响患者的日常生活活动能力,护理需将安全评估与生活护理、功能障碍评估和康复计划的制订与实施、心理支持作为护理重点细化落实;③神经毒性往往残留后遗症,对于长期存在功能障碍的患者,应随访患者的生活质量和院外安全,给予生活照护、功能康复等方面的信息支持。

第二节 免疫检查点抑制剂治疗相关血液毒性

导入案例与思考

陈某,男,61 岁,诊断为右上肺鳞癌(cT$_4$N$_3$M$_1$)Ⅳ 期,间变性淋巴瘤激酶(anaplastic lymphoma kinase,ALK)阴性、表皮生长因子受体(epidermal growth factor receptor,EGFR)、c-ROS 肉瘤致癌因子 - 受体酪氨酸激酶(ROS proto-oncogene 1,receptor tyrosine kinase,ROS 1)野生型,已行手术及"培美曲塞 + 顺铂"术后辅助化疗。2022 年 7 月至 2023 年 2 月行"PD-L1 抑制剂 + 白蛋白紫杉醇 + 卡铂"治疗 6 个疗程,后予 PD-L1 抑制剂单药维持治疗至 2023 年 2 月 28 日。因疾病进展开始行"PD-1 抑制剂联合临床研究药物(启动 Ⅰ 型干扰素应答刺激抗肿瘤免疫药物)"治疗,于 2023 年 4 月 7 日完成 PD-1 抑制剂和临床试验药物输注 1 次,4 月 11 日完成临床研究药物第 2 次输注后出院。4 月 13 日入院计划行临床研究药物第 3 次输注。4 月 14 日评估:体温 39.5℃,脉率 115 次 /min,血压 116/62mmHg,呼吸频率 22 次 /min,2L/min 的吸氧状态下血氧饱和度 96%;血常规:红细胞计数 2.65×10^{12}/L,Hb 84g/L,血小板计数 52×10^9/L,中性粒细胞绝对值 7.99×10^9/L,淋巴细胞绝对值 0.57×10^9/L,予暂停抗肿瘤治疗。

请思考:

1. 导致患者此次暂停抗肿瘤治疗的主要问题可能是什么?
2. 患者的问题处于哪一级别?判断的依据有哪些?
3. 针对此类问题,相应的护理措施有哪些?

一、免疫检查点抑制剂治疗相关血液毒性及其分级

血液毒性是 ICI 治疗少见毒性之一,发生率低于 1%,中位发生时间 5.7 周,也可能发生在 1~84 周,甚至延迟发生。血液毒性为一系列血液系统疾病或病征,包括血细胞减少、出凝血功能异常和过度炎症反应 3 种类型。其中,溶血性贫血(hemolytic anemia,HA)和免疫性血小板减少症(immune thrombocytopenia,ITP)最常见。因肿瘤本身及其并发症可导致血细胞减少,以及免疫联合化疗、靶向治疗、放疗时增加了鉴别诊断的难度,ICI 治疗相关血液毒性早期不易识别,需及时邀请血液科会诊,落实排他性诊断。在 irAE 相关死亡事件中,血液学原因排位仅次于呼吸衰竭、心血管事件和感染。血液毒性的分级及表现见表 5-2-1。

表 5-2-1 血液毒性的分级及表现

血液毒性	分级表现			
	G1	G2	G3	G4
溶血性贫血	Hb 正常下限 ~100g/L	Hb 100~80g/L	Hb<80g/L;考虑输血	危及生命,需要紧急治疗

续表

血液毒性	分级表现			
	G1	G2	G3	G4
再生障碍性贫血	$ANC>0.5×10^9/L$，骨髓增生程度<正常25%，外周$PLT>20×10^9/L$，网织红细胞计数$>20×10^9/L$	骨髓增生程度<正常25%，$ANC<0.5×10^9/L$，外周$PLT<20×10^9/L$，网织红细胞计数<$20×10^9/L$	骨髓增生程度<正常25%，$ANC<0.2×10^9/L$，外周$PLT<20×10^9/L$，网织红细胞计数<$20×10^9/L$	
免疫性血小板减少症	PLT：正常下限～$75×10^9/L$	PLT：$75×10^9/L$～$50×10^9/L$	PLT：$50×10^9/L$～$25×10^9/L$	PLT：$<20×10^9/L$
获得性血友病A	凝血因子活性5%～40%及0.05～0.4IU/mL	凝血因子活性1%～5%及0.01～0.05IU/mL	凝血因子活性<1%及<0.01IU/mL	
获得性血栓性血小板减少性紫癜	有白细胞破坏的证据（分裂细胞增多症），但无贫血、肾功能不全或PLT减少	有白细胞破坏的证据（分裂细胞增多症），但无临床症状，有G2贫血或PLT减少	实验室检查发现具有临床后果的证据（G3 PLT减少、贫血和肾功能不全）	有威胁生命的后果（如中枢神经系统出血、血栓形成或栓塞或肾衰竭）
溶血性尿毒症综合征	无贫血临床后果和G2PLT减少症的白细胞破坏（血细胞增多症）的证据		具有临床后果的实验室检查结果（如肾功能不全和瘀点）	威胁生命的后果（如中枢神经系统血栓形成或栓塞或肾衰竭）

（一）血细胞减少类血液毒性

血细胞减少表现为红细胞（red blood cell，RBC）减少、白细胞（white blood cell，WBC）减少和血小板（platelet，PLT）减少。临床包括溶血性贫血、再生障碍性贫血（aplastic anemia，AA）、纯红细胞再生障碍性贫血（pure red cell aplasia，PRCA）、ITP、获得性血栓性血小板减少性紫癜（thrombotic thrombocytopenic purpura，TTP）、溶血性尿毒症综合征（hemolytic uremic syndrome，HUS）、淋巴细胞（lymphocyte，LY）减少症、中性粒细胞减少症等，以贫血、出血或出血倾向、感染为特征，根据血细胞减少的程度其临床表现可涉及皮肤和黏膜、骨骼肌肉系统、神经系统、循环系统、呼吸系统、消化系统、泌尿生殖系统等，常表现为虚弱、疲乏、无力、头晕、头痛、发热、面色苍白或黄疸、瘀斑、出血。需行血常规、网织红细胞计数、大小便常规、骨髓活检或细胞学分析、外周血涂片、乳酸脱氢酶、直接和间接胆红素、叶酸、维生素B_{12}、铁蛋白、血清铁、珠蛋白、免疫相关的溶血性贫血抗球蛋白试验（Coombs试验）、血小板抗体、自身抗体及病毒或细菌检测等来进行诊断和鉴别诊断。其中，HUS是以微血管溶血性贫血、血小板减少和肾损伤为特征表现的临床综合征，可出现血性腹泻、尿量减少或血尿、腹痛、呕吐、偶有发热、面色苍白、原因不明的瘀伤或鼻和口腔出血、疲劳、易怒、神志不清或癫痫发作、高血压，以及面部、手、足或全身肿胀，与其他血液毒性治疗用药不同，HUS建议应用抗C5抗体治疗。

（二）出凝血功能异常的血液学毒性

除血小板减少类血液毒性疾病导致的出凝血功能异常外，获得性血友病（acquired hemophilia，AH）可直接抑制血浆凝血因子导致皮下和/或肌肉、胃肠道、泌尿生殖道和腹膜后出血。建议行血常规、FIB、凝血酶原时间（prothrombin time，PT）、APTT、凝血酶时间（thrombin time，TT）、APTT纠正试验、凝血因子定量、Bethesda凝血因子抑制物测定等检测，并采用CT、MRI或超声对出血进行定位、定量和连续监测。

（三）过度炎症反应的血液毒性

噬血细胞性淋巴组织细胞增多症/巨噬细胞活化综合征（hemophagocytic lymphohistiocytosis/macrophage activation syndrome，HLH/MAS）以淋巴细胞和巨噬细胞积聚为特征的疾病，不受抑制的T细胞引起细胞因子风暴，导致组织细胞吞噬其他血细胞或骨髓细胞，具有高致命性。使用CTLA-4抑制剂时发生率高于PD-1/PD-L1抑制剂，但均较罕见。临床表现包括发热、肝脾大、淋巴结肿大，如果中枢神经系统受到影响，还会出现神经系统症状。实验室检查通常显示血细胞减少，低纤维蛋白原血症，甘油三酯、铁蛋白、转氨酶和细胞因子升高。组织病理学标志是淋巴细胞和巨噬细胞的积累。HLH目前的诊断方案经国际组织细胞协会2004年修订HLH-04方案。

> **知识拓展**
>
> ### 噬血细胞性淋巴组织细胞增生症诊断标准
>
> HLH诊断标准为满足以下两条中的任意1条可诊断：
> 1. 发现HLH相关的分子遗传学异常。
> 2. 满足下列8条中的5条　①发热；②脾大；③血细胞减少（两系或三系），Hb<90g/L（新生儿<100g/L），外周血中性粒细胞绝对值（absolute neutrophil count，ANC）<1.0×10^9/L，血小板计数<100×10^9/L；④高甘油三酯血症（空腹甘油三酯≥265mg/dL/≥3.0mmol/L）和/或低纤维蛋白原血症（≤1.5g/L）；⑤骨髓检查、活检，或脾脏、淋巴结、皮肤穿刺活检发现噬血细胞，无恶性病证据；⑥NK细胞活性降低或完全缺失；⑦血清铁蛋白增高（≥500μg/L）；⑧可溶性CD25（sIL-2受体）≥2 400U/mL。其中，铁蛋白>10 000μg/L对HLH诊断的敏感性为90%，特异性为96%。sCD25水平对诊断疾病严重程度有帮助。

二、免疫检查点抑制剂治疗相关血液毒性的护理

ICI治疗相关血液毒性护理重点包括动态监测症状和实验室检查结果，配合医疗及早进行诊断和治疗，协助生活护理和保护患者安全，落实成分输血或输注血浆制品的护理。

（一）评估和监测

1. 实验室检查结果评估　掌握基线血常规检查结果，监测治疗期间每次复查中红细胞、Hb、白细胞、血小板等三系各指标结果，与参考正常值和基线值进行比较，帮助实现毒性的早期识别和预警。

2. 症状早期识别　动态评估患者有无贫血、出血、感染问题相关的特异症状，结合血

液学实验室检查结果,可在明确诊断前及早进行对症处理,保障患者安全。

3. 协助鉴别诊断 评估患者既往肿瘤治疗史对骨髓造血功能的影响;评估合并用药情况,避免非肿瘤治疗用药诱发血液系统不良事件的发生;评估和去除相关危险因素。配合医生及早开展多学科会诊或血液科转诊,快速安排进行相应的诊断性检查并追踪结果。

(二)护理

1. 用药护理

(1)免疫抑制剂:除 HUS 治疗给予抗 C5 抗体(如依库珠单抗)外,其他血液毒性均按照分级管理原则给予糖皮质激素治疗,必要时联合使用其他免疫抑制剂,如溶血性贫血可给予利妥昔单抗、免疫球蛋白(Ig)、环孢素、吗替麦考酚酯、英夫利西单抗或抗胸腺细胞球蛋白(antithymocyte globulin,ATG);再生障碍性贫血可给予 ATG、环孢素或环磷酰胺;ITP可给予 Ig;获得性血友病可给予利妥昔单抗、环磷酰胺或环孢素;获得性血栓性血小板减少性紫癜可给予利妥昔单抗或卡普赛珠单抗治疗。

(2)造血生长因子:为重要的辅助性支持治疗药物,可在 G1 毒性发生时开始使用,包括 GM-CSF 或粒细胞集落刺激因子(granulocyte colony-stimulating factor,G-CSF)、重组人促红细胞生成素(erythropoietin,EPO)、重组人血小板生成素(thrombopoietin,TPO)、血小板生成素受体激动剂(thrombopoietin receptor agonist,TPO-RA)和 IL-11 等。

(3)其他:溶血性贫血予补充叶酸,用法为每日 1mg 口服,每日 1 次;获得性血友病根据 Bethesda 法检测抑制物的表达水平选择凝血因子替代治疗,出血发作期间应提供凝血因子支持治疗;HUS 使用的依库珠单抗的用法为每次 900mg,每周 1 次,连用 4 周,第 5 周使用用 1200mg,此后 1 200mg,每 2 周 1 次。

2. 成分输血或输注血浆制品的护理 输血是起效最快的缓解症状的治疗方法。根据血液毒性的具体类型选择不同的成分输血或输注血浆制品,做好输血安全管理。对于再生障碍性贫血,所有血液制品应接受照射和过滤;对于溶血性贫血,应严格掌握输血指征,必要时选择洗涤红细胞,以免加重溶血。

3. 血浆置换(plasma exchange,PE) 是将全血引出体外分离成血浆和细胞成分,将患者的血浆舍弃,然后以同等速度将新鲜血浆、白蛋白溶液、平衡液等血浆代用品代替分离出的血浆回输进体内的过程,是一种常见的体外循环血液净化疗法。患者应在治疗前进食,防止空腹治疗易发生低血糖,置换过程中应做好管路护理,密切监护患者的意识状态和生命体征,做好心理支持。

4. 支持性护理

(1)贫血护理:评估患者症状、体征、活动耐量和 ADL,按照贫血护理常规指导患者休息、饮食、活动与运动,监测患者生命体征、意识状态和血氧饱和度,必要时给予氧疗支持,遵医嘱给予成分输血及营养支持,保障患者安全。

(2)出血预防和处理:观察患者出血的发生部位、主要表现形式、发展或消退情况。按照血小板下降护理常规指导患者休息、饮食、活动与运动,监测患者生命体征、意识状态和血氧饱和度,避免诱发或加重出血的行为,如剧烈咳嗽、失眠、情绪波动、用力擤鼻或排便、局部拍打或碰撞、用力摩擦等。警惕眼底和颅内出血的发生,必要时增加卧床时间,遵医嘱给予成分输血或血浆制品的输注。

(3)感染预防和处理:评估患者 ADL,必要时协助生活护理,保持个人和环境卫生。按照白细胞计数和／或中性粒细胞绝对值下降的护理常规落实各项保护性隔离措施，识别感染发生的高危因素，如过度疲劳、受凉、皮肤或黏膜损伤、导管留置、与感染性疾病患者接触史，及时识别感染相关临床表现，如发热、咽部不适或咽痛、咳嗽、咳痰、尿路刺激征、腹泻、局部皮肤红肿与疼痛、女性患者外阴瘙痒及异常分泌物等。感染发生时做好发热护理、生活护理、休息与睡眠护理、营养支持等，做好各项实验室检查标本的采集和送检，正确使用抗生素等药物。

（4）自我监测指导：提供患者和照顾者血液毒性相关知识，评估其认知能力；指导其对贫血、出血、感染的症状、体征和药物不良反应的自我监测，具体包括常见异常症状（头晕、头痛、心悸、气促、疲乏、腹痛、口腔和鼻腔出血等）、生命体征异常（特别是体温和脉率）、皮肤和黏膜异常（苍白、黄染与出血点）、常见感染症状（咽痛、咳嗽、咳痰、尿路刺激征、肛周疼痛等）、内脏出血表现（黑便与便血、黏液便、阴道出血等）、眼底出血（视野缺损或视力下降）、颅内出血（头痛、视物模糊、呼吸急促、喷射性呕吐）等。

5. 心理护理　血液毒性往往需要骨髓活检或细胞学分析协助诊断，侵入性操作会加重患者及照顾者心理负担，应提供足够的信息支持。

三、免疫检查点抑制剂治疗相关血液毒性的案例分享

陈某，男，61岁，诊断为右上肺鳞癌（$cT_4N_3M_1$）Ⅳ期，ALK阴性、EGFR、ROS1野生型。已行手术及"培美曲塞＋顺铂"术后辅助化疗。2022年7月至2023年2月行晚期一线"PD-L1抑制剂＋白蛋白紫杉醇＋卡铂"治疗6个疗程，后予PD-L1抑制剂单药维持治疗至2023年2月28日。因疾病进展行二线"PD-1抑制剂（200mg/次，每21d给药1次）联合临床研究药物（启动Ⅰ型干扰素应答刺激抗肿瘤免疫药物）"治疗，于2023年4月7日完成PD-1抑制剂和临床试验药物输注1次，4月11日完成临床研究药物第2次后出院。4月13日入院，计划行临床研究药物第3次输注，入院体重67.9kg。4月14日患者出现发热，体温39.5℃，脉率115次/min，血压116/62mmHg，呼吸频率22次/min，2L/min的吸氧状态下血氧饱和度96%。血常规检查：红细胞计数$2.65×10^{12}$/L，Hb 84g/L，血小板计数$52×10^9$/L，ANC $7.99×10^9$/L，淋巴细胞绝对值$0.57×10^9$/L，予暂停治疗。4月15日血常规检查示有G3血小板计数下降（$38×10^9$/L）、G3贫血（Hb 75g/L），予对症升血小板（TPO、IL-11、TPO-RA）、补铁、降温、输注血小板、预防性抗菌治疗的同时，输注糖皮质激素联合免疫球蛋白（甲泼尼龙80mg+Ig 10g）治疗；4月16日出现血压下降至73/54mmHg，血氧饱和度89%，诉双下肢乏力、活动后气促，血常规检查示贫血加重，予以补液升压，调整甲泼尼龙至120mg，输注红细胞悬液。治疗后12d复查血常规：血小板计数$101×10^9$/L，Hb 85g/L，ANC $4.78×10^9$/L，淋巴细胞绝对值$0.86×10^9$/L，予转换口服药物维持治疗（甲泼尼龙40mg口服，每日1次，伏立康唑200mg口服，每日1次）后出院，出院后每3d复查血常规和生化常规，门诊调整药物剂量。

（一）毒性的判断与分级

1. 实验室检查结果

（1）血常规：与基线（4月6日）相比，治疗第2天开始红细胞计数、Hb、血小板计数、淋巴细胞绝对值开始下降，患者治疗期间Hb、血小板计数、淋巴细胞绝对值变化分别见图5-2-1、图5-2-2、图5-2-3。

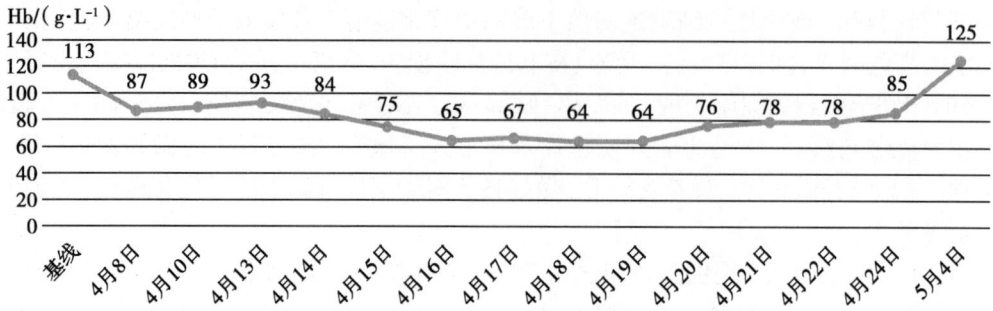

图 5-2-1　血红蛋白（Hb）与基线相比的变化曲线图

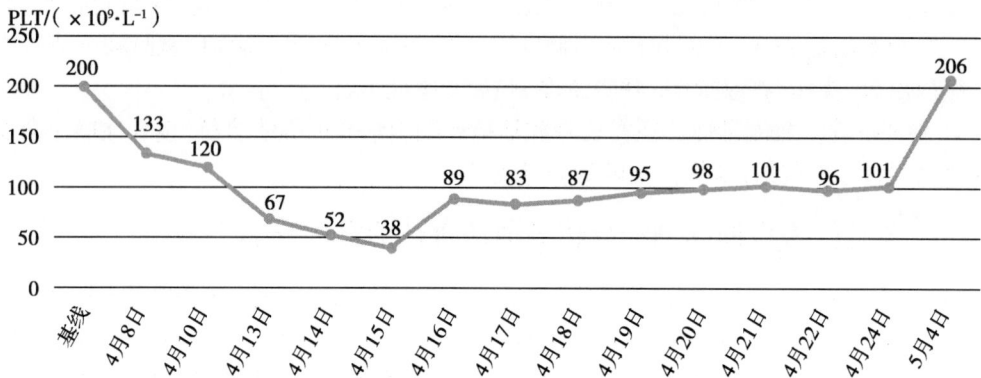

图 5-2-2　血小板计数（PLT）与基线相比的变化曲线图

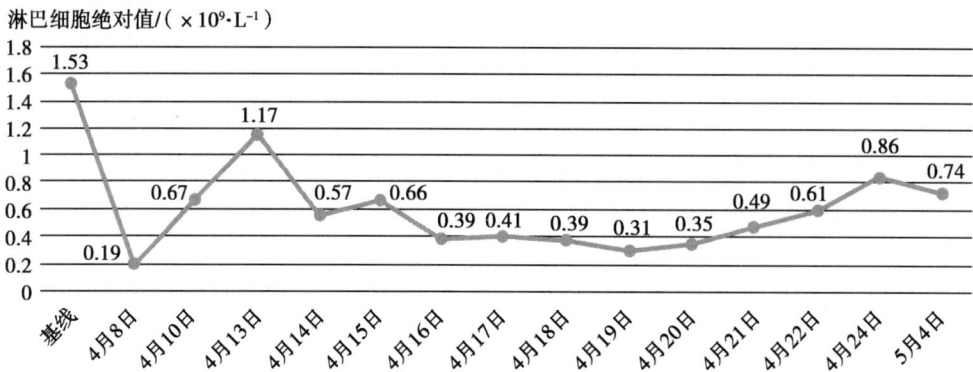

图 5-2-3　淋巴细胞绝对值与基线相比的变化曲线图

（2）炎症指标：CRP 95.02mg/L（升高，较基线升高）；SAA 336.2mg/L（升高，较基线升高）；PCT 2.48ng/mL（升高）。

（3）细胞因子：IL-6 843.38pg/mL（升高），IL-10 15.89pg/mL（升高）。

（4）血小板和白细胞抗体筛选试验：阴性。

（5）淋巴细胞亚群（含 CD25）：$CD3^+$ 56.07%（稍下降），$CD3-CD16^+$ 和 CD56 37.26%（上升）。

（6）血标本培养：无细菌、无厌氧菌、无酵母样真菌生长。

2. 临床表现

（1）发热：患者第 1 疗程第 4 天治疗后院外存在间断发热，最高体温 39℃；入院时体温正常，入院后第 2 天发热，体温最高 39.5℃。

（2）活动后气促：患者诉有双下肢乏力，活动后气促，2L/min 的吸氧状态下血氧饱和度维持 96%~100%。

（3）血压下降：患者治疗前基线血压 110/80mmHg。此次入院血压 93/71mmHg，入院后血压最低降至 73/54mmHg。

3. 检查结果　胸部 X 线检查：左下肺野、右下肺野外带斑片影及条索影，考虑慢性炎症可能；胸部 CT 检查：左肺上叶前段新见斑片模糊影，考虑炎症可能，左肺上叶舌段、右肺中叶、双肺下叶少量慢性炎症可能。

4. 判断与分级结果　根据血常规检查结果，判断患者血液毒性包括 G3 贫血、G3 血小板计数下降、G4 淋巴细胞计数下降。因患者细胞因子升高，症状表现包括发热、血氧饱和度下降和血压下降，符合细胞因子释放综合征（cytokine release syndrome，CRS）表现，同时考虑 CRS 可能。

（二）治疗

1. 免疫抑制剂　患者入院血常规检查示血小板计数 $52×10^9/L$（G2），Hb 84g/L（G2），不排除免疫治疗导致血细胞减少，次日指标进一步下降，4 月 15 日启动糖皮质激素（甲泼尼龙 80mg/d，静脉输注）联合免疫球蛋白（10g/d，静脉输注，连用 8d）治疗。4 月 16 日至 4 月 18 日调整甲泼尼龙用量 120mg[1.5~2mg/（kg·d）]；4 月 19 日至 4 月 21 日下调甲泼尼龙用量 80mg[1~1.5mg/（kg·d）]；4 月 21 日至 4 月 24 日下调甲泼尼龙 60mg/d，每日 1 次；自 4 月 25 日起患者口服甲泼尼龙 40mg/d，每日 1 次，并于门诊随访调整药量。

2. 造血生长因子　住院时即使用 TPO、TPO-RA 和 IL-11，至住院第 9 天血小板计数恢复正常（$101×10^9/L$）后停止用药；在住院第 9 天开始使用 EPO，至住院第 11 天 Hb 上升至 85g/L（G2），且无明显贫血症状时停止用药。

3. 成分输血或输注血浆制品　住院期间输注血小板 2U、红细胞悬液 3.5U；观察输血后血常规指标和患者症状、体征的变化。

4. 其他药物　预防性使用广谱抗生素抗感染治疗，结合患者营养指标补充电解质和白蛋白避免糖皮质激素相关不良反应的药物使用。

（三）护理

1. 用药护理

（1）造血成长因子：包括口服和皮下注射制剂。应注意：①TPO-RA 口服制剂艾曲泊帕应在餐前 1h 或餐后 2h 整颗服用，不可将药物碾碎后混入食物或液体同服，服用前 2h 和服用后 4h 避免使用抗酸药、富含钙的食物或含有多价阳离子（如铝、钙、铁、镁、硒和锌）的矿物质补充剂，可指导患者晚餐后 2h 服用药物，减少与其他药物或食物之间的影响；②患者常需同时使用多种造血生长因子，且使用时间较长，应做好解释工作，关注局部注射部位皮肤变化，注意注射部位的轮换和预防出血；③使用期间，仍需监测血常规的变化，落实贫血、出血、感染预防等常规护理措施。

（2）免疫抑制剂：及早启动糖皮质激素或联合他免疫抑制剂药物的使用；落实预防性使用抗菌药物，动态监测生命体征、血氧饱和度和血糖。患者使用免疫抑制剂药物后，发热症状可能不明显，应注意识别其他感染征象；该患者既往有冠心病病史，应注意监测免疫抑制剂使用对患者基础疾病的影响，必要时使用保护心功能的药物。

2. 输血护理　落实血小板和红细胞悬液的输注护理，做好护理记录。

3. 安全护理　患者入院时存在贫血、血小板计数下降和高热，应落实贫血护理、出血预防及动态观察、高热护理和保护性隔离措施,保障患者住院期间的安全:①动态监测患者生命体征和血氧饱和度,高热时及时给予物理降温和药物降温。关注患者有无头晕、胸闷、心悸、乏力等主诉,采用日常生活活动能力、压力性损伤、跌倒/坠床风险等评估量表评估患者住院期间的 ADL 和安全风险,落实安全教育和指导,必要时协助生活护理,提升舒适度。②关注患者意识状态,检查全身皮肤和黏膜,观察患者是否存在贫血貌或皮肤出血点等,指导患者和照顾者进行自我监测,及时汇报可能存在出血、感染的异常症状和体征。

4. 营养支持　住院期间患者可经口进食,除静脉给予电解质和白蛋白补充外,患者所需的能量和营养素均来自饮食摄入,给予患者和照顾者详细的饮食指导,每日监测患者的出入量、体重。遵医嘱给予患者补充铁剂以促进造血,告知患者服用铁剂时可能存在排便颜色变化,注意鉴别是否存在消化道出血的情况。

(四)血液毒性的转归

该患者在住院治疗 12 天后转换口服甲泼尼龙 40mg 出院,每 3d 复查血常规和生化常规,门诊调整糖皮质激素用量,分别为 4 月 25 日至 4 月 28 日口服 40mg/d;4 月 28 日至 4 月 30 日口服 30mg/d;5 月 1 日至 5 月 3 日口服 20mg/d;5 月 4 日至 5 月 6 日口服 15mg/d。出院时判定可能的 CRS 已转归,血小板计数下降不良事件恢复,贫血不良事件降低至 G2,淋巴细胞计数降低恢复至 G1。5 月 4 日随访患者贫血不良事件已恢复,予停用所用 PD-1 抑制剂和临床试验药物,开始口服长春瑞滨抗肿瘤治疗。

【案例小结】本例患者首先接受了 PD-L1 抑制剂联合化疗方案治疗,后更换为 PD-1 抑制剂免疫联合方案,在 PD-1 检查点抑制剂免疫联合方案首次用药后第 2 天,患者即出现血常规较基线水平下降,并在 1 周内出现高热,血常规检查提示有明显骨髓抑制,判定患者存在 ICI 治疗相关血液毒性(G3 贫血、G3 血小板计数下降和 G4 淋巴细胞绝对值下降)。该案例提示:①更换 ICI 药物类别、使用免疫联合治疗的患者是免疫治疗血液毒性的高危人群,血液毒性早期识别非常重要。应加强患者院外血常规监测和自我症状监测重要性教育。患者入院后,密切监测生命体征和患者主诉,追踪实验室检查结果,及时发现异常,早期诊断、早期处理是血液毒性得到逆转的关键。②对于血液毒性,支持性药物治疗非常重要。在给予免疫抑制治疗的同时,及早落实了造血生长因子支持治疗,护理上应加强病情观察,给予患者出血预防和处理、贫血护理、感染预防和处理等措施,并正确执行输血,保障输血安全和血液毒性治疗的有效性。

第三节　免疫检查点抑制剂治疗相关肾毒性

导入案例与思考

李某,男,45 岁,诊断为肺恶性肿瘤,已行右肺下叶切除术。予"PD-1 抑制剂+培美曲塞+卡铂"方案治疗,在第 2 疗程治疗后第 14 天,患者无明显诱因出现血尿,伴尿痛,无尿频、尿急、双下肢水肿等症状。血液学检查:肌酐 318.7μmol/L,尿素 12.2mmol/L;尿常规:隐血(3+)、尿白蛋白(3+),门诊收治入院。入院评估:体温 36.8℃,脉率 88 次/min,血压 112/78mmHg,呼吸频率 20 次/min。患者食欲下降,大便正常,体重无明显变化,诉有尿痛,偶有血尿,无其他明显不适。

请思考:
1. 导致患者此次入院的主要问题是什么?
2. 患者的问题处于哪一级别?判断的依据有哪些?
3. 针对此类问题,相应的护理措施有哪些?

一、免疫检查点抑制剂治疗相关肾毒性及其分级

ICI 治疗相关的肾毒性包括肾炎或急性肾损伤(acute kidney injury, AKI),其中以 AKI 最为常见,发生率为 2.2%~5.0%。AKI 指 ICI 治疗后血清肌酐较基线增加 1.5 倍或增加> 0.3mg/dL(26.5μmol/L)。ICI 治疗相关 AKI 患者中最常见的组织病理学类型是急性肾小管间质性肾炎(acute tubulointerstitial nephritis, ATIN),严重时可导致不可逆的肾功能丧失。此外,一些其他种类的肾小球疾病,如血栓性微血管病、微小病变肾病、狼疮性肾炎等也偶见报道。肾毒性的整体发病率约为 17%,发生的中位时间为 3~4 个月,CTLA-4 抑制剂相关肾损伤出现时间更早,一般发生在治疗后 2~3 个月。值得注意的是,ICI 治疗相关 AKI 患者中,40%~87% 的患者曾患或伴随肾外 irAE,如皮疹、甲状腺炎、结肠炎等。

ICI 治疗相关肾毒性通常无症状,大多数患者的唯一临床表现为血清肌酐升高、无菌性白细胞尿和轻度蛋白尿,少数患者有典型的 ATIN 表现,如发热、血尿、嗜酸性粒细胞增多或皮疹,大多数患者在 ATIN 发生前至少出现一种肾外 irAE 的表现。ICI 治疗相关肾毒性的症状可能包括尿频、尿液暗沉混浊,面部、腹部和四肢体液潴留(水肿),体重突然增加,腹部或盆腔疼痛,恶心、呕吐,高血压,精神状态改变等情况。肾毒性的分级及表现见表 5-3-1。

表 5-3-1 肾毒性的分级及表现

分级	表现
G1	无症状或轻度症状 仅有临床观察或诊断所见 肌酐水平增长>0.3mg/dL 肌酐 1.5~2 倍 ULN
G2	中度症状 影响工具性日常生活活动 肌酐 2~3 倍 ULN
G3	重症或临床症状明显,不会立即危及生命、致残 影响个人自理性日常生活活动 肌酐>3 倍 ULN 或>4.0mg/dL
G4	危及生命 肌酐>6 倍 ULN

二、免疫检查点抑制剂治疗相关肾毒性的护理

ICI 治疗相关肾毒性的治疗主要包括暂停或停用 ICI、使用糖皮质激素及必要时行肾

脏替代治疗。护理重点包括动态评估与监测病情变化、糖皮质激素的用药护理和支持治疗护理。

（一）评估与监测

1. 识别高危因素 包括不同 ICI 联合治疗、ICI 联合化疗、高龄、男性、妇科恶性肿瘤、高血压、糖尿病、低蛋白血症（血清白蛋白<30g/L）、贫血、自身免疫性疾病、使用 NSAIDs 或 PPIs、肾外 irAE 和慢性肾脏疾病等。

2. 动态监测 在每次使用 ICI 前进行血液学检查，监测血清肌酐、电解质和血尿素氮水平。24h 尿蛋白和血清肌酐是判断肾功能最重要的指标，应正确留取血液和尿液标本送检。

3. 协助鉴别诊断 监测出现血清肌酐异常时，应协助落实鉴别诊断。详细询问病史，包括液体摄入、腹泻及感染、NSAIDs 及 PPIs 药物使用等情况；完善尿常规及尿沉渣、肾功能及电解质、肾脏超声等辅助检查。当尿常规提示白细胞或红细胞升高时，应首先除外尿路感染可能。

（二）分级护理

1. G1 毒性的护理 按照分级管理原则，G1 肾毒性可遵医嘱考虑暂停 ICI，并给予以下护理措施：①充分全面评估，寻找发生肾毒性可能原因（如近期静脉造影、用药情况、尿路感染或梗阻等）；②检查并停用肾脏损伤相关药物，如 NSAIDs 或 PPIs 等；③每 3~7d 复查血清肌酐和 24h 尿蛋白，协助正确留取尿标本送检；④观察患者现有症状变化及是否出现新的症状，如血尿、脓尿、尿频、面部或四肢水肿等，若症状加重或出现新发症状，及时告知医生；⑤给予饮食和生活指导，指导患者进食高热量、优质蛋白、低盐低脂饮食，避免摄入辛辣刺激性食物；注意休息、保证足够睡眠，并避免剧烈运动。

2. G2 毒性的护理 按照分级管理原则，G2 肾毒性应遵医嘱暂停 ICI，并给予以下护理措施：①在 G1 护理措施基础上，协助医生进行肾内科会诊。②正确给予口服或静脉输注糖皮质激素。关注患者用药依从性，告知患者糖皮质激素需遵医嘱逐渐减量以预防毒性复发或加重；指导患者保持清洁卫生，观察是否存在糖皮质激素用药不良反应，如消化道不适和感染等。③关注患者症状变化，提供对症支持护理，如下肢水肿者指导患者保护和抬高下肢。④关注患者血清肌酐和尿蛋白等的检查结果，关注毒性转归。

3. G3 和 G4 毒性的护理 按照分级管理原则，G3 和 G4 肾毒性患者需要住院治疗或延长住院时间，永久停用 ICI，并给予以下护理措施：①每 24h 监测血清肌酐和尿蛋白，并监测电解质变化；②尽快给予静脉输注糖皮质激素，处理电解质、酸碱平衡失调，预防或控制感染，必要时联合使用其他免疫抑制剂药物；③嘱患者卧床休息，以减轻肾脏负担；严格记录24h 出入量，坚持"量出为入"的原则；每天监测体重；④G4 毒性患者需要紧急干预，应指导绝对卧床休息，给予充足热量、优质蛋白饮食，控制水、钠、钾的摄入量；⑤关注患者辅助检查结果及症状变化情况，关注用药后的毒性转归，必要时遵医嘱进行转诊或透析。

三、免疫检查点抑制剂治疗相关肾毒性的案例分享

郑某，女，59 岁，2022 年 1 月确诊为左乳浸润癌（$cT_4N_3M_1$）Ⅳ期，三阴型。先后予"吡柔比星 + 环磷酰胺"治疗 6 个疗程，"贝伐珠单抗 + 紫杉醇 + 奈达铂"治疗 6 个疗程，贝伐珠单抗维持治疗 4 个疗程。2023 年 3 月 29 日开始三线"PD-1 抑制剂 + 西达苯胺"治疗，于2023 年 7 月 28 日完成第 6 个疗程治疗。2023 年 8 月 7 日，患者查血生化：肌酐 648.9μmol/L，

尿素 21.7mmol/L,尿酸 378.5μmol/L,磷离子 1.72mmol/L,谷氨酰转肽酶 332.4U/L,CRP 12.69mg/L;尿液分析结果显示:尿蛋白、尿糖和尿隐血均为阳性。患者伴有乏力、食欲缺乏、口干,双肩、腰部酸痛,考虑患者存在 ICI 治疗相关的急性肾损伤,予紧急收治入院,请肾脏内科和 ICU 专家会诊。经过积极的治疗和护理,患者于住院后第 8 天基本情况良好,各项指标基本平稳,予转换口服药物后顺利出院。

（一）毒性的判断与分级

1. 实验室检查结果

（1）肾功能:随访患者血清肌酐为 648.9μmol/L（ >6 倍 ULN ）,尿素为 21.7μmol/L,尿酸 378.5μmol/L,均升高;入院第 4 天,各项指标均有所好转,复查肌酐为 546.3μmol/L;住院 7d 后复查肌酐为 393.0μmol/L（ >3 倍 ULN ）。

（2）血常规:白细胞无明显异常,中度贫血（Hb 76g/L）,血小板计数 81×10^9/L（降低）。

（3）感染相关指标:CRP 高于正常值,PCT 正常。

（4）电解质:血钠偏低,血磷偏高。

（5）营养指标:血白蛋白偏低。

（6）细胞因子:IL-6、IL-10、IL-2R 和 TNF-α 均升高。

（7）血气分析:提示代谢性酸中毒,其中二氧化碳分压为 16mmHg（报危急值）,pH 为 7.34,剩余碱为 –16.0mmol/L（碱缺失）。

（8）尿常规及沉渣:尿蛋白质、尿糖和尿隐血为阳性。

2. 临床表现　患者入院时存在食欲缺乏、口干、双肩、腰部酸痛等症状。住院治疗和护理后,患者症状逐渐好转,出院时精神状态可,食欲较前明显好转。

3. 判断与分级结果　根据患者肾功能检查结果,结合临床表现,排除其他病因,判断患者为 G4 ICI 治疗相关肾毒性。

（二）治疗

1. 免疫抑制剂　根据毒性分级管理原则,给予大剂量糖皮质激素静脉输注（甲泼尼龙 100mg,每日 1 次）,后随肾毒性的好转逐渐减少激素用量。

2. 其他药物治疗　①碳酸氢钠（口服和静脉输注）、尿毒清颗粒（口服）纠酸和碱化尿液,降低血清肌酐水平;②根据实验室检查结果给予补钠、补钾、补钙、升血小板和营养支持等治疗。

（三）护理

1. 评估与监测

（1）一般状态评估:观察患者的精神状态、神志,尿液的颜色、性状等;每日检查患者的皮肤和黏膜,尤其是颜面部和四肢;早期识别是否存在血尿、水肿等症状。

（2）关注实验室检查结果:遵医嘱正确采集血液学标本和尿液标本,及时送检,每天监测并关注患者肾功能和电解质指标等的变化。

（3）维持与监测出入量平衡:每天监测体重,密切关注患者的尿量变化;坚持"量出为入"的原则,严格记录 24h 出入量,将出入量的记录方法、内容及重要性告知患者和照顾者,取得充分配合。每班评估出入量平衡状态,"失衡"时告知医生并遵医嘱予以处理,及时纠正。

2. 用药护理　①合理安排输液顺序,遵医嘱按时、准确、优先输注甲泼尼龙;②指导患者用药的注意事项和不良反应的观察，如糖皮质激素需要待病情好转后逐渐遵医嘱减量；用药过程应警惕消化道不适和感染等症状。

3. 预防感染

（1）休息与运动：前期患者肾毒性为 G4，指导患者绝对卧床休息，保证充足的睡眠与休息时间，同时限制活动量，避免劳累和增加肾脏负担。根据疾病恢复情况指导患者逐渐增加活动量，从卧床运动到从床旁站立、床旁行走再逐渐过渡到室内活动、走廊步行等，活动以不出现心悸、疲乏为宜。

（2）保护性隔离：将患者安置在单人房，病房每日行紫外线消毒 30min 和物表擦拭消毒，定时通风 30min 以上；限制探视，指定照护者，指导照护者严格落实手卫生。患者外出活动时戴口罩，注意保暖，避免去人群聚集的地方。

（3）生活护理：卧床期间协助患者日常生活活动，并督促患者床上活动、勤翻身，每班检查患者受压部位皮肤情况。

4. 饮食指导　指导患者进食易消化、高热量、低盐低脂、适量优质蛋白的清淡食物。患者存在食欲缺乏，计算患者每日所需能量和其他营养素的消耗和摄入情况，通过饮食指导、口服营养补充和静脉营养支持等方式给予个体化营养支持。

【案例小结】本例晚期乳腺癌患者经多线治疗，在首次接受 ICI 治疗后第 18~19 周，发现以肾功能指标（血清肌酐）异常升高为主要判定依据的 G4 肾毒性；经过 1 周的积极住院治疗和护理，毒性得到好转，予转换口服药物后顺利出院。该案例提示：①肾毒性缺乏特异性临床表现，患者在院外随访期间发现肾功能指标异常升高，遂紧急收治入院予免疫抑制和护肾治疗。因此，对患者实验室检查结果的追踪随访能早期发现 ICI 治疗相关肾毒性，避免了肾功能的不可逆损伤，由此可见，在患者院外随访方面，护理发挥了 irAE 管理的主体作用。②护理综合管理对于肾功能恢复具有重要作用。除药物治疗外，护理注重维持水、电解质平衡，预防感染，予以个体化的休息、活动和饮食指导等帮助患者平稳度过了肾功能损伤急性期，保障患者安全。

第四节　免疫检查点抑制剂治疗相关心血管毒性

导入案例与思考

陈某，女，58 岁，诊断为结肠脾曲癌，肝、肺、左侧卵巢多发转移。2019 年 8 月至 2021 年 9 月已行多线方案治疗（不含 ICI）。于 2021 年 9 月 13 日开始行"PD-1 抑制剂 + 西达本胺"方案治疗，2021 年 10 月 9 日完成第 2 个疗程药物输注。2021 年 11 月 16 日实验室检查：cTnI 1.494ng/mL，肌红蛋白（myoglobin，Mb）711.55ng/mL，CK 1 617U/L，BNP 为 20.20pg/mL；心电图提示 T 波低平，考虑 ICI 治疗相关心肌炎可能性大，11 月 17 日收治入院。

请思考：

1. 导致患者此次入院的主要问题是什么？

2. 患者的问题处于哪一级别？判断的依据有哪些？

3. 针对此类问题，相应的护理措施有哪些？

一、免疫检查点抑制剂治疗相关心血管毒性及其分级

ICI 治疗相关心血管毒性包括心脏和外周血管疾病，具有多种临床表现，如心肌炎、心包炎、心律失常、心室功能下降、心脏瓣膜炎、血管炎、静脉血栓栓塞症（venous thromboembolism，VTE）和肺动脉高压等。心血管毒性出现的症状可能包括进行性疲乏、肌痛或虚弱、心悸、胸痛、晕厥前或晕厥、呼吸急促和外周水肿，严重者可出现心源性休克或猝死。ICI 治疗相关心血管毒性以心肌炎最为常见和严重，VTE 也相对常见。本节主要针对心肌炎和 VTE 的护理进行介绍。

（一）免疫检查点抑制剂治疗相关心肌炎

ICI 治疗相关心肌炎发生的中位时间为治疗后第 17~34d，约 80% 发生在前 3 个月内，死亡率高达 39.7%~50%，居所有 irAE 的首位，接受 ICI 联合治疗者死亡风险更高。心肌炎在临床上可表现为无症状、轻微症状、明显症状或暴发性心肌炎。初始症状多为非特异性，如乏力、心悸和气短等，严重者可出现端坐呼吸、周围性水肿、心源性休克和心脏停搏。典型心肌炎临床综合征包括心悸、胸痛、急性或慢性心力衰竭及心包炎、心包积液等一系列表现。部分患者可合并其他 irAE，以合并重症肌无力或肌炎最常见。对于临床上正在接受抗肿瘤治疗的患者，心肌炎的早期诊断非常困难，因此对免疫治疗期间出现心脏相关症状的患者需高度警惕心肌炎的发生。

（二）免疫检查点抑制剂治疗相关静脉血栓栓塞症

ICI 治疗相关 VTE 症状多样化，可能包括疼痛、肢体肿胀、皮肤静脉可见度增加或紫癜样皮疹、红斑和发绀，伴随不明原因的发热、呼吸困难、胸膜炎性疼痛、咳嗽、喘息或咯血。VTE 在肿瘤患者中的形成与多种诊疗手段密切相关，ICI 治疗后患者 VTE 发生率升高，为 8%~30%，其发生可能与 ICI 治疗诱导的全身促炎刺激有关，但具体机制仍有待进一步研究。近年来，相关研究表明，应将 VTE 视为接受免疫治疗的常见 irAE。ASCO 和 CSCO 指南指出，低分子肝素和新型口服直接 Xa 因子抑制剂（如利伐沙班）可作为恶性肿瘤相关 VTE 的一线治疗药物，后者由于治疗窗宽、无须常规凝血功能监测等优势，推荐为抗凝治疗的首选单药治疗方案之一。

ICI 治疗常见心血管毒性的分级及表现见表 5-4-1。

表 5-4-1 心血管毒性的分级及表现

心血管毒性	分级表现			
	G1	G2	G3	G4
心肌炎	仅有心脏损伤标志物升高，无心血管症状、心电图（ECG）、超声心动图（UCG）改变	轻微心血管症状，伴心脏损伤标志物和/或 ECG 异常	休息或轻微活动后症状明显，心脏损伤标志物明显异常，ECG 和/或 UCG 明显异常	症状严重，血流动力学不稳定，危及生命，需紧急治疗
静脉血栓栓塞症	静脉血栓形成（如浅表静脉血栓）	静脉血栓形成（如无并发症的深静脉血栓形成），需要医疗干预	静脉血栓形成（如无并发症的 PTE），需要紧急医疗干预	危及生命的后果；血流动力学或神经功能不稳定性；器官损伤；肢端坏死

注：心脏损伤标志物主要包括肌钙蛋白（cTnI 或 cTnT）、肌酸激酶同工酶（CK-MB）、肌红蛋白（Mb）和 CK；PTE 指肺血栓栓塞症（pulmonary thromboembolism）。

二、免疫检查点抑制剂治疗相关心血管毒性的护理

（一）免疫检查点抑制剂治疗相关心肌炎的护理

考虑到心脏损伤的可能性，所有级别的心肌炎都需要完善检查和及早干预。停用 ICI 并尽早开始大剂量糖皮质激素治疗是心肌炎治疗的基石。ICI 治疗相关心肌炎的护理重点包括动态评估与主动监测，落实糖皮质激素等免疫抑制剂用药管理，及时、全面给予对症处理和支持性照护。

1. 评估和监测

（1）识别风险因素：包括免疫联合治疗、免疫联合其他抗肿瘤治疗、女性、心血管疾病史、糖尿病史、高肿瘤突变负荷（tumor mutation burden，TMB）和高龄（>80 岁）等。

（2）落实基线评估：在 ICI 治疗前进行用药前基线评估，包括收集基础病史、临床表现、体格检查，完善心脏损伤标志物检查，如肌钙蛋白（cTn I 或 cTn T）、BNP 或 NT-proBNP、CK、D- 二聚体等，以及心电图和超声心动图等检查。

（3）常规动态监测：基线检查结果异常或伴有心脏相关症状的患者，推荐行心电图和心脏损伤标志物监测。ICI 治疗期间出现心脏不适的患者需接受胸部影像学检查和心电图检查，以排除肺栓塞、肺炎或肺水肿等其他疾病可能。对于心血管毒性高风险人群推荐定期行超声心动图检查。一般来说，用药 3 个月内，需密切随访患者有无心肌炎相关症状和体征，首次治疗后 7 天内复查心脏损伤标志物，若与基线相似，随后每次 ICI 用药前复查生物标志物和心电图；3 个月后每次用药前评估相关症状和体征、复查心电图，有可疑指征时进行心脏损伤标志物和超声心动图等检查。

（4）早期诊断无症状性心肌炎：与暴发性心肌炎或有明显症状的心肌炎相比，无症状性心肌炎的死亡率明显下降，故早期诊断无症状性心肌炎至关重要。目前无症状性心肌炎的定义为 ICI 用药后 Mb、CK-MB、CK 超过 2.5 倍 ULN，同时肌钙蛋白明显高于基线水平，但无任何心血管症状及心电图或超声心动图改变，且排除了其他原因导致的心肌酶谱升高。

2. 分级护理

（1）G1 毒性护理：按照分级管理原则，G1 心肌炎应结合心脏损伤标志物的检查结果决定是否继续或暂缓 ICI 治疗，诊治过程中，给予以下护理措施：①继续或暂缓 ICI 治疗，动态评估患者的病情及临床表现，遵医嘱完善心脏损伤标志物、BNP、心电图、超声心动图等辅助检查；②协助医生进行心血管专科 / 多学科团队诊断或鉴别诊断；③指导患者注意休息，避免劳累和剧烈活动，以免增加心脏负担，活动以步行为主，若有胸闷、气短等症状出现时，应停止活动；④指导保持排便通畅，勿用力排便，必要时使用通便药；⑤指导清淡、易消化、高热量且富含维生素饮食，忌烟忌酒；⑥若无症状性心肌炎诊断成立，立即遵医嘱予大剂量糖皮质激素［初始剂量 1~4mg/（kg·d）］治疗，用药过程中注意观察药物不良反应，警惕机会性感染的发生，遵医嘱预防性应用 PPIs 等药物。

（2）G2 毒性护理：按照分级管理原则，G2 心肌炎应停用免疫检查抑制剂治疗。诊治过程中，给予以下护理措施：①遵医嘱停用 ICI 治疗，在 G1 护理基础上，指导患者卧床休息，持续给予心电监护和血氧饱和度监测，必要时吸氧；②给予大剂量糖皮质激素［初始剂量 1~4mg/（kg·d）］治疗，必要时早期联合其他免疫抑制剂，提供用药指导；③对症处理药物（如静脉途径给予抗组胺药、NSAIDs），并主动干预心脏疾病危险因素（包括高血压、高血脂、吸烟、糖尿病等）；④动态监测心率、心律、脉率、血压、呼吸频率、血氧饱和度及相关症状（如

心悸、胸痛、活动后呼吸困难等）的变化情况。

（3）G3 和 G4 毒性护理：按照分级管理原则，G3 和 G4 心肌炎应永久停用免疫检查抑制剂治疗，诊治过程中，给予以下护理措施：①遵医嘱予永久停用 ICI，完善上述辅助检查，必要时行心脏大血管磁共振成像（cardiovascular magnetic resonance imaging，CMR）或心内膜心肌活检等。②协助进行多学科团队（心血管专科、危重症医学科等）会诊，按照会诊意见实施护理。③在 G2 护理基础上，指导患者绝对卧床休息，减少活动，减少心肌耗氧量。④给予 ICU 级别监护，密切观察患者意识、生命体征和血氧饱和度，严格记录 24h 出入量，患者补液速度不宜过快，饮水量或补液量应 "量出为入"。⑤快速予糖皮质激素冲击治疗（500~1 000mg/d），若 24h 无改善，应联合其他免疫抑制剂或给予血浆置换，免疫抑制过程中注意观察相关不良反应，预防性使用药物或采取相应护理措施。⑥对于危重症患者，及时给予循环、呼吸功能等生命支持照护。针对已经诊断的心脏功能异常，均应遵医嘱给予相应治疗，如针对心衰的治疗、抗心律失常治疗，必要时安装心脏起搏器等。⑦实施保护性隔离，有条件者将患者转入单人病房，落实环境和物表消毒，预防感染。⑧给予患者清淡、易消化、高热量饮食，可启动肠内或静脉营养，补充足够热量和营养元素。⑨关注患者用药后的毒性转归，评估患者和照顾者心理状态，提供心理支持。

（二）免疫检查点抑制剂治疗相关静脉血栓栓塞症的护理

ICI 治疗相关 VTE 的护理要点包括实施风险评估和基础预防，落实机械预防，正确给予药物预防，并预防和主动监测相关并发症（如肺栓塞、出血）的发生，及时给予对症处理和支持性照护。

1. 静脉血栓栓塞症的预防

（1）风险预测：Khorana 评分是适用于肿瘤内科及门诊化疗患者的血栓风险评估模型，为多个指南唯一推荐用于评估癌症患者血栓风险的工具。Khorana 评分内容包括原发癌症类型、治疗前血小板和白细胞计数、Hb 水平和体重指数（表 5-4-2）；Khorana 评分 0 分为低危风险，1~2 分为中危风险，≥3 分为高危风险，针对 VTE 高危风险的患者应进行常规预防性抗凝治疗。此外，也可采用 Padua 风险评估量表等进行风险预测。有研究指出，应综合考虑免疫治疗前的免疫细胞、血浆细胞因子、血管内皮激活标志物以评估 VTE 的发生风险，可能需要建立特异性免疫治疗相关 VTE 风险预测模型。

表 5-4-2　Khorana 血栓风险评估模型

危险因素	评分/分
极高危的原发癌症类型：胃癌、胰腺癌、脑癌	2
高危的原发癌症类型：肺癌、淋巴瘤、妇科肿瘤、膀胱癌、睾丸癌、肾癌	1
治疗前血小板计数≥$350×10^9$/L	1
Hb 水平<100g/L，或者正在采用一种红细胞生长因子治疗	1
治疗前白细胞计数>$11×10^9$/L	1
体重指数≥35kg/m^2	1

（2）预防措施

1）药物预防：给予抗凝药物预防性治疗前，需评估出血风险。指南建议对所有诊断为活动性肿瘤且无抗凝禁忌证的住院患者（包括行动不便、需要卧床以及病情已经较严重或处于急性期的患者等）进行预防性抗凝治疗；推荐对血栓风险评估为中、高危风险（如Khorana 评分≥2 分），且无出血高风险（如胃肠道肿瘤）的门诊肿瘤患者，在起始抗肿瘤治疗时采用利伐沙班作为血栓一级预防。

护士应做好药物预防护理指导：①指导患者按时服药，不擅自停药或增减用药剂量。②服用利伐沙班的患者应根据服药剂量给予针对性指导，如利伐沙班 10mg 可空腹或随餐服用，利伐沙班 15mg 或 20mg 需随餐服用。如果发生漏服，应立即补服，并于次日继续接受每日一次给药，不应自行将剂量加倍。③指导患者用药期间预防人为损伤而导致出血，如避免肢体碰撞或外伤，避免搔抓皮肤，避免用力擤鼻、用手抠鼻痂和外力撞击鼻部，防止鼻黏膜干燥而出血，使用软毛牙刷刷牙，食用易消化、少渣食物等。④指导患者观察是否存在出血情况，如观察皮肤是否出现出血点、瘀点、紫癜或瘀斑，尿液颜色是否加深或变红，大便是否变黑或变红，是否出现不明原因的头痛、眩晕、视物模糊等症状。

2）机械预防：对于存在药物预防禁忌，但无机械预防禁忌证［如外周动脉疾病、开放性伤口、充血性心力衰竭、急性浅表静脉炎或深静脉血栓形成（deep venous throm-bosis，DVT）等］的患者，采用机械预防。常见的机械预防方式包括抗血栓弹力袜、间歇加压充气装置、足底静脉泵、经皮电刺激装置等。护士应根据预防方式给予针对性指导，如针对使用抗血栓弹力袜的患者，指导其每天脱下弹力袜，进行皮肤和肢体评估，包括测量记录腿围、是否出现皮肤过敏、损伤、肿胀、疼痛、足背动脉搏动减弱或消失等情况；指导患者正确穿（脱）弹力袜；穿戴期间保持弹力袜平整，避免褶皱，袜子出现磨损时应及时更换。

3）基础预防指导：①指导卧床患者在无禁忌证的情况下抬高下肢，早期开展主动踝泵运动或被动下肢运动，并尽早下床活动；②避免医源性损伤和下肢穿刺；③避免脱水，病情允许下指导患者每日饮水 1 500~2 500mL；④保持良好的生活和饮食习惯。戒烟戒酒，平衡膳食，宜清淡、低脂、低糖饮食，控制体重、血糖、血脂，避免久站久坐。

2. 静脉血栓栓塞症的评估　对 ICI 治疗相关 VTE 进行全面评估，以评估是否发生 VTE 及判断其分级，评估内容包括：

（1）风险因素评估：基线 PS 状态较差（如 ECOG 评分>2 分）、女性、肿瘤转移、既往VTE 史等为 VTE 高危风险因素。应注意同时存在其他 irAE 的患者在使用大剂量糖皮质激素治疗时，可能增加 VTE 的风险。

（2）辅助检查结果评估：获取并评估所有辅助检查报告，主要包括 D- 二聚体水平、静脉超声检查、CT 肺动脉造影、肺通气或血流灌注显像检查等。

（3）评估患者是否出现 PTE 或 DVT 的症状或体征，可疑 DVT 患者的主要临床表现包括单侧肢体肿胀、肢体疼痛、沉重感，原因不明的持续小腿抽搐，面部、颈部、锁骨上区肿胀，导管功能障碍（放置导管者），胸部 X 线检查发现无症状患者，可疑 PTE 的主要临床表现包括不明原因的呼吸急促、血氧饱和度下降、胸痛、心动过速、情绪不安、晕厥。

（4）关注患者其他相关检查结果：包括心电图、胸部 X 线检查、BNP 和肌钙蛋白水平检测，以及动脉血气分析。

3. 静脉血栓栓塞症的分级护理

（1）G1 VTE 的护理：按照分级管理原则，G1 可继续 ICI 治疗，护理目的是减轻局部症状、预防 DVT，在继续落实基础预防护理措施时，给予：①初期可采用热敷、抬高患肢，减轻局部症状；②局部疼痛者遵医嘱使用 NSAIDs；③穿抗血栓弹力袜，弹力袜长度应覆盖受累静脉的全部范围；④观察症状变化情况、是否出现高热、感染等；遵医嘱行相关辅助检查，监测 D- 二聚体等指标变化与静脉超声检查结果。

（2）G2 VTE 的护理：按照分级管理原则，G2 可继续 ICI 治疗，并给予以下护理措施。①遵医嘱予药物抗凝治疗，观察抗凝期间患者血栓症状变化，并注意是否有出血表现，指导预防出血措施，做好自我监测；②指导患者正确服用药物，强调用药的重要性，因药物治疗时间长，应关注服药依从性；③行相关实验室检查，监测 D- 二聚体等指标变化和血栓治疗的转归；④提供日常生活、运动和饮食指导，在规范药物抗凝治疗的情况下，患者可早期下床活动。

（3）G3 和 G4 VTE 的护理：按照分级管理原则，G3 和 G4 可遵医嘱暂停 ICI 治疗，或在评估风险和获益后可重新使用 ICI，并给予以下护理措施。①在 G2 的基础上，指导患者卧床休息。②动态监测患者症状，提供对症支持护理；G3 患者观察是否出现 PTE 相关症状，必要时予吸氧；G4 患者提供呼吸及血流动力学支持。③协助医生进行专科会诊或转诊。④动态观察患者的抗凝药物治疗效果和症状变化，关注患者的皮肤、心理、疼痛和营养状态，根据指标和症状变化进一步采取皮肤护理、疼痛管理、营养和心理支持等措施。

三、免疫检查点抑制剂治疗相关心血管毒性的案例分享

陈某，女，58 岁，诊断为结肠脾曲癌，肝、肺、左侧卵巢多发转移。2019 年 8 月至 2021 年 9 月已行多线方案治疗（不含 ICI）。于 2021 年 9 月 13 日开始行"PD-1 抑制剂 + 西达本胺"方案治疗，2021 年 10 月 9 日完成第 2 个疗程药物输注。2021 年 11 月 16 日实验室检查：cTn I 1.494ng/mL，Mb 711.55ng/mL，CK 1617U/L，BNP 20.20pg/mL，心电图提示 T 波低平，考虑 ICI 治疗相关心肌炎可能性大，11 月 17 日收治入院。经住院治疗 1 周后心肌酶等相关指标下降，治疗有效，予转入心血管专科病房继续治疗，心脏损伤标志物水平逐渐好转至完全恢复正常。

（一）毒性的判断与分级

1. 临床表现　患者入院生命体征正常，体温为 36.8℃，心率 79 次 /min，呼吸频率 19 次 /min，血压 116/68mmHg，血氧饱和度 99%；无胸闷、胸痛等症状；患者活动耐量无下降、双下肢无水肿、尿量无减少，各瓣膜听诊区未闻及杂音。

2. 辅助检查结果

（1）心脏损伤标志物（11 月 17 日）：cTn I 2.118ng/mL（>81.46 倍 ULN），Mb 1 173.92ng/mL（>8.39 倍 ULN），CK 1 602U/L（>8 倍 ULN），均明显高于正常值上限，其中 cTn I 报危急值；BNP 正常，为 20.20pg/mL。

（2）血常规：白细胞、血小板无明显异常，轻度贫血（Hb 100g/L）。

（3）生化：电解质、白蛋白、肾功能无明显异常，AST 和 ALT 水平 I 度升高。

（4）心电图：T 波低平。

（5）超声心动图：未见异常。

3. 判断与分级结果　患者存在心脏损伤标志物和心功能指标异常，心电图显示异常，无明显心血管症状，判断为 G1 无症状性心肌炎（亚临床心肌损伤）。

（二）治疗

1. 药物治疗

（1）免疫抑制剂：予糖皮质激素静脉输注（甲泼尼龙 40mg/d，每日 1 次），后根据心脏损

伤标志物水平动态调整糖皮质激素的用量,最高至80mg/d,并联合使用丙种球蛋白(10g/d,静脉输注)。

(2)护心药物:遵医嘱予口服曲美他嗪,每次20mg,每天3次。

(3)其他药物:遵医嘱使用PPIs预防消化道不良反应;予乳果糖口服,保持排便通畅,根据实验室检查结果予护肝药物口服。

2. 专科转诊 在患者病情平稳后,转诊心血管专科继续治疗,动态监测心脏损伤标志物,指标逐渐好转。患者于2021年12月15日顺利进行下一疗程的抗肿瘤治疗,2021年12月27日心肌损伤指标恢复正常,cTnI降为0.024ng/mL,Mb为71.73ng/mL。

(三)护理

1. 动态监测 协助落实动态评估与主动监测策略:①持续心电监护,动态监测患者意识状态、心率、心律、体温、脉搏、呼吸频率、血压及血氧饱和度;②识别早期症状,重视患者主诉,每日询问患者是否存在心悸、气短、胸痛等主诉;③正确采集并及时送检血液学标本,监测心脏损伤标志物检测结果,包括cTn I、BNP、Mb、CK和CK-MB等;④协助完善床旁心电图、超声心动图、胸部X线检查、超声心动图等辅助检查,追踪检查结果。

2. 用药护理 ①合理安排输液顺序,优先使用糖皮质激素和丙种球蛋白;丙种球蛋白输注时应先慢后快,观察有无过敏症状。②根据心功能指标控制输液速度,量出为入,避免快进快出,增加心脏负荷或导致血容量不足、血压下降。③糖皮质激素治疗期间,需警惕消化道不良反应的发生,监测体重变化,告知患者糖皮质激素需使用一段时间,并逐渐减量,以免出现病情反跳情况。

3. 休息与活动 ①指导患者进行以步行为主的运动,缓慢增加运动强度,如有心悸、气短等症状时应停止运动,及时休息,指导患者预防跌倒;②关注患者心理状态,保证充足的休息时间;③指导患者勿用力排便,便秘者使用缓泻剂;注意防寒保暖,避免去人员密集地,预防感染。

4. 饮食指导 进行营养风险筛查,计算患者每日的能量需求、消耗与摄入情况,给予个体化饮食指导。为避免增加患者心肌耗氧量和预防糖皮质激素治疗引起的消化道不良反应,指导患者进食清淡、易消化、富含维生素的食物;鼓励经口进食,少食多餐,早期给予口服营养补充剂。严格根据容量管理原则进行饮水量指导,每日液体摄入量控制在1 500~2 000mL,量出为入,维持24h出入量平衡。

【案例小结】ICI治疗相关心肌炎主要发生在治疗前3个月内,本案例介绍了一例在首次使用ICI后第64天(9~10周),通过实验室检查发现心脏损伤标志物水平异常升高而判定的G1心肌炎,即无症状性心肌炎。通过及时发现、及时诊治和护理,该患者的心肌炎在1个月内恢复,继续原方案抗肿瘤治疗。该案例提示:①心脏损伤标志物变化往往早于临床症状的发生,其对于诊断无症状性心肌炎非常重要;鉴于无症状性心肌炎的可逆转性,且死亡率较其他级别心肌炎明显下降,护理应落实主动监测策略,协助落实基线评估和用药后监测,有助于落实心肌炎的早期诊断和早期治疗。②在基线评估的基础上应对用药3个月内患者心血管毒性相关症状和体征进行随访,因初始症状多为非特异性,应特别关注心脏损伤标志物检测和心电图结果,当发生心肌炎时,及时、全面给予监护、对症处理、药物管理和支持性照护发挥重要作用。

第五节 免疫检查点抑制剂治疗相关其他少见毒性

一、免疫检查点抑制剂治疗相关眼毒性

（一）免疫检查点抑制剂治疗相关眼毒性与分级

ICI治疗相关眼毒性发生率低于1%，常见为各种类型的葡萄膜炎，包括前葡萄膜炎、中葡萄膜炎、后葡萄膜炎、全葡萄膜炎以及Vogt-小柳-原田（Vogt-Koyanagi-Harada，VKH）综合征，以前葡萄膜炎居多。其他眼毒性包括巩膜炎、角膜炎、眼眶炎、结膜炎、视网膜病变、眼睑炎、视盘炎、玻璃体炎、视神经炎等。其中，葡萄膜炎是指眼睛的葡萄膜（包括虹膜、睫状体和脉络膜）发生的炎症，临床表现为眼红、眼痛、畏光、飞蚊症和视力下降等，可见睫状充血、角膜后沉着物。VKH综合征是一种特殊形式的葡萄膜炎，由T细胞介导的靶向黑色素细胞抗原的自身免疫性疾病，常伴眼外多器官受累，包括耳、皮肤、毛发和脑膜，可导致不可逆的视力丧失。结膜炎指涉及眼球表面的透明膜（结膜）的炎症，表现为眼红、分泌物增多和眼痒等。葡萄膜炎和巩膜炎的分级及表现见表5-5-1，其他眼毒性的分级及表现可参考NCI-CTCAE 5.0。

表5-5-1 葡萄膜炎和巩膜炎的分级及表现

眼毒性	分级表现			
	G1	G2	G3	G4
葡萄膜炎	无症状 仅作临床或诊断观察	前葡萄膜炎，提示医疗干预	后葡萄膜炎或全葡萄膜炎	患侧视力<0.1或失明
巩膜炎	无症状 仅作临床或诊断观察	有症状的，日常活动受限，视力>0.5	有症状的，日常活动受限，视力<0.5	患侧视力<0.1或失明

（二）免疫检查点抑制剂治疗相关眼毒性的护理

ICI治疗相关眼毒性影响患者的视力和生活质量，且疗程相对较长，需关注患者的用眼卫生、日常生活活动自理能力和安全。

1. 评估与监测

（1）基线评估：在开始ICI治疗前，患者应接受常规眼部检查，包括视力检查、色觉检查、红光反射检查，瞳孔的大小、形状和反应性检查，眼底检查，眼睛前部检查。对有眼部疾病史的患者，进行专科评估和检查对及早发现和明确眼部irAE的鉴别十分必要。

（2）动态监测：用药全程动态评估眼部症状及体征，重视患者主诉，警惕初次出现的视物模糊、飞蚊症、闪光、色觉改变、红眼症、畏光、视物扭曲、视野改变、盲点、眼球柔软或动眼疼痛、眼睑水肿或突出或复视。

2. 用药护理 配合专科医生局部或系统性使用糖皮质激素、睫状肌麻痹剂等药物。告知患者及照顾者应规范用药，指导正确的滴眼方法：①使用滴眼液前后及手接触眼前后，做好手卫生；②取仰卧位或坐位头后仰，翻开下眼睑，眼睛向上看，滴入1~2滴眼药水，闭眼5min，保证眼药水在结膜内充分停留，发挥作用。

3. 症状护理 告知患者和照护者ICI治疗相关眼部症状不具传染性，不用隔离；常规

进行用眼卫生的健康教育,注意清洁卫生,避免感染;关注视力严重下降患者的心理状态。出现以下症状时给予相应指导。

（1）眼干、眼痒:指导患者勿用手揉眼,并通过避免用眼疲劳、增加眼部保湿、保持眼部清洁等方法缓解症状,增加眼表及眼球的湿润度,包括保持环境的湿润度、遵医嘱使用人工泪液滴眼液(包括玻璃酸钠、聚乙烯醇和羧甲基纤维素钠滴眼液等);眼部熏蒸应在专业人员指导下使用。

（2）眼部分泌物增多:可使用生理盐水棉签擦净睑缘分泌物,再用生理盐水冲洗干净结膜囊内积聚的分泌物,冲洗顺序为症状较轻到症状较重的患眼,冲洗全程注意清洁卫生。

（3）畏光流泪:避免光和热等对眼部的刺激,减少用眼时间,出门时可佩戴太阳镜。为了使眼部分泌物排出畅通,眼部不可包扎或戴眼罩,以避免结膜囊温度升高给细菌的生长繁殖提供有利环境。

4. 安全护理　住院或居家期间保持环境整洁、物品集中靠边放置,保障患者活动空间宽敞、安全,避免因视力下降引发磕碰、跌倒等意外伤害事件发生,必要时协助日常生活活动。

免疫检查点抑制剂治疗相关眼毒性的案例分享

郭某,男,69 岁,确诊"左肺腺癌伴肺、骨转移(cT$_4$N$_3$M$_{1c}$)ⅣB 期"。2021 年 12 月 15 日开始使用"PD-1 抑制剂＋培美曲塞＋卡铂"方案治疗,完成 4 个疗程后,于 2022 年 3 月 8 日予"PD-1 抑制剂＋培美曲塞"维持治疗。2022 年 4 月出现眼干、眼部分泌物增多,以泪液为主,考虑与 ICI 治疗相关,予玻璃酸钠滴眼液滴眼。2022 年 5 月眼干症状未缓解,予氯霉素和氯化钠滴眼液适量滴眼,继续予维持治疗。2022 年 8 月 3 日因泪液增加致视物模糊就诊眼科,经多项专科检查后诊断为双眼结膜炎,裸眼视力:右眼 0.32、左眼 0.25(无明显视力下降),未行特殊处理。2022 年 10 月、11 月患者因泪液增加,擦眼泪致眼睑疼痛再次就诊眼科,予复方萘甲唑啉、妥布霉素和普拉洛芬滴眼液局部用药,上述症状未改善,眼科医生判断与抗肿瘤治疗药物相关,建议暂停用药。患者和照顾者表示眼部症状导致患者心理压力增大,影响日常生活活动,遂于 2022 年 11 月 15 日开始停止使用 ICI。院外随访患者,眼部症状基本缓解。

二、免疫检查点抑制剂治疗相关耳毒性

（一）免疫检查点抑制剂治疗相关耳毒性与分级

ICI 治疗相关耳毒性发生率约占 irAE 的 2%,表现为感音神经性听力损失,症状包括听力损失、耳鸣、耳闷胀感或眩晕(可由前庭功能障碍引起),常为双侧对称性发生,多与其他 irAE 合并发生,偶单独出现。黑色素瘤患者的免疫治疗依赖具有高抗黑色素瘤／黑素活性的 T 细胞受体,耳蜗内壁存在的耳黑素细胞可能会受到激活的免疫系统攻击,因此,黑色素瘤患者较其他患者更易出现耳毒性。耳毒性分级主要依据客观听力检测,分级标准参照 2021 年版世界卫生组织(World Health Organization,WHO)听力损失分级标准(附表 1-1)。建议患者在使用 ICI 之前可进行基线听力检查,当患者出现耳毒性时,应注

意权衡听力损失对患者生活质量的影响以及 ICI 继续治疗的获益。耳毒性的分级及表现见表 5-5-2。

表 5-5-2　耳毒性的分级及表现

分级	表现
G1	仅有耳鸣、耳闷胀感,听力正常或 WHO 听力损失分级为轻度
G2	WHO 听力损失分级为中度至中重度
G3	WHO 听力损失分级为重度
G4	WHO 听力损失分级为极重度或单侧聋 / 全聋

（二）免疫检查点抑制剂治疗相关耳毒性的护理

ICI 治疗相关耳毒性可影响患者听力、平衡力,从而影响其安全和生活质量,需注重早期识别症状并诊断,关注听力恢复情况,协助落实日常生活安全。

1. 早期识别和检测

（1）识别高危人群:包括黑色素瘤、ICI 联合治疗（PD-1 抑制剂联合 CTLA-4 抑制剂）或免疫联合治疗、有听觉或前庭功能障碍病史、有其他黑素细胞被破坏的 irAE（包括白癜风、脱发、视力下降）患者等。

（2）评估基线听力:有条件者,可在开始 ICI 治疗前进行听力检查;评估患者是否存在听力下降、耳鸣、耳闷胀感或眩晕,以及症状发生的频率、严重程度和对日常生活活动的影响。

（3）协助鉴别诊断:识别是否有不良的掏耳、洗耳等行为,指导患者避免自行使用较锐利的工具掏耳。配合医生完成诊断和鉴别诊断,排除脑转移、脑血管病变、神经性病变和感染性疾病等所致的相关症状表现。

2. 用药护理

（1）免疫抑制剂:应在明确诊断后 2 周内尽早启用糖皮质激素治疗,给药方式包括口服、静脉输注和鼓室内注射。鼓室内注射糖皮质激素应由专科医生操作,要点:①有条件者在注射前完成听力图检查,以便后续追踪听力的转归;②注射频率和次数由专科医生评估决定;③患者在注射后需停留观察至少 30min,必要时保持特定体位,并不要吞咽和说话,以避免药物通过咽鼓管流到喉咙后部。如果在耳鼻喉科专科医生指导下使用糖皮质激素治疗 2 周内症状没有改善,应考虑给予其他免疫抑制剂治疗。

（2）其他药物:眩晕和失衡的患者短期内可以给镇吐药缓解症状,但长期使用可能会损害中枢代偿,应做好用药指导;长期耳鸣可能会给患者带来情绪或心理问题,可遵医嘱进行心理精神调节类药物的使用。

3. 症状护理

（1）听力损失:选择最合适患者的声音进行交流,配合使用非语言沟通技巧,达到有效沟通;注意指导患者外出时应有人陪伴,保障安全;部分患者的听力损失不能完全恢复时,应做好解释和心理支持,帮助患者选择使用合适的助听器辅助生活;对进行鼓室内注射的患者应协助配合注射并落实注射后护理。在专科医生的指导下,可给予患者人工耳蜗植入的治疗方案。

（2）耳鸣：被认为是失去某些频率的听觉刺激所产生的反应，故耳鸣通常伴随听力损失。评估耳鸣的发作情况和持续性，如果耳鸣不能解决，影响患者日常生活和舒适度，可以使用助听器、白噪声机、认知行为疗法和药物治疗。

（3）眩晕和平衡能力障碍：密切观察眩晕和平衡能力障碍的发作特点、持续时间和伴随症状，评估患者心理感受。眩晕发作时应陪伴、安抚和鼓励患者，保持环境安静，避免各种不良刺激；眩晕或平衡能力障碍期间，患者卧床时间增加，应落实患者安全和生活护理，指导患者在症状缓解后活动应缓慢，逐步适应。有条件者可给予前庭运动和平衡功能锻炼，避免安全性意外事件的发生。

4. 安全护理 听力损失、耳鸣或眩晕均会影响患者的主观感受、舒适度和活动安全，应进行：①患者日常生活活动能力和跌倒风险等评估；②在安全评估的基础上，进行安全教育，并帮助认识耳毒性及其临床诊治过程和治疗配合，给予信息和心理支持；③必要时进行生活协助，保障患者安全。

5. 功能康复护理 药物治疗后，耳毒性可能得到不同程度的缓解，但也可能会加重，应加强需求沟通，协助转诊进行听力和/或平衡功能锻炼。对于功能障碍无法恢复的患者，鼓励照顾者提供情感和照顾支持，给予随访和信息指导。

免疫检查点抑制剂治疗相关耳毒性的案例分享

吴某，女，58岁，诊断为外阴黑色素瘤多发转移，已行多线治疗。2020年9月再次复发转移，于2020年9月10日和9月28日行2个疗程PD-1抑制剂治疗；2020年10月22日开始行"PD-1抑制剂＋贝伐珠单抗"治疗，2020年11月19日在完成第2个疗程给药后，患者出现右侧头颈部疼痛、麻木，右耳听力减退，耳鼻喉专科评估患者右耳平均听阈为41~60dB HL（WHO-1997正常听力平均阈值≤25dB HL；WHO-2021正常听力平均阈值<20dB HL），较2020年9月开始ICI治疗前阈值下降>25dB HL，根据NCI-CTCAE 5.0评估为"听力损伤G2"。予口服泼尼松20mg/d[0.5mg/（kg·d）]治疗1周后，减量至10mg/d，2周后停药；同时给予抗生素口服，局部滴耳剂滴耳；患者右耳听力损伤改善至G1（平均听阈26~40dB HL），其他症状消失，不影响日常生活活动和生活质量，未使用助听器。主管医生考虑不排除ICI治疗导致的听力下降，继续予更改不含ICI方案治疗，同时对症状进行长期随访，患者右耳听力无法恢复至基线水平。按2023年耳毒性分级标准回溯患者当时耳毒性分级为G2。

三、免疫检查点抑制剂治疗相关膀胱毒性

（一）免疫检查点抑制剂治疗相关膀胱毒性与分级

膀胱毒性是ICI治疗罕见的毒性，个案报告见于肺癌、胆管癌和黑色素瘤患者，常伴随其他irAE发生，如胃肠毒性、血液毒性、肝毒性、皮肤毒性或肺毒性，可在用药3~7周期后发生，男性多于女性。常见临床表现包括尿路刺激症状（尿急、尿频、尿痛等）、血尿、排尿困难，夜尿增多、尿失禁等。出现泌尿系统症状时需完善尿常规、尿培养、尿液细胞学检查等以排除感染和肿瘤进展，有条件者可予膀胱镜下活检行免疫组化辅助诊断，镜下主要表现

为膀胱黏膜糜烂和发红,病理检查显示尿路上皮细胞有淋巴细胞浸润,部分强表达 PD-1 或 PD-L1。膀胱毒性的分级及表现见表 5-5-3。

表 5-5-3　膀胱毒性的分级与表现

分级	表现
G1	无症状或轻度症状;仅作临床或诊断观察
G2	中度症状;影响工具性日常生活活动
G3	重度症状;需要静脉输注药物和住院
G4	危及生命

（二）免疫检查点抑制剂治疗相关膀胱毒性的护理

ICI 治疗相关膀胱毒性的护理要点包括协助医生及早识别症状和诊断,关注毒性对生活质量的影响,落实症状管理和患者安全。

1. 早期识别和检测　识别高危人群:膀胱毒性可能具有以下特点。① ICI 使用史; ②存在尿频、尿急、尿痛等尿路刺激症状;③尿常规检查中发现红细胞和白细胞;④排除泌尿系感染,抗生素治疗无效;⑤类固醇治疗后症状迅速缓解,尿中白细胞、红细胞迅速减少; ⑥膀胱镜下活检组织病理学可无特异性,但免疫组织化学可见淋巴细胞浸润等帮助确认免疫损伤存在的表现。

2. 协助鉴别诊断

（1）生活方式评估:了解患者在治疗过程中生活是否规律,以及个人卫生、饮食和排尿习惯,评估患者每天的液体摄入量及种类,以及排尿的频次和量;近期有无过度劳累、精神紧张、尿管留置等诱发排尿异常等因素存在。

（2）症状评估:评估存在症状的表现形式、持续时间、严重性,评估症状对患者日常生活活动、患者安全和生活质量的影响水平。

（3）尿标本采集和送检:完善尿常规、尿培养、尿液细胞学检查标本的正确采集和送检,追踪检查结果,协助对细菌性膀胱炎进行鉴别诊断。其中,尿常规检查可用任何时间段的新鲜尿液,尿沉渣检查原则上留取晨起第一次尿液的中段尿,因晨起尿液较浓缩,有利于尿液有形成分的检出,又可避免饮食因素的干扰,尿常规标本留取后宜立即送检,从标本采集到实验室检查完成,夏天不应超过 1h,冬天不应超过 2h。尿细菌学培养需用无菌试管留取清晨第一次清洁中段尿、导尿或膀胱穿刺尿;并注意以下几点:①在应用抗菌药前或停用抗菌药 7d 后留取尿标本;②应确保尿液在膀胱内已停留至少 4h;③留取尿液时应严格无菌操作,先充分清洁外阴,消毒尿道口,避免污染;④标本必须在 1h 内进行细菌培养,否则需冷藏保存。

（4）膀胱镜活检及护理:膀胱镜活检前告知患者检查过程和配合要点,减轻心理负担,协助清洁外阴,指导放松呼吸;术后要保障患者休息,避免剧烈运动;饮食清淡,多饮水、多排尿;观察尿液的颜色,及早识别是否存在出血;对存在疼痛的患者需落实镇痛治疗;对留置导尿管的患者按留置尿管常规护理措施给予护理;监测患者是否存在感染症状,必要时遵医嘱正确使用抗生素预防感染。

3. 用药护理

（1）免疫抑制剂：可在明确诊断前早期、短期经验性口服或静脉使用糖皮质激素，观察症状有无好转、尿常规检查相关指标是否改变；如有明确的免疫相关性膀胱炎诊断可增加糖皮质激素剂量，若糖皮质激素疗效不佳，可考虑联合其他免疫抑制剂治疗。在膀胱毒性处理的个案报告中，糖皮质激素多为短期使用，对于停药后症状反复出现的患者，可考虑在ICI治疗的同时给予糖皮质激素控制症状。长期使用糖皮质激素时应注意预防和处理不良反应。

（2）其他药物：可在明确诊断前给予经验性抗菌药物或碳酸氢钠治疗，若需进行尿细菌学培养，抗菌药物使用时间应延后；有疼痛的患者遵医嘱使用镇痛药；血尿患者正确使用止血药。

4. 症状护理

（1）健康教育：在生活方式评估基础上，指导患者养成良好的个人卫生和排尿习惯。①无禁忌的情况下，建议采用淋浴的方式洗澡。②勤换清洁、干燥的内裤，宜选用透气性强、吸湿性较好的棉织物内裤，尽量少穿紧身内衣及牛仔裤。③增加会阴清洗次数，清洗时注意先洗外阴再洗肛门。④局部避免刺激，不随意用带有香味的沐浴露及香皂清洗会阴部，避免膀胱壁内膜及膀胱内的环境受到化学物刺激而失去平衡。⑤如无禁忌证，应鼓励患者尽量多饮水，勤排尿，禁止憋尿，避免增加继发尿路感染的概率。可指导患者每天液体摄入量不低于2 000mL，保证每天尿量在1 500mL以上，且每2~3h排尿1次。⑥指导健康饮食，避免过度摄入刺激性食物和饮料，如辛辣、酸甜、咖啡因等。同时增加蔬菜、水果等富含维生素的食物摄入。

（2）休息与活动：急性发作期应告知患者注意卧床休息，保持充足的睡眠，舒缓心情，避免过分紧张加重尿频、尿急等不适；指导患者分散注意力；有局部疼痛的患者，在无禁忌证的情况下，指导进行膀胱区热敷或按摩缓解疼痛，合理采用药物镇痛方式保障患者的休息与日常活动。其他时间应避免长时间坐立，适当进行活动锻炼。

（3）安全护理：评估相关症状对患者日常活动安全的影响，如尿急、尿频、夜尿增多等，加强安全指导；指导合理使用便盆或尿壶，减少夜间如厕次数，保障患者安全。

（4）皮肤护理：若患者存在尿失禁，应加强对会阴部和骶尾部皮肤的评估频率和护理强度。指导正确使用尿垫或纸尿裤，以及相关皮肤护理产品，及时更换和清洁局部皮肤，保持皮肤干燥，避免失禁性皮炎加重患者不适；或遵医嘱留置尿管，做好尿管护理。

5. 功能训练　可采用盆底肌训练帮助患者减轻或减缓症状、恢复膀胱或尿道括约肌功能。

（1）盆底肌训练：又称凯格尔运动，指通过反复收缩骶尾部肌肉增强盆底肌肉组织的张力。患者可取平卧、坐位或站立位三种姿势进行训练，训练时下肢、腹部及臀部肌肉放松，自主收缩耻骨、会阴及肛门括约肌。以平卧位为例，方法如下：患者将双腿分开，平静呼吸，进行肛门会阴收缩并上提盆底肌肉，收缩3~8s，放松3~5s，每组重复10~30次，每天做3~5组，可指导患者长期坚持训练。注意锻炼前后排空膀胱，训练时避免收缩双腿、腹部和臀部肌肉。

（2）生物反馈治疗：有条件者可使用生物刺激反馈仪进行盆底肌功能评估，根据评估结果进行生物反馈电刺激治疗结合盆底肌功能训练。

免疫检查点抑制剂治疗相关膀胱毒性的案例分享

黄某，女，59 岁，2016 年 11 月诊断为左肺腺癌伴淋巴结、肝、骨转移，$cT_{2a}N_3M_{1c}$ ⅣB 期，EGFRexonT790M。一线使用靶向药物治疗至 2023 年 4 月 13 日。2023 年 4 月 26 日开始予 PD-1 抑制剂联合化疗和靶向药物治疗，2023 年 8 月 3 日患者入院拟行第 5 个疗程治疗。治疗前（首次 ICI 治疗后第 14~15 周）患者主诉存在尿急、尿频和尿痛，肉眼未见血尿，予经验性抗尿路感染同时，完善尿常规（含尿沉渣）检查[尿干化学检查：白细胞（3+），隐血（+）；尿沉渣：白细胞 6850/μL（升高），红细胞 54/μL（升高），菌 3/μL（正常）]和尿标本培养＋鉴定（无细菌生长）。泌尿专科会诊意见：患者尿标本培养前已开始进行经验性抗菌药物治疗，考虑泌尿系统感染可能，因缺乏组织免疫组化结果，不排除与 ICI 使用相关。患者使用抗菌药物治疗后症状未有明显好转，主管医生联合给予甲泼尼龙、左氧氟沙星片和碳酸氢钠片治疗，连续 3d 后症状明显好转，顺利完成当次抗肿瘤治疗，予考虑为"膀胱毒性（G1~G2），不排除与 ICI 治疗相关"，继续口服用药至出院后 14d。患者在后续 ICI 联合方案治疗时，尿路刺激症状反复出现并偶尔加重，需要口服激素处理；后因伴随其他药物治疗不良反应和肿瘤进展，2024 年 3 月 12 日更换抗肿瘤方案。对患者症状进行随访，患者尿路刺激症状持续存在，维持 G1~G2 水平。

第六章

嵌合抗原受体 T 细胞治疗的输注管理

嵌合抗原受体 T 细胞治疗简称 CAR-T 细胞治疗,是一类新型抗癌疗法,即通过基因工程技术对患者的 T 细胞进行基因修饰后得到 CAR-T 细胞,然后在体外进行培养、增殖,再回输到患者体内,从而特异性地识别并杀伤肿瘤细胞,发挥抗肿瘤作用,建立预防肿瘤复发的持久免疫力。现有靶向 CD19 和靶向 BCMA(B 细胞成熟抗原,B-cell maturation antigen)的两种类型 CAR-T 细胞产品已获批临床应用。

标准的 CAR-T 细胞治疗流程主要分为以下 7 个步骤:①评估患者是否符合 CAR-T 治疗的适应证;②分离 T 细胞;③改造 T 细胞,即把 T 细胞改造成 CAR-T 细胞;④扩增 CAR-T 细胞;⑤ CAR-T 细胞回输入人体;⑥严密监护患者身体反应;⑦评估治疗效果。本章关注 CAR-T 细胞治疗的输注管理,介绍 CAR-T 细胞回输前、回输及回输后的护理管理等内容。

第一节　嵌合抗原受体 T 细胞治疗回输前的护理管理

一、患者评估

(一)CAR-T 细胞治疗的筛选与评估

1. 患者筛选　指筛选适合接受 CAR-T 细胞治疗的患者,是 CAR-T 细胞治疗的第一个步骤。医生需要根据多种因素判断患者是否符合 CAR-T 细胞治疗的基本条件,如肿瘤负荷、体能状态、脏器功能、既往使用药物、实验室和影像学检查等(表 6-1-1)。

表 6-1-1　适合 CAR-T 细胞治疗的患者标准

患者特征	建议	注释
年龄	无年龄限制	是否适合 CAR-T 细胞治疗取决于身体状况而非年龄 应用于高龄患者时,接受治疗前应全面评估患者身体状况和脏器功能,治疗期间注意监测患者预处理化疗后及 CAR-T 细胞回输后的不良反应
体力状态	建议体力状态评估(ECOG)<2 分 卡诺夫斯凯计分>60%	尽管有 ECOG 评分≥2 分的患者在临床试验之外接受治疗,但其总生存期和无进展生存期显著降低 ECOG 评分 2 分的患者需慎重考虑其风险与受益,与患者进行充分的沟通 ECOG 评分≥2 分的患者可能肿瘤负荷高,需要桥接治疗,且细胞回输后需密切监测治疗相关不良反应

续表

患者特征	建议	注释
预期寿命	6~8 周以上	需要谨慎考虑其风险与受益
高肿瘤负荷	需评估风险与受益	高肿瘤负荷是急性 B 淋巴细胞白血病和大 B 细胞淋巴瘤治疗失败的风险因素,需谨慎评估其风险与受益
恶性肿瘤史	不存在需要治疗的活动性恶性肿瘤,除黑色素瘤外的皮肤癌或原位癌(例如宫颈、膀胱、乳腺)	需要谨慎评估其风险与受益,充分与患者沟通知情
异基因造血干细胞移植史	并非禁忌	无免疫抑制时不是禁忌,但在急性淋巴细胞白血病患者中可能增加 CAR-T 相关毒性风险
既往针对 CAR-T 抗原靶点治疗,例如双特异性抗体或既往 CAR-T 细胞治疗	并非禁忌,但在靶向治疗后复发时和 CAR-T 治疗前应排除抗原阴性逃逸,尤其是急性 B 淋巴细胞白血病	CD19 表达降低可能不会降低抗 CD19 CAR-T 细胞治疗在急性 B 淋巴细胞白血病中的疗效,但既往贝林妥单抗(blinatumomab)治疗可能会降低疗效 第二次输注抗 CD19 CAR-T 细胞可能是可行的,并且可以在部分患者中诱导缓解
免疫抑制治疗	相对禁忌	任何系统性免疫抑制治疗都可能降低 CAR-T 细胞的疗效,允许间歇性使用外用、吸入或鼻内糖皮质激素
细菌或真菌感染	活动性感染需评估风险与受益	需要谨慎评估其风险与受益,充分与患者沟通知情 建议治疗并良好控制感染,以便患者在单采前保持稳定 大多数情况下如果存在活动性感染只需暂时推迟
病毒感染	病毒血症是禁忌 新型冠状病毒感染阳性患者建议推迟治疗	活动性病毒感染应控制后方可启动 CAR-T 细胞治疗 当在隐匿性 HBV、HCV 或 HIV 感染病例中进行 CAR-T 细胞治疗时,需要给予预防性抗病毒治疗 部分隐匿性感染,如 HIV 是几种(但不是所有)CAR-T 细胞制品生产的禁忌 新型冠状病毒感染阳性的无症状患者可以进行 CAR-T 细胞制备,但存在风险,需依据医院的医学诊疗实践,在单采前充分评估是否可行
中枢神经系统受累史	相对禁忌	需要谨慎考虑风险与获益 CAR-T 细胞治疗累及中枢神经系统的弥漫大 B 细胞淋巴瘤患者的真实世界研究表明其耐受性良好且具有潜在疗效,尽管多数 CAR-T 细胞治疗临床研究均排除了中枢神经系统受累患者
浆膜腔积液史	相对禁忌	建议 CAR-T 细胞回输前尽量引流积液,以降低不良反应发生率

2. CAR-T 细胞治疗前检查项目 为确保患者适合 CAR-T 细胞治疗,在治疗前应对患者进行基线筛选检查,包括疾病诊断、血清学、胆红素、AST 和 / 或 ALT、肌酐清除率、心脏功能等(表 6-1-2)。

表 6-1-2 CAR-T 细胞治疗前的筛选检查项目

筛选检查	建议	备注
常规检查	体格检查:一般状况,全身皮肤、浅表淋巴结,肝、脾和腹部肿块;症状评估;体力状态评估	无
实验室检查	尿、粪便常规;凝血功能;血生化全项,乳酸脱氢酶,β_2 微球蛋白	无
疾病确诊	应组织学确诊	无
血液学	证实骨髓储备充足中性粒细胞绝对值≥1 000/μL	无
胃肠镜评估	胃肠道受累患者在接受治疗前应行胃肠镜检查,以评估出血、穿孔风险	既往有研究未排除胃肠道受侵犯患者,但在入组时建议行胃肠镜检查,以评估患者出血、穿孔风险
胆红素	胆红素<34μmol/L吉尔伯特综合征:胆红素<43μmol/L	尚无关于这些参数以外患者的临床试验数据
AST 和 / 或 ALT	部分研究中<4×ULN	尽量确定肝脏功能紊乱的原因,例如感染、药物毒性(包括抗真菌药)、肝窦阻塞综合征、移植物抗宿主病
肌酐清除率	接受治疗前应评估肌酐清除率	肌酐清除率<60mL/min 且清除淋巴细胞治疗和 CAR-T 细胞回输之间的间期可能延长时,医生应考虑适当降低环磷酰胺和氟达拉滨的剂量,使氟达拉滨代谢物清除
HBV/HCV/HIV/梅毒感染	在单采前 30d 需检测,并取得结果	血清学或分子学检查
新型冠状病毒感染	单采前的鼻咽聚合酶链反应检测应呈阴性	通过定量聚合酶链反应检测 新型冠状病毒感染阳性的无症状患者可以进行 CAR-T 细胞制备,但存在风险,应由医生在单采前充分评估可行性
心脏功能	经胸超声心动图评估心功能并排除显著的心包积液和结构异常:左心室射血分数<40% 是相对禁忌心电图排除严重心律失常基线时的心肌损伤标志物(肌钙蛋白和 NT-proBNP)和心脏磁共振检查用于评估心脏受累的原发性纵隔大 B 细胞淋巴瘤的疾病程度	既往有心脏疾病或接受过心脏毒性化疗史患者,建议检查心功能,通过超声心动图评估

筛选检查	建议	备注
肺功能	在室内空气环境下血氧饱和度≥92%	无
中枢神经系统影像学	有中枢神经系统疾病史或当前有神经系统症状的患者应行 MRI 检查	无
其他影像学检查	PET/CT、全身增强 CT	无
腰椎穿刺	有中枢神经系统疾病史或当前有神经系统症状的患者应行腰椎穿刺	无
生育检测	有生育能力的女性血清或尿妊娠试验结果须为阴性	CAR-T 细胞输注后 8d 内必须复检并确认为阴性 清淋化疗和 CAR-T 细胞输注前 48h 内必须再次确认为阴性

（二）护理评估

1. 一般评估　除常规评估外，还需要关注患者的意识状态、计算力、定向力、肿瘤负荷状态、辅助检查结果等。

2. 整体健康状况及健康相关行为评估　对患者日常活动、生理功能、疼痛等身体健康状态和健康行为进行综合评估，将评估结果告知医生，并采取相应护理，具体评估项目见表 6-1-3。

表 6-1-3　患者整体健康状况及健康相关行为评估

项目	评估工具
日常生活活动评估	根据医院规定评估，也可使用 Barthel 指数评定量表
生理功能评估	排便、引流情况、睡眠、视觉、听觉、味觉、嗅觉等
疼痛评估	根据患者情况，选择数字评分法、口述疼痛分级法或改良面部表情疼痛评估表评估
心理状态评估	密切关注患者及家属的心理状态，建议治疗前采用医院焦虑抑郁量表评估
营养状态评估	建议使用营养风险筛查量表（NRS 2002）评估

3. 风险评估　对于存在风险的患者，根据评估结果，悬挂警示标识，采取必要护理措施，评估项目见表 6-1-4。

表 6-1-4　患者风险评估

项目	评估工具
压力性损伤评估	建议使用 Braden 评估量表，也可使用 Norton 量表
导管评估	根据医院标准评估，或可使用导管评估表
消化道黏膜炎评估	①口腔黏膜炎：评估口腔黏膜炎的风险因素，判定风险等级；②肠道黏膜：记录排便次数、颜色、性状、量及腹痛等伴随症状，评估有无脱水
跌倒评估	建议使用 Morse 跌倒风险评估表
静脉血栓评估	建议使用 Padua 风险评估量表
出血风险评估	评估患者皮肤黏膜、胃肠道及重要脏器有无出血风险

二、单个核细胞采集期间的护理

单个核细胞(mononuclear cell,MNC)采集主要通过血细胞分离机从全血中分离采集富含 MNC 的白细胞,再将剩余部分的血液回输给患者,简称单采。

（一）单采前评估

1. 医疗评估 在外周血单个核细胞采集前,临床医生需要对患者的情况进行确定,除 ECOG 评分、血常规、电解质及肝肾功能、感染情况及传染病筛查等常规检查外,还要注意评估前序药物洗脱期。当患者血细胞比容<25% 或血小板计数<$50×10^9$/L 时,不能进行单采。此时需要对患者预处理,如输注红细胞以提高血细胞比容、输注血小板以提高血小板含量,以便达到安全采集的目的。淋巴细胞数量也需达标[绝对值>$0.5×10^9$/L,至少为($0.1~0.3)×10^9$/L],若不符合要求需要进行相应处理。

2. 护理评估 对患者的一般状况评估包括以下内容:①年龄、身高、体重、ADL、生命体征、血氧饱和度,血管条件、中心静脉通道、配合程度等;②饮食、作息习惯;③患者对单采及注意事项的掌握情况;④心理状况;⑤有无枸橼酸等过敏史;⑥临床实验室指标情况:血常规、血生化、凝血功能等。

（二）单采全程护理

1. 单采前护理

（1）环境准备:采集间环境明亮、宽敞、整洁,配备完善的抢救设备及急救药品;采集前床单位应更换干净的床单被套,用紫外线消毒机进行空气消毒,室温调至 22~25℃,湿度 50%~60%。血细胞分离机台面按常规清洁、消毒,使其处于完好备用状态。

（2）物品准备:血细胞分离机,一次性单采分离管路、复方枸橼酸钠抗凝剂、生理盐水、治疗盘、治疗车,根据静脉穿刺操作准备相关物品。

（3）药物准备:碳酸钙或葡萄糖酸钙备用。

（4）健康教育

1）饮食指导:采集前 1 周食用高蛋白、高维生素饮食。在单采前晚和单采当日早晨适当饮水,食用低脂、清淡饮食,忌空腹;勿食用奶制品、豆浆、鸡蛋、蛋白粉等高蛋白及油腻食物,避免输注脂肪乳类药品,防止血清中脂肪过多导致血液黏稠,影响单采效果。

2）活动与休息指导:注意休息,保证充足睡眠,避免到人多的公共场合,预防感冒。

3）个人卫生指导:做好个人卫生,采集当天穿袖口宽松舒适衣服,清洁穿刺部位表面皮肤。必要时,对腹股沟部位予以清洁并备皮。

4）单采相关知识指导:通过有效的沟通,向患者及家属介绍采单采目的、流程、单采前需要准备的物品、采集中注意事项以及不良反应等。如单采时间 3~5h,指导患者采集前排空大小便,测量患者身高、体重。提前准备水杯、吸管、便盆和／或尿壶等物品,适当准备面包、点心、饮用水等食物及饮品。对于配合度低的幼儿需有家属陪伴。

5）心理护理:及时并正确传递患者想要了解的信息,以取得其理解及配合。根据患者喜好播放音乐或视频,分散其注意力,使患者尽量放松,避免心理紧张。

2. 单采中护理

（1）建立采集通路:优先选择颈内静脉或股静脉双腔中心静脉导管（central venous catheter,CVC）置入,不建议选用 PICC。建议于单采当日或前一日置管,以保证细胞采集的顺畅。若无法进行中心静脉置管,首选肘部粗大、弹性好、易于固定且较平直的静脉使用

16~20G 留置静脉针进行穿刺。选择一侧手臂的肘正中静脉作为出血管通路,另一侧手臂作为返血管通路,并告知患者手臂不可做弯肘动作,若想活动,可在护士的帮助下平行移动,最大限度地保证患者活动的需求。手心放置一个握力球,以减少因手臂长时间保持一个姿势而引起的手指肿胀、麻木不适。

（2）病情观察

1）低钙血症:单采过程中大量枸橼酸钠入血螯合钙离子,形成不能离子化的枸橼酸钙,使血液中的钙离子减少,会出现枸橼酸中毒及低钙血症。

临床表现:①神经肌肉系统,口周、肢端感觉异常、麻木,手足痉挛,严重时喉和/或支气管痉挛、癫痫发作甚至呼吸暂停;②消化系统,恶心、呕吐、腹痛、腹泻;③心血管系统,心电图示 QT 间期延长、心律失常、血压下降甚至心搏骤停。

护理措施:①症状较轻时可分次口服碳酸钙或葡萄糖酸钙,但研究显示,持续静脉滴注补钙是预防和治疗单采过程中低钙血症的最佳方法。②降低采集速度,将血流速度由 50~60mL/min 控制在 25~35mL/min。③给予止吐等对症处理,并排除其他电解质紊乱(血糖、血钾及血钠升高等)产生的影响。④若出现严重的枸橼酸盐中毒反应,如胸闷、大汗淋漓等,应暂停单采治疗,遵医嘱静脉注射 10% 葡萄糖酸钙注射液,速度宜慢(<2mL/min),防止注射过快引起心律失常,甚至心搏骤停。待患者症状好转后,由医生评估决定是否继续进行单采。⑤对于低钙血症高风险人群可预防性口服或静脉补钙。

2）低血容量反应:血细胞分离机的管路需要一定量的血液在体外循环,导致体内全部血量减少,血液中的氧气供应量减少,从而引起一系列症状。

临床表现:心动过速和/或低血压,头晕,面色苍白,出冷汗,肢端湿冷;烦躁不安或表情淡漠,严重者晕厥,甚至昏迷;脉搏细速,血压下降,呼吸急促;尿少甚至无尿。

护理措施:①立即停止单采;②去枕平卧、吸氧、心电监护,密切监测生命体征;③尽快建立有效静脉通路,补液进行扩容,补足液体后视情况使用升压药;④待患者血压平稳,脉搏、呼吸均恢复正常后,由医生评估决定是否继续进行单采;⑤若有效循环血量(effective circulatory volume,ECV)超过总血容量(total blood volume,TBV)的 15%,宜补液预防低血容量性休克发生。

3）变态反应(过敏反应):抗凝剂可能导致患者出现变态反应(过敏反应)。

临床表现:皮肤瘙痒、皮疹、红斑等,严重变态反应(过敏反应)可伴随呼吸系统症状(如呼吸困难、喘息、低氧血症)、血压下降、胃肠道症状(如严重腹部痉挛性疼痛、呕吐)等临床表现。

护理措施:①口服或静脉使用抗组胺药,肌内注射肾上腺素、异丙嗪;②如症状不缓解,可静脉注射糖皮质激素;③吸氧;④症状严重时,立即停止单采;待患者好转,由医生评估决定是否继续单采;⑤及时予以心理安抚。

4）血管迷走神经反应:指在单采过程中或单采后,患者因自身血容量的变化或精神紧张引发的自主神经和体液调节反射出现血压下降,脑供血不足等症状。

临床表现:全身不适、虚弱、面色苍白、出汗、焦虑、眩晕、恶心等,常伴血压下降、心动过缓,部分严重情况可出现一过性意识丧失(晕厥)、抽搐或大小便失禁,持续时间短,恢复快,无后遗症。

护理措施:①停止单采,抬高下肢,增加回心血量,保持呼吸道通畅,监测其血压、心率,帮助患者尽快缓解症状;②注意观察患者精神状态,加强心理护理,减轻患者的焦虑和顾虑;

③让患者在单采后保持原位休息15~30min再起身离开,起床动作宜缓慢,以免发生晕厥。

（3）机器报警及相应处理

1）异常报警及处理

采血压力不足:检查血管通路是否有堵塞,可适当降低采血流速;若采集端为肘静脉,可在穿刺部位上端系上止血带并指导患者挤压握力器,采集端的手掌对压力球间歇性施力,促进血液循环;可考虑热敷采血端末梢,或使用生理盐水冲管等方式使血管通路得以改善。上述处理仍无法恢复采血压力,建议重新穿刺,确保静脉通路恢复正常。

回输压力高:检查回输管路是否有打折、扭曲、阻塞,并予以调整,若回输管道连接部位是外周静脉穿刺,检查穿刺针是否脱出,并适当调整,降低采血流速。

漏液报警:立即停止采集,检查离心舱内管路是否破损及漏液,必要时更换管路。

2）采集界面无法建立及处理:采集界面长时间建立不成功或无法建立,首先检查生理盐水管路是否关闭,如已关闭,则检查血细胞比容是否输入正确,输入正确的数值或把血细胞比容降低3%（最多调整3次）;若仍无法建立成功,检查连接器管路是否安装正确,如果安装正确,则查看连接器是否界面正常,界面不正常需要找原因,可能为细胞聚集引起,需要调节采血与抗凝剂比例,必要时打开离心机查看并处理。

3. 单采后护理

（1）包装及运输:严格按照冷链包装要求对单采细胞进行包装及运输。

（2）采集后注意事项:采集完成后,分离机器。尽可能回输管路内剩余的血液,以减少血细胞的损耗。拔管后,做好穿刺部位护理,穿刺局部压迫止血5min以上,对于血小板计数较低者给予延长按压时间;出现肿胀可给予冰袋冷敷。穿刺局部保持清洁干燥,24h不可接触水;患者平躺15~30min,起床动作需缓慢,自觉口渴或饥饿应进食,防止低血糖;当日可摄入高蛋白、高维生素,含铁、钙丰富的饮食;建议休息1周,休息期间禁止从事重体力劳动,加强营养摄入;1周后复查血常规、生化等指标。

（3）采集信息记录:包装标签内容完整,必须标注供体的个体识别码、采集日期和时间、采集量及实施采集的医疗机构名称等信息;如采用计算机化系统,包装标签应当能追溯到上述信息。须有采集记录登记表（附表4-1）。

三、桥接治疗期间的护理

（一）桥接治疗的目的

桥接治疗指在T细胞采集术后、在CAR-T细胞输注前给予的抗肿瘤治疗（不包括淋巴细胞清除化疗）。目的是在CAR-T细胞输注前充分控制疾病,同时尽量避免脏器功能受损或产生其他不良反应而影响后续淋巴细胞清除化疗及CAR-T细胞输注。

（二）桥接治疗常见方案及注意事项

1. 常见方案　常见桥接治疗方案可以为化疗、放疗、靶向和免疫治疗等。若在CAR-T细胞产品制备周转时间内,医生判断患者处于稳定的低肿瘤负荷状态下,则可以不进行桥接治疗。如果在CAR-T细胞制备期间,医生判断患者肿瘤进展可能会影响细胞回输,可考虑给予桥接治疗,方案常见药物包括利妥昔单抗、奥妥珠单抗、吉西他滨、依托泊苷、环磷酰胺、奥沙利铂、阿糖胞苷、来那度胺或伊布替尼等,可进行1个或多个周期治疗。

2. 注意事项　在使用化疗或靶向药物进行桥接治疗时,需要注意:①仔细确定可能受益于系统桥接治疗的患者亚组、方案的强度和CAR-T细胞输注前恢复的最佳时间。②单独或联合使用化疗药物的患者随后将接受淋巴细胞清除治疗，并有发生特定CAR-T细胞相关并发症的风险，如CRS、免疫效应细胞相关的脑病和肿瘤溶解综合征等。因此，理想情况下，桥接治疗不会引起严重并发症，例如感染、出血或任何可能干扰计划中的淋巴细胞清除治疗和CAR-T细胞输注的器官功能障碍。③部分桥接治疗可能导致某些器官特异性毒性，如蒽环类药物多柔比星的心脏毒性或CD22靶向抗体-药物偶联物奥英妥珠单抗的肝毒性，可能会损害患者对CAR-T细胞输注后可能发生的CRS的耐受能力；此外，在选择药物时要充分考虑药物的不良反应可能对后续CAR-T细胞治疗造成的影响。

（三）桥接治疗不良反应的观察与护理

桥接治疗是根据患者本身及疾病来制订个性化方案，因此护理重点在于观察和处理桥接治疗后的不良反应。

1. 恶心、呕吐 采用化疗相关性恶心、呕吐评估单对症状进行分级和记录，评估患者恶心、呕吐程度、频率、持续时间；呕吐次数、量、性质，指导患者呕吐后漱口，进食清淡、易消化饮食，保持室内空气流通，减轻异味刺激，指导其掌握减轻恶心呕吐症状的应对方法：可备橘子皮、柠檬、生姜等于鼻下，或口含话梅、薄荷糖等开胃零食、食用碱性食物，经常做深呼吸动作等，均可减轻症状。遵医嘱予镇吐药物并观察用药效果。

2. 口腔黏膜炎 根据WHO制定的口腔黏膜炎评估标准每日评估口腔黏膜炎的发生情况。指导勤漱口，每日至少刷牙2次，如有疼痛感，遵嘱使用漱口水；进食温凉、软烂食物，避免辛辣刺激，必要时监测口腔pH（pH 6.6~7.1为宜）。

3. 腹泻 严密观察患者腹泻次数、量，粪便的颜色、性状和伴随症状，如腹部痉挛性疼痛、腹胀、肠道出血等情况。指导患者少渣、低油饮食，避免食用易产气食物，如奶制品、豆类等；每次腹泻后及时清洁肛周皮肤，预防感染。遵医嘱给予止泻药物并观察用药效果。

4. 出血性膀胱炎 评估出血性膀胱炎分级，观察尿液的颜色、量及排尿间隔，尿pH变化及是否伴随疼痛情况，准确记录24h出入量，必要时遵医嘱予留置导尿及膀胱冲洗。

5. 骨髓抑制 关注患者血常规指标，做好防感染、防出血、防跌倒的健康教育。注意观察患者有无疲乏、无力症状，指导卧床休息，预防出血及晕厥、跌倒，避免碰撞、摩擦导致外伤；做好病房管理，注意个人卫生，避免感染，饮食宜温软，避免带骨、带刺食物；必要时遵医嘱输注血小板、红细胞等。

四、淋巴细胞清除化疗的护理

（一）淋巴细胞清除化疗目的及方案

淋巴细胞清除化疗，又称清淋化疗，目的是通过清除免疫抑制因素创造一个有利于CAR-T细胞增殖的免疫微环境，防止免疫排斥。常用的化疗方案为氟达拉滨联合环磷酰胺（FC方案），静脉输注，连续使用3d；也可采用苯达莫司汀单药或联合氟达拉滨方案，根据患者个体差异或临床实际进行选择。

清淋化疗通常在输注CAR-T细胞前3~5d内进行，清淋前需要确认CAR-T细胞已经培养成功并放行，评估患者临床状态，包括有无活动性感染、血细胞计数、肝肾功能、心功能等，确认患者能够耐受清淋化疗，且化疗前必须排除或控制活动性感染。

（二）淋巴细胞清除化疗的护理

1. 化疗期患者健康教育

（1）知识介绍：向患者及家属详细介绍清淋化疗的目的、药物可能的不良反应、应对方法及注意事项，取得患者及家属的配合。

（2）血管通路：建议置入中心静脉导管，并做好管道相关知识的健康指导。

（3）饮食指导：指导清洁、卫生、营养饮食。恶心、呕吐时，做好相关观察、评估、记录，指导其掌握减轻恶心、呕吐的应对方法。因环磷酰胺可引起出血性膀胱炎，在水化、碱化的基础上，鼓励患者每日饮水 2 500mL 以上。

（4）预防感染：清淋化疗方案可引起患者不同程度的骨髓抑制和免疫功能抑制，导致感染率增高。有条件时入住层流病房或简易层流床，严格执行探视管理制度。患者和照顾者应做好自我管理，戴口罩、注意手卫生，保持口腔、皮肤清洁，做好眼睛、鼻腔、肛周、会阴等部位的护理。

2. 化疗不良反应的观察与护理 常见的不良反应有恶心、呕吐、口腔黏膜炎、腹泻、出血性膀胱炎、骨髓抑制等，护理内容同桥接治疗不良反应的护理。

第二节 嵌合抗原受体 T 细胞治疗回输的护理管理

一、嵌合抗原受体 T 细胞的复苏

（一）CAR-T 细胞复苏和回输前患者评估

CAR-T 细胞复苏和回输前，需对患者进行综合评估，确保患者适合进行输注，评估内容详见表 6-2-1。

表 6-2-1 CAR-T 细胞复苏与输注前的评估

症状	建议	备注
活动性感染	禁忌证	应延迟输注，直至感染得到完全控制
存在液体超负荷或充血性心力衰竭的临床证据	禁忌证	需要评估特定的个体化风险与获益以及心脏肿瘤
未控制的心律失常	禁忌证	需要评估特定的个体化风险与获益以及心脏肿瘤
需要升压药治疗的低血压	禁忌证，需明确病因	CAR-T 细胞输注应延迟至低血压得到控制
发热≥38℃，与基础疾病无关	推迟输注	
新发或恶化的除骨髓外其他器官功能障碍≥3 级	须明确病因	需要进行特定的个体化风险与获益评估
淋巴细胞清除化疗后临床情况显著恶化	须明确病因	需要进行特定的个体化风险与获益评估
神经系统评估（ICE 评分）	常规进行	作为基线指标

注：ICE 指免疫效应细胞相关性脑病（immune effector cell-associated encephalopathy）。

（二）CAR-T 细胞交付

CAR-T 细胞交付包括以下流程：① CAR-T 细胞制品由专职人员送达回输病房，由医护人员双人核对专职人员信息、CAR-T 细胞外包装箱外观；确认 CAR-T 细胞和保温箱有效期。②打开外层箱盖，双人核对 CAR-T 细胞包装袋及运输箱上运输标签信息，须与输注信息单一致，包括患者个人信息、冻存细胞类别、靶点及数量等，随箱文件与 CAR-T 细胞输注确认单内文件内容需一致。③温度曲线确认运输过程温度。④与医护人员确认已做好输注准备，由有资质的人员戴防冻手套，取出 CAR-T 细胞，放到复苏架（室温环境下 30~45min）或水浴锅（水温 35~37℃，15min 左右为宜）内进行复苏。

二、嵌合抗原受体 T 细胞回输前的护理准备

1. 环境准备　以 ANC 作为标准，尽可能选择独立、清洁的环境，有条件可选择百级层流病房或层流床。

2. 静脉通路准备　做好中心静脉或外周静脉置管。使用专用输液器，输液器不能串联有过滤器，并去除输液接头；用于 CAR-T 细胞输注的静脉通路只能输注 CAR-T 细胞，不可以同时输注其他血液细胞制品及药品。

3. 物品准备　床旁备好吸氧装置、监护设施、抢救设施和药品；至少准备 2 次处方剂量的托珠单抗注射液，以及地塞米松、甲泼尼龙等激素类药物。

4. 患者准备　协助患者排空大小便，选择合适的卧位，正确连接心电监护和血氧饱和度探头，监测体温、心率、呼吸频率、血压及血氧饱和度。

5. 细胞制剂核查　将复苏后的 CAR-T 细胞运送到患者床旁，双人核对产品信息，包括患者个人信息、细胞数量、使用剂量、有效期、颜色、性状、包装是否完好、有无结晶凝块等异常情况，确认无误后予以输注。

6. 抗过敏治疗　为了降低输液反应的发生风险，在 CAR-T 细胞输注前 30~60min，给予患者口服 450~650mg 对乙酰氨基酚和肌内注射 25~50mg 盐酸苯海拉明。应避免预防性使用全身性类固醇激素（72h 内），生理替代性类固醇除外，以免影响 CAR-T 细胞扩增。

7. 心理护理　患者及家属，或照顾者可能对 CAR-T 细胞治疗产生一些疑惑或期望值过高，从而出现紧张、焦虑情绪。在治疗过程中需密切观察患者的情绪变化和心理状态。加强与患者的沟通交流，建立融洽的护患关系，列举治疗成功的案例，帮助患者增强对治疗的信心。

三、嵌合抗原受体 T 细胞的回输

1. 细胞输注　输注全程应严格按照无菌操作要求。若细胞制剂是用静脉滴注的方式进行回输，将生理盐水预充后的输注装置缓慢插入细胞袋中，动作轻柔，避免刺破细胞袋，调节滴速，先慢后快，无不良反应后根据患者身体状况调节至适当滴速，在规定时间内输完。若细胞制剂是针剂，按照说明书要求，用匹配的注射器准确抽吸细胞剂量，先用生理盐水的注射器冲洗静脉导管，然后将抽吸好细胞制剂的注射器紧密连接，以要求的速度将细胞制剂缓慢推注。在输注过程中，应暂停其他静脉输液。

2. 输注后处理　完成输注后，使用生理盐水充分冲洗输液管路，确保所有残留在管路中的细胞都被输注到患者体内。冲洗结束后，再输注其他药品。

3. 观察有无输注反应　回输期间严密监测生命体征、血氧饱和度和意识情况。

4. 记录　准确记录 CAT-T 细胞输注的量、时间、速度、有无不良反应等信息。

5. 输注完成后处理　药瓶或输液袋以及输液器应按照医疗机构规章制度进行处理。对于剩余或未使用的细胞制剂,可用注射器抽取消毒液(2 000mg/L 有效氯消毒液或 75% 乙醇溶液)注射到冻存管和 / 或输液袋中,直至见到细胞变色失活后,弃于医疗废弃物中。

四、嵌合抗原受体 T 细胞追溯平台及文件管理

(一)嵌合抗原受体 T 细胞追溯平台

平台应采用经验证的计算机化系统构建,每例患者应具有唯一的编号或代码。按照质量管理规范要求在平台中对患者相关活动进行记录,记录应真实、准确、完整、防篡改和可追溯,并应按照监管要求,向监管部门提供相关数据。需要建立数据安全机制,确保数据安全、防止数据泄露。药品追溯数据记录和凭证保存期限应不少于 5 年。

(二)嵌合抗原受体 T 细胞治疗文件管理

所有与 CAR-T 细胞治疗相关活动应由各项工作的操作者按照实际情况及时记录。与患者相关的活动,如细胞采集、知情同意、治疗方案和细胞输注、不良反应监测和处理、随访等,应准确清晰记录并保存在患者病历中,包括单采、桥接治疗、清淋和回输各阶段患者的生命体征、发生的不良反应及并发症,CAR-T 细胞复苏、包装销毁及回收情况,患者长期随访情况等。

此外,还应记录与 CAR-T 细胞治疗质量管理的有关活动,如质量控制、人员培训和能力考核、设施维护管理等,保证细胞治疗的质量管理等活动可以被追溯。若患者接受 CAR-T 细胞治疗后发生不良反应,应按规定上报。所有文件由专人分类管理和存档,保证资料的准确性及安全性。

第三节　嵌合抗原受体 T 细胞治疗回输后的护理管理

在患者接受 CAR-T 细胞治疗回输后,体内可能长期存在 CAR-T 细胞,尤其在回输后的第一年。因此,出院后需要密切观察症状、功能和健康状况。护理管理重点在于对患者进行随访管理,关注患者短期和长期生活质量及 CAR-T 细胞治疗后不良反应的发生,落实不良反应的早期识别和管理。本节对回输后的随访管理进行介绍,包括在出院前告知患者自我管理的主要内容,以及定期随访的重要性和具体的随访方案。

一、出院后的自我管理

1. 居住要求　输注后 28d 内居住在 CAR-T 细胞治疗中心附近,以便在出现可能的严重或危及生命的不良反应时,能够及时复诊治疗。在输注后前 3 个月内,最好有 1 位成年照护者(如父母、配偶或其他护工)陪护。

2. 症状监测指导　告知患者关于 CRS 和严重神经系统不良反应的表现,如出现以下情况,包括发热(体温≥38℃),呼吸困难,寒战,意识模糊、头晕目眩,严重的恶心、呕吐或腹泻,心动过速或心律不齐,严重的疲乏或虚弱时需立即就医,且务必告知医护人员接受过 CAR-T 细胞治疗。

3. 活动指导 由于CAR-T细胞输注存在迟发性神经毒性的风险,建议患者在输注后8周内避免驾驶车辆或从事有危险的工作、运动或活动,直到所有神经系统症状消退。建立健康的生活方式,根据身体状况进行低、中等强度的运动。

4. 饮食指导 加强营养的摄入,给予高热量、富含蛋白质与维生素、清淡、易消化饮食。保证食物新鲜卫生,餐前消毒餐具。

5. 预防感染 患者及陪护者须严格执行规范戴口罩、勤洗手、勤通风、保持社交距离等防护措施。在病毒感染流行期间,如出现感染症状,尽快就医。

6. 中心静脉导管的自我管理 CAR-T细胞治疗患者常用的中心静脉导管包括PICC和植入式中心静脉导管系统(implantable venous access port,PORT),简称输液港。

(1)PICC自我管理:每7d维护1次;每天观察穿刺点有无红、肿、渗血、渗液,局部皮肤有无破损、皮疹、水疱,贴膜有无卷边、脱落,外露导管内有无回血,有拇指夹的是否夹闭,有异常及时就医维护;置管侧手臂不负重、不受压、不在置管侧手臂测血压、保持贴膜范围干燥,洗澡时用保鲜膜或专用袖套包裹局部,体育运动时应避免大甩臂运动、负重训练、游泳等。

(2)PORT自我管理:每4周维护1次或根据PORT类型的维护频次要求进行维护;避免港体受到过度摩擦、挤压、撞击;伤口愈合后可以沐浴,可从事一般日常工作和家务;观察港体局部有无红、肿、热、痛,有异常及时就医。

二、随访制度

1. 在患者出院前,将患者及家属,或照顾者的联系方式录入随访系统,内容主要包括患者基本信息、使用过CAR-T细胞记录信息、随访时间、可能发生的不良反应以及紧急就医联系方式等。

2. 建立多学科随访管理团队,包括负责患者CAR-T细胞治疗的主管医生、护理人员(专科护士、个案管理师等)、数据管理员、临床试验人员等,对所有CAR-T细胞治疗的患者进行长期随访。

3. 治疗后第1年,每个月随访一次;1~2年,每6个月随访一次;2~15年,每年随访一次。

4. 随访方式包括电话随访、微信随访或随访平台等。

(1)电话随访:指通过电话对患者出院后的各项指标逐一进行询问,了解患者的基本状况,给予针对性指导,具有简便、经济且直接的优点,可以不受地点约束。

(2)微信随访:适用于大部分的患者。微信随访不受时间的限制,通过使用语言、文字、图片及视频等形式与患者交流,掌握随访内容,以及给予患者进一步的健康教育。

(3)随访平台:通过随访平台可以实时发布信息,为患者提供生活指导以及随访计划的信息;记录患者出现的不良反应以及处理方式,管理患者检查的结果等随访内容,建立CAR-T细胞治疗患者病历档案。

三、随访内容

1. 中长期不良反应及处理 询问患者是否出现了中长期不良反应,包括迟发性血细胞减少症、B细胞再生障碍和低丙种球蛋白血症、感染等,指导及时就诊。

2. 检查指标　询问患者是否完成各项检查, 主要包括: ①回输后 28~100d 监测全血细胞计数、生化、免疫球蛋白定量、CAR-T 细胞水平检测; ②回输后 100d 后监测全血细胞计数、生化、免疫球蛋白定量、病毒感染等。

3. 其他　包括营养评估; 体力活动情况; 是否定时定量服用抗病毒药物; 中心静脉导管维护情况, 有无并发症及处置情况; 提醒按时复诊等。

第七章

嵌合抗原受体 T 细胞治疗不良反应的护理

CAR-T 细胞治疗已成为当前血液系统肿瘤免疫治疗领域的一项重要治疗手段,但仍面临一些亟待解决的问题,其中备受关注的则是 CAR-T 细胞治疗安全性问题。CAR-T 细胞治疗体系管理总目标为在保持 CAR-T 细胞治疗最大疗效的同时防止可能威胁生命的不良反应发生。目前,国内外指南中均强调平衡 CAR-T 细胞治疗的效果与不良反应管理,以期为患者带来更多的临床获益。

CAR-T 细胞疗法常见的不良反应有 CRS、免疫效应细胞相关神经毒性综合征(immune effector cell-associated neurotoxicity syndrome,ICANS)、免疫效应细胞相关噬血细胞性淋巴组织细胞增生症样综合征(immune effector cell associated hemophagocytic lymphohistiocytosis like syndrome infection,IEC-HS)、CAR-T 相关出凝血性疾病(car-t-associated hemorrhagic coagulopathy,CARAC)和感染等。

第一节 细胞因子释放综合征的护理

CRS 是 CAR-T 细胞治疗最常见的不良反应,发生机制与多种细胞因子,如 IL-1、IL-6、IFN 等大量释放引发全身或局部的炎症反应有关。CRS 发生率为 30%~100%,严重 CRS(≥3 级)的发生率为 10%~30%。通常发生在输注后 1~14d,持续时间为 1~10d,重度 CRS 可危及患者生命。

一、临床表现及分级

CRS 临床表现多样,常见为发热、低血压、低氧血症等,分级标准见表 7-1-1。

表 7-1-1 美国移植和细胞治疗学会细胞因子释放综合征分级标准

参数	1 级	2 级	3 级	4 级
发热	体温≥38℃	体温≥38℃	体温≥38℃	体温≥38℃
低血压	无	低血压但不需要升压药	低血压需要升压药物,联合或不联合血管升压素	低血压需要多种升压药物(除外血管升压素)
低氧血症	无	低氧血症需要低流量鼻导管吸氧	低氧血症需要高流量鼻导管吸氧、面罩吸氧或单通道面罩吸氧	低氧血症需要正压通气(如持续气道正压通气、双水平气道正压通气、插管或机械通气)

二、护理

1. 分级护理要点　CRS 分级护理注意要点见表 7-1-2。

表 7-1-2　CRS 分级护理注意要点

分级	护理要点
1级	1.补充液体,嘱患者多饮水
	2.对症降温:物理降温,对乙酰氨基酚或布洛芬
	3.监测体温:退热过程中避免着凉
	4.卧床休息,适当运动
	5.排除感染:血尿培养,胸部影像学检查
2级	1.密切监测体温变化,遵医嘱给予对症降温治疗
	2.监测血压变化,补液治疗
	3.监测血氧饱和度变化,给予低流量氧气吸入,做好氧疗观察护理
	4.遵医嘱准确用药(托珠单抗或糖皮质激素),观察用药反应,做好用药护理
	5.持续心电监护,严密观察病情变化,及时给予对症处理
3级	1.密切监测体温变化,遵医嘱及时给予对症降温治疗
	2.密切监测血压变化,准确识别低血压,遵医嘱及时予以补液、升压治疗
	3.密切监测血氧变化,关注患者有胸闷、呼吸困难等,遵医嘱及时准确使用氧疗工具给予患者氧疗,做好氧疗护理
	4.遵医嘱准确用药(托珠单抗或糖皮质激素),观察用药反应,做好用药护理
	5.持续心电监护,严密观察病情变化,及时给予对症处理
4级	1.持续心电监护及血氧饱和度监测,密切关注患者生命体征和血氧饱和度变化
	2.做好患者静脉通路管理
	3.血管活性药物的应用及护理
	4.做好正压通气相关护理
	5.遵医嘱及时准确用药,如托珠单抗、糖皮质激素、退热药、升压药等,做好患者用药护理
	6.建议转入 ICU 治疗

2. 托珠单抗的使用　托珠单抗是一款靶向 IL-6 受体(IL-6 receptor,IL-6R)的重组人源化单克隆抗体,特异性结合可溶性(sIL-6R)及膜结合 IL-6R(mIL-6R),并抑制由 sIL-6R 和 mIL-6R 介导的信号传导,从而缓解全身性炎症反应,是以 IL-6 特异性升高的 CRS 的重要治疗药物。

托珠单抗使用的注意事项:①首次给药后体征和症状未出现临床改善,最多可再给予 3 次;②连续给药的时间间隔不少于 8h,每次用药输注时间不短于 1h;③每次滴注剂量不应超过 800mg;④输注过程中可能会出现注射部位红斑、瘙痒、疼痛和血肿等症状,一般为轻度至中度,大多数可以在未接受任何治疗的情况下缓解,无须停止药物输注;⑤输注期间还可能出现血压升高,完成输注 24h 内可能出现头痛和皮肤反应,如皮疹,荨麻疹等,需要进行关注。

三、案例分享

关某,女,65 岁,确诊"弥漫大 B 淋巴瘤"。2023 年 6 月至 2023 年 11 月行"奥布替尼 /

安慰剂 + 利妥昔单抗 + 环磷酰胺 + 长春新碱 + 多美素脂质体"方案治疗 8 个疗程,后定期复查。2024 年 4 月 PET/CT 显示多个部位疑似淋巴浸润,拟行 CAR-T 细胞治疗,于 2024 年4 月 18 日采集外周血 T 细胞后,立即予"利妥昔单抗 + 吉西他滨 + 米托蒽醌脂质体 + 维泊妥珠单抗"方案桥接治疗 1 个疗程。2024 年 5 月返院行 CAR-T 细胞回输。5 月 10 日至 5 月13 日予"氟达拉滨 + 环磷酰胺(FC)"方案清淋化疗,5 月 15 日予 CAR-T 细胞回输,CAR-T 细胞回输后第 2 天出现"CRS 2 级"。经过积极治疗和护理,在患者 CAR-T 细胞回输后第 14 天转归良好,观察患者无不适,顺利出院。

（一）表现及分级判断

1. 临床表现　患者完成 CAR-T 细胞回输后次日凌晨 2 时开始出现发热,体温为38.7℃,且 5 月 16 日至 5 月 20 日,患者间断发热,最高体温 39.5℃(图 7-1-1)。患者入院后血压波动,(91~120)/(60~80)mmHg,CAR-T 细胞回输后血压最低降至 84/47mmHg,通过液体扩容等治疗,可维持在治疗前水平。

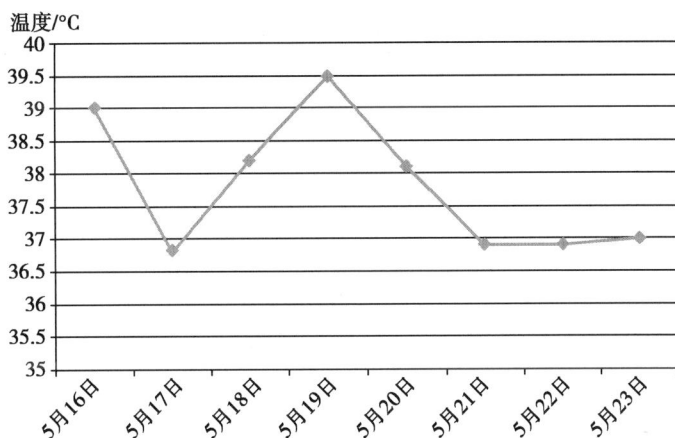

图 7-1-1　体温变化趋势图

2. 实验室检查

（1）血常规:白细胞计数最低为 $0.04 \times 10^9/L$,轻度贫血(Hb 96g/L),血小板计数最低为$33 \times 10^9/L$。

（2）感染相关指标:CRP、PCT 无明显异常。

（3）其他指标未见明显异常。

3. 判断与分级结果　根据实验室检查结果,排除感染可能原因;依据患者的体温和血压指标的变化及分级,判断患者发生 CAR-T 细胞回输后 2 级 CRS 反应。

（二）治疗

1. 协助鉴别诊断　患者在 CAR-T 细胞回输后入住层流床,出现发热等疑似感染时,予血培养,深部感染、IL-1、IL-2、PCT 等感染和细胞因子指标检查,以鉴别症状是否为感染因素或 CRS 表现。

2. 托珠单抗的使用　在 CAR-T 细胞回输时,确保药房储备有 2 剂以上的托珠单抗药物。患者发热时常规先使用 NSAIDs 退热,6h 后患者仍有发热,予托珠单抗输注,输注时间大于 1h。

3. 低血压的处理　输注 CAR-T 细胞后予常规低流量吸氧、24h 心电监护和血氧饱和度监测。当患者出现血压低时,积极使用了林格溶液等进行扩容处理后血压上升,未使用升压药。

（三）护理

1. 发热护理

（1）监测体温变化:定期测量体温,当体温≥37.5℃时,每 4h 测量一次体温。高热患者应 1~2h 测量一次体温,密切观察患者的面色、心率、呼吸频率、血压、血氧饱和度及出汗等表现。

（2）降温处理:遵医嘱采取物理降温和药物降温。①头部及大动脉处用冰袋冷敷;②遵医嘱及时、正确予 NSAIDs 退热,6h 后使用托珠单抗,提前告知患者用药后可能的不良反应,减轻心理压力,密切关注不良反应及用药效果。

（3）生活护理:①患者入住层流床,层流床内相对较闷,根据患者状态和舒适度,白天选择中 / 高净化档,晚上选择低净化档;②使用退热药物后,患者大量出汗,及时更换衣物,根据患者血压和出入量,指导患者饮水量维持 1 000~2 000mL;③指导患者卧床休息,加强患者口服及静脉营养的支持治疗;④注意环境卫生,每日开窗通风>2 次;⑤根据口腔清洁评估结果动态调整口腔护理强度,指导患者每 1~2h 漱口 1 次,预防口腔感染。

（4）感染检测:遵医嘱抽取血标本,排除感染性发热。

2. 低血压护理

（1）病情观察:关注患者主诉,当出现头痛、头晕时及时评估和记录。

（2）安全护理:低血压时指导患者绝对卧床休息,床上大小便;指导改变体位宜缓、幅度宜小,避免突然猛起、猛坐,以防跌倒和坠床。

（3）出入量监测:退热期注意患者出汗情况,及时补充电解质和水分,准确记录出入量,监测患者出入是否平衡,防止低血容量性休克。

（4）积极扩容:遵医嘱予扩容,根据血压和患者的主诉调节输液速度,关注患者心功能情况,患者无心前区不适、心功能相关指标无异常。

3. 感染预防　患者出现Ⅳ度白细胞计数下降,积极做好各项保护性隔离措施。入住层流床后,固定专人陪护,日常做好手卫生,病床在患者病情允许的情况下,每天进行紫外线消毒,在不明确发热原因时,遵医嘱预防性使用抗生素。

4. 血小板降低护理　患者出现Ⅳ度血小板计数下降,指导落实血小板计数降低的护理措施:①增加卧床休息时间,减少活动量,每班查看患者皮肤、黏膜、大小便颜色等,观察有无出血表现;②避免挖耳、挖鼻,不用牙签剔牙,避免使用利器,修剪指甲,避免抓挠皮肤;③各种穿刺后延长穿刺部位按压时间;④进食易消化的软食;⑤避免剧烈咳嗽,保持良好心情;⑥保持排便通畅,避免用力排便。

5. 心理护理　患者和照顾者会在患者出现发热时,出现紧张、焦虑情绪。在 CRS 的处理和后续病情观察中,医护人员给予足够的信息支持,及时安抚情绪,帮助树立对治疗的信心,避免了患者和照顾者的情绪波动。

【案例小结】本例患者在 CAR-T 细胞治疗 24h 内出现发热、低血压表现,可通过积极扩容维持治疗前血压水平,未使用升压药物;炎症指标未见明显异常,排除感染可能。根据其临床表现,判断 CRS 分级为 2 级。该案例提示:①遵循 CRS 分级及护理要点,包括及早、正确输注托珠单抗,对症给予发热护理、低血压护理是患者良好转归的关键;②针对患者白细胞计数下降,最低 0.04×10^9/L,血小板计数下降,最低 33×10^9/L,做好症状护理的同时,指导患者如何预防感染和出血也是关注的要点。

第二节　免疫效应细胞相关神经毒性综合征的护理

免疫效应细胞相关神经毒性综合征（ICANS）指免疫治疗后，或继发于输注 T 细胞或内源性免疫效应细胞激活或应答，所导致的中枢神经的病理过程和功能失调。ICANS 是 CAR-T 细胞治疗后第二常见不良反应，其发生率为 20%~60%，严重 ICANS（≥3 级）的发生率为 12%~30%。通常发生在 CAR-T 细胞输注后 3~6d，持续 2~3 周。早期发生 CRS 的患者常合并严重 ICANS。

一、临床表现及分级

ICANS 临床表现有头痛、谵妄、认知障碍、肌震颤、共济失调、语言障碍、神经麻痹、感觉障碍、嗜睡、癫痫和脑水肿等。护士需根据免疫效应细胞相关性脑病（immune effector cell-associated encephalopathy，ICE）评分表（表 7-2-1）和中枢听觉处理障碍（central auditory processing disorders，CAPD）评估表（表 7-2-2）对患者或患儿进行监测，并根据 ICANS 分级标准和推荐处理方法进行分级和处理（表 7-2-3、表 7-2-4）。ICANS 级别由发生最严重的临床事件决定。

表 7-2-1　ICE 评分表（总分 10 分，用于成人）

项目	内容	评分
I 定向力（4分）	现在是几月	1分
	现在是哪一年	1分
	我们现在在哪个城市	1分
	我们现在在哪个医院	1分
II 语言及命名能力（3分）	（出示手表）这个叫什么	1分
	（出示钢笔）这个叫什么	1分
	跟我重复一句话："四十只石狮子"	1分
III 听从能力（1分）	服从简单命令的能力，如出 2 个手指，或闭上眼睛并且伸出舌头	1分
IV 书写能力（1分）	能够写一个标准句子，比如"有家人在身边真的很幸福"	1分
V 注意力（1分）	请您算一下 100 减去 10，然后从所得数目里再减去 10，如此一直计算下去。请您每减一次 10 告诉我，直到我说停止为止	1分
总分		

表 7-2-2　CAPD 评估量表（用于<12 岁的儿童）

检查	总是	经常	有时	几乎不（极少）	从不
是否与照护者有眼神接触	0分	1分	2分	3分	4分
是否有目的性动作	0分	1分	2分	3分	4分

检查	总是	经常	有时	几乎不（极少）	从不
是否能察觉周围环境的变化	0分	1分	2分	3分	4分
是否烦躁不安	4分	3分	2分	1分	0分
是否无法被安抚	4分	3分	2分	1分	0分
是否活动过少	4分	3分	2分	1分	0分
是否对互动反应过慢	4分	3分	2分	1分	0分
是否能表达需求和愿望	4分	3分	2分	1分	0分

表 7-2-3 ICANS 分级标准

评估指标	1级	2级	3级	4级
ICE 评分[①]	7~9分	3~6分	0~2分	0分（昏迷且不能完成评估）
CAPD 评分	1~8分	1~8分	9分	不能执行 CAPD 评估
意识障碍水平	可自发清醒	可唤醒	通过触觉刺激才能清醒	不能被唤醒或需要剧烈或反复触觉刺激才可以唤醒；昏迷
癫痫	无	无	癫痫发作，可快速缓解，或通过干预解决的脑电图非惊厥性癫痫发作	持续>5min 的危及生命的癫痫发作；反复的临床或电抽搐，发作之间没有恢复到基线
运动障碍	无	无	无	深部病灶性运动无力，如偏瘫或者下肢瘫痪
颅内压增高和/或脑水肿	无	无	神经影像学上的局灶性或局部脑水肿	神经影像学上弥漫性脑水肿；去大脑强直，去皮质强直；第Ⅵ对脑神经麻痹，视盘水肿，库欣现象

注：①.意识障碍水平的评估，应排除有无使用镇静药物等其他原因。

表 7-2-4 ICANS 推荐处理方法

分级	推荐处理方法
1级	如吞咽功能受影响，将口服药物及营养改为静脉输注 躁动患者可以给予低剂量劳拉西泮或氟哌啶醇镇静 神经科会诊 眼底镜检查确定是否有视盘水肿 颅脑影像学检查（增强 MRI 或 CT）确定是否有局灶或局部病变 腰椎穿刺行颅内压、细胞因子、CAR-T 细胞数检测（选做） 脑电图检查是否有异常 如果患者后续可能发生严重神经毒性，给予 5~10mg 地塞米松处理，左乙拉西坦预防癫痫发作 如果合并 CRS，且未使用过抗 IL-6 治疗，可予托珠单抗（8mg/kg），8h 可重复，建议总量不超过 2~3 次

分级	推荐处理方法
2 级	对症处理及相应检查同 1 级 如果合并 CRS,且未使用过抗 IL-6 治疗,托珠单抗使用同 1 级 如果对抗 IL-6 治疗无效或未合并 CRS,给予地塞米松 10mg,6~12h 给药 1 次,或甲泼尼龙(1mg/kg),每 12h 1 次,降至 1 级后快速减量 如果合并≥2 级 CRS,建议转入 ICU
3 级	对症处理及神经科检查同 1 级 建议转入 ICU 如何合并 CRS,且未使用过抗 IL-6 治疗,托珠单抗使用同 1 级 地塞米松 20mg,每 6h 给药 1 次,直到症状缓解至 1 级后快速减量 每 2~3d 重复影像学检查
4 级	对症处理及神经科检查同 1 级 转入 ICU,机械通气 抗 IL-6 治疗原则和影像学检查同 3 级 大剂量激素治疗直至症状缓解至 1 级后减量,如甲泼尼龙 1g/d,使用 3d;250mg,每 12h 1 次,使用 2d;125mg,每 12h1 次,使用 2d;60mg,每 12h 1 次,使用 2d 如果糖皮质激素无应答,考虑使用阿那白滞素(IL-1 受体拮抗剂)

在对 ICANS 进行分级处理时,应特别注意托珠单抗的使用,源于托珠单抗与 IL-6R 结合可导致血清游离 IL-6 水平升高,进一步增加脑脊液中 IL-6 浓度,有可能加重神经毒性。因此,在 ICANS 处理过程中,糖皮质激素的使用较托珠单抗更重要。

二、护理

1. 意识观察　当大脑高级神经中枢功能受损时,会引起不同程度的意识障碍。根据患者语言反应、睁眼反应、运动反应来区分意识障碍的程度。CAR-T 细胞输注后,患者床头悬挂 ICE 评分表或 CAPD 评估量表,每日进行评估,从而了解患者的认知功能是否正常。

2. 生命体征监测　患者意识出现异常时,立即予心电监护和血氧饱和度监测、吸氧,密切关注患者生命体征及意识变化,关注患者是否有头痛、头晕、认知障碍、语言障碍、嗜睡等症状,发现异常立即通知医生。

3. 用物准备　提前预备抢救用物。患者回输 CAR-T 细胞后,床旁备负压吸引用物、开口器、压舌板、舌钳、气管切开包等急救物品,压舌板放置在随手可取位置。预防癫痫发作时舌后坠,舌咬伤及其他损伤。

4. 癫痫发作处理　在癫痫发作的先兆期,患者可能会出现眩晕、心悸、机体局部抽搐、不真实感等,当出现这些症状时要及时告知医护人员。在癫痫抽搐发作期,患者会突发意识不清、牙关紧闭、身体僵直,此时要正确使用压舌板,从患者白齿放入,避免舌后坠、舌咬伤。患者发生抽搐应立即通知医生,由医护人员给予紧急处理,处理过程中,预防跌倒、坠床,做好管路护理。

5. 用药护理　遵医嘱及时、准确给予托珠单抗、抗癫痫和镇静类药物治疗,观察用药疗效。用药后,患者可能会存在头痛、困倦、乏力等不良反应,做好相关健康教育及用药后安全护理。

6. 及时转诊 针对性药物处理后,当患者意识障碍、癫痫发作等症状不缓解,生命体征不稳定时,及时请 ICU 会诊,尽早转入 ICU 继续治疗。

7. 心理护理 CAR-T 细胞治疗费用高昂,在整个治疗期间护士应多关心患者、家属或照顾者,动态了解其心理状态。治疗前,充分告知可能发生的不良反应及处理措施;治疗中,当患者病情发生变化时,及时进行安抚,做好各项操作的解释工作,缓解焦虑情绪。

第三节 其他不良反应的护理

CAR-T 细胞治疗后,除了常见的 CRS 和 ICANS 外,也会出现免疫效应细胞相关噬血细胞性淋巴组织细胞增生症样综合征(IEC-HS)、肿瘤溶解综合征(tumor lysis syndrome,TLS)、CAR-T 相关出凝血性疾病(CARAC)、免疫效应细胞相关血液毒性(immune effector cell associated hematotoxicity,ICAHT)、B 细胞缺乏症 / 低丙种球蛋白血症及感染等其他不良反应。

一、免疫效应细胞相关噬血细胞性淋巴组织细胞增生症样综合征

1. 临床特点及分级 IEC-HS 是一种独立于 CRS 和 ICANS 的病理和生化过度炎症反应综合征,其特点:①表现为 HLH/MAS 的特征;②归因于免疫效应细胞治疗,被认为是 CRS 处理过程后的延迟表现;③加重或新发的血细胞减少症、高铁蛋白血症、伴有低纤维蛋白原血症的凝血异常和 / 或转氨酶异常。IEC-HS 分级详见表 7-3-1。

表 7-3-1 IEC-HS 分级系统

分级	症状严重和干预措施
1 级	无症状或轻微症状;需要观察和 / 或临床和诊断评估;临床观察
2 级	轻度至中度症状,需要干预(例如:针对 IEC-HS 的免疫抑制剂或无症状低纤维蛋白原血症的输血治疗)
3 级	严重但不会立即危及生命(例如:需要输血支持的出血性凝血功能障碍,或因引发急性肾损伤、低血压或呼吸窘迫而需要住院治疗)
4 级	需要紧急干预的危及生命的后果(例如:危及生命的出血或低血压,需要插管的呼吸窘迫,适用于急性肾损伤的透析)
5 级	死亡

2. 护理

(1)出血评估与预防:①询问并记录有无出血倾向,如大小便颜色、皮肤瘀点或瘀斑以及头痛、呕吐等颅内出血表现;②观察患者瞳孔、对光反射、生命体征的改变,记录 24h 出入量,保证出入量平衡,减轻心脏负荷;③定期监测血液学指标:血常规、出凝血功能、血清铁蛋白、IL-6 等炎症因子水平;④Ⅳ度血小板计数下降的患者,严密监测生命体征及意识,观察有无颅内出血的相关表现,如头痛、呕吐等,必要时准备好抢救物品及药品;⑤指导衣着柔软、宽松,剪短指甲,避免抓挠皮肤,勿用指甲挖鼻、揉眼;饮食以软食为主,仅漱口或

使用软毛刷刷牙,活动时避免磕碰,保持排便通畅,情绪稳定;有创操作后延长局部的按压时间。

（2）贫血的护理:尽量卧床休息,减少活动,减少组织耗氧,必要时给予吸氧治疗;Hb<60g/L,遵医嘱输注红细胞。

（3）预防感染:①有条件者入住层流病床;②协助做好患者个人生活护理,如口腔清洁、肛周护理等;③医护人员执行技术操作时,严格执行无菌操作;④出血部位做好清洁消毒,预防感染。

二、嵌合抗原受体 T 细胞治疗相关出凝血性疾病

1. 临床表现及处理　CARAC 指 CAR-T 细胞回输后近期内,与 CRS 相关,以出血和/或血栓为特征,伴随血小板计数下降及凝血指标异常的临床综合征。临床表现常有血栓及弥散性血管内凝血（disseminated intravascular coagulation,DIC）等并发症,表现为肺栓塞、深静脉血栓、皮肤瘀点或瘀斑、黄疸、低血压、呼吸困难等,实验室检查结果有血小板计数下降及凝血指标异常。推荐处理方法见表 7-3-2。

表 7-3-2　CARAC 推荐处理方法

CRS 分级	CARAC 管理	预防和支持治疗	预防和/或抗感染治疗	抗炎和护肝治疗	促血小板生成治疗
1 级	评估凝血指标:若正常,观察;若异常,启动 1 级干预。①频繁监测凝血指标;②WHO 出血评分;③密切监测 CRS	√			
2 级	评估凝血指标;若改善,观察;无改善,启动 2 级干预。①增加凝血指标监测频率;②WHO 出血评分和 DIC 评分;③控制 CRS（细胞因子拮抗剂 + 糖皮质激素）;④替代和抗凝治疗	√	√	√	
3 级	评估凝血指标;若改善,观察;无改善,启动 3 级干预。①增加凝血指标监测频率;②WHO 出血评分和 DIC 评分;③控制 CRS（增加糖皮质激素的频率和剂量）;④以替代治疗为主;⑤适时血浆置换	√	√	√	√
4 级	评估凝血指标;若改善,观察;无改善,启动 4 级干预。①增加凝血指标监测频率;②WHO 出血评分和 DIC 评分;③加强控制 CRS（多方法联合）;④替代治疗 + 血浆置换	√	√	√	√

2. 护理

（1）出血评估及预防:①密切监测血常规、出凝血常规,根据医嘱及时补充血小板及凝血因子,监测生命体征、意识、瞳孔、肢体活动度等并详细记录,及早发现出血先兆,特别

是颅内出血先兆；②给予预防出血健康教育。嘱患者卧床休息，进软食，床上大小便，注意保持排便通畅，情绪平稳，避免波动，避免剧烈晃动头部；高热患者积极对症降温处理，及时补充血小板和凝血因子。有肺出血危险的患者注意做好呼吸道管理，防止窒息。其余同"IEC-HS"护理中预防出血护理。

（2）用药护理：由于出、凝血功能障碍与 CRS 密切相关，针对 CARAC 的治疗关键环节在于 CRS 的控制。在应用托珠单抗和糖皮质激素后，患者异常出凝血指标及出血症状可得到显著改善。使用托珠单抗时注意输注时间维持 1h 以上，观察头痛、头晕等不良反应。对伴有 APTT 和 PT 延长、血小板计数和 FIB 水平降低、D- 二聚体和纤维蛋白原降解物水平增高的患者，积极予以成分输血或输注血浆制品，严格遵守输血规程，避免由于输血反应加重CRS。使用 TPO 等药物皮下注射时，注意更换部位，增加按压时间，避免引起血肿。

（3）健康教育：CAR-T 细胞治疗为个体化疗法，充分告知可能发生的不良反应。当患者发生出血时，往往会更加紧张不安，积极关注患者、家属或照顾者心理状态的变化，予以健康教育指导。健康教育内容包括饮食、活动、症状观察、预防出血指导、用药指导 5 方面。

三、免疫效应细胞相关血液毒性

1. 临床表现与影响因素　CAR-T 细胞治疗后的血细胞减少称为 ICAHT，可能是最常见的非典型 CAR-T 细胞治疗相关血液毒性。ICAHT 主要表现为血细胞减少，按毒性发生时间可分为以下三类：一是早期血液学毒性，其发生时间一般在 CAR-T 细胞治疗后 30d 内；二是短期毒性，其发生时间一般在 CAR-T 细胞治疗后 30~90d；三是持续性血液学毒性，其发生时间一般超过 90d。持续性血液学毒性占所有血液学毒性的 15%~20%，严重和 / 或长期血细胞减少可使患者易发生严重感染，导致住院时间延长，并妨碍复发时的后续挽救治疗。

目前认为 ICAHT 与以下因素有关：①疾病的前期情况和患者的基础情况，如患者前期接受大剂量、多疗程的细胞毒性药物治疗；患者疾病分级较低、骨髓储备功能较差、年龄较大等，均与血细胞减少有一定关系。②高炎症反应状态，包括 CAR-T 治疗后刺激机体释放大量的炎性细胞因子，重度 CRS 患者均伴有血液学毒性。③噬血细胞综合征或巨噬细胞活化综合征，CAR-T 细胞进入体内导致免疫系统被激活，释放大量炎性细胞因子，这些炎性细胞因子也会激活巨噬细胞，一旦巨噬细胞被激活，就会发生类似自身免疫性疾病在急性发作期出现的 MAS。④其他因素，例如体液免疫功能的受损，CAR-T 细胞治疗后很多患者会出现 B 细胞减少或功能障碍，有些 B 细胞缺乏症患者甚至会持续 1 年以上的时间。此外，机体的 CD4 细胞数量减少、功能下降、体液和细胞免疫均受到损害，血细胞也会随之减少。

2. 护理

（1）白细胞计数降低的护理：①注意个人卫生，勤洗手、进食后及时漱口或刷牙，保持口腔清洁，便后用温水冲洗会阴部和肛周，预防肛周感染。②给予饮食指导，营养不良是白细胞计数不升的主要原因之一，治疗期间要多食奶类、瘦肉、鱼、动物肝脏、蛋类等，胃口不佳时可以食山楂、萝卜、白扁豆、陈皮等健脾开胃的食物，禁烟酒，不宜食用生、冷、辛辣刺激、隔夜食物，使用的餐具须保持清洁。③白细胞低严重时，有感染的危险，应入住层流床，做好消毒隔离，学会自我监测体温，注意休息，避免劳累等。如果出现体温过高（≥38℃），畏寒出汗，任何如发红、发热、肿胀、流排泄物或疼痛的感染症状，喉咙或口腔痛，咳嗽，排尿时疼痛或灼痛等症状，立即报告。④遵医嘱预防性使用升白细胞药物治疗，升白治疗后有肌肉酸痛、骨痛、腰痛和食欲减退等现象，应落实用药护理。⑤保持良好的心情，经常开窗通风，保持病室空气清新；注意保暖，防止受凉；限制陪护人员，减少探视，防止交叉感染，外出需佩戴口罩。

（2）血小板计数降低的护理：①减少活动，穿宽松柔软的衣裤，防止受伤。当血小板计数<50×10⁹/L 时，应增加卧床休息时间，减少活动量；血小板计数<20×10⁹/L 时，应绝对卧床休息；应注意观察并记录有无皮肤瘀点、瘀斑、头痛、恶心、呕吐、黑便等皮下出血、颅内出血、胃肠道出血等症状。②避免增加腹压的动作，注意通便和镇咳，如果有便秘或咳嗽时，及时告知医护人员；避免情绪激动和烦躁，保持良好的心情。③减少黏膜损伤的机会。进软食，避免坚硬、带骨头、带刺等食物，禁止掏鼻、挖耳、擤鼻子等行为，用软牙刷刷牙，血小板计数<20×10⁹/L 时只漱口，不建议刷牙。④如果是前鼻腔出血，可采取压迫止血。⑤医护人员行穿刺操作，如抽血、皮下注射、肌内注射等，穿刺点延长按压时间。⑥患者每晚擦拭身体，观察身上是否有瘀斑等出血情况，面积变大或有出现，及时告知医护人员。⑦遵医嘱使用升血小板药物或输注血小板。输注血小板能迅速提升患者体内血小板数量，从而预防出血的发生。⑧一旦发生出血，及时告知医生或来院就医。

（3）Hb 降低的护理：①注意卧床休息，改变体位时动作宜慢，起床时可先在床边坐立片刻，无头晕时再起立，必要时，遵医嘱予吸氧；②适当活动，活动量以不疲乏为宜，外出活动需有家属或照顾者陪伴；③指导进食高热量、高蛋白、高维生素、易消化食物，如口服营养补充剂、鸡蛋、新鲜蔬菜、水果等。

四、B 细胞缺乏症和低丙种球蛋白血症

B 细胞发育不全是一种由 B 细胞耗竭或缺失引起的疾病。CAR-T 细胞治疗诱导的 B 细胞发育不全的机制为靶向 CD19 的 CAR-T 细胞治疗靶外肿瘤效应（on-target off-tumor effect），可降低 B 细胞计数和丙种免疫球蛋白的水平。研究显示，CAR-T 细胞回输后不同时间段均可能发生低丙种球蛋白血症，90d 后发生率约 67%，少数患者甚至持续数年，临床主要表现为频繁感染。

护理措施主要为预防感染，包括注意个人防护，根据天气变化增减衣物、少去人口密集的场所；预防患者皮肤破损，保持病房温度稳定和清洁，同时通过加强营养摄入、适当运动，提高患者的体质，有助于避免感染。一旦出现感染，需要及时就医处理，若丙种球蛋白水平过低，需要在医生指导下使用人丙种球蛋白进行治疗。其余同"ICAHT"护理中白细胞降低的护理。

五、感染

感染是 CAR-T 细胞治疗常见的不良反应之一。感染可发生在各个部位，血流感染较为常见，其次是肺部、腹腔及皮肤等软组织感染。表现为发热，咳嗽、咳痰等呼吸道症状，腹痛、腹泻等消化道症状，尿路刺激征等泌尿系统感染症状。实验室检查表现为血细胞减少，CRP、PCT 等炎症指标明显增高。

护理措施：①保护性隔离。有条件的入住层流病房或层流床；加强陪护人员及探视管理；严格执行消毒隔离制度；加强患者安全防护，做好相关健康教育：日常佩戴口罩，做好手卫生，饮食卫生等。②严格无菌操作。严格执行手卫生；各项侵入性操作严格无菌；加强各种管路管理。③病情观察及用药护理。严密监测体温变化，观察有无感染的症状和体征，

及时给予处理,如高热护理、用药护理等。④健康教育。指导患者学会预防感染的措施,对症状进行自我观察,发热时能进行自我护理等。

六、肿瘤溶解综合征

肿瘤溶解综合征(tumor lysis syndrome,TLS)是肿瘤细胞大量溶解,快速释放细胞内物质,导致多种代谢异常和电解质紊乱而发生的一组临床综合征,主要表现为高钾血症、高磷血症、高尿酸血症、低钙血症、代谢性酸中毒,易并发急性肾衰竭。

护理措施:①持续心电监护,密切监测生命体征;②遵医嘱水化、碱化、利尿,监测肝肾功能及电解质,纠正电解质紊乱并积极治疗肾衰竭;③正确记录 24h 出入量,观察尿色及全身水肿等情况,必要时遵医嘱给予利尿剂,维持尿量>1 500mL/d;④向患者讲解饮水在水化治疗及保护肾功能中的重要作用,鼓励在无禁忌证的情况下多饮水;讲解疾病相关知识,减轻患者紧张、焦虑心理。

第八章

其他肿瘤免疫治疗方式的护理

目前,除免疫检查点抑制剂(immune checkpoint inhibitor,ICI)和 CAR-T 细胞治疗外,还有一些其他探讨肿瘤主动免疫和被动免疫治疗的方法在临床进行了研究和探索,包括在早期阶段肿瘤免疫治疗中应用的免疫调节剂治疗,以及在临床有长期研究但仍需深入探索的肿瘤疫苗和溶瘤病毒治疗等。本章将对免疫调节剂、肿瘤疫苗和溶瘤病毒的临床应用的护理进行介绍。

第一节 免疫调节剂治疗的护理

免疫调节剂是具有调节机体免疫功能的药物,可以用于治疗免疫功能低下和 / 或紊乱所引起的疾病,对某些恶性肿瘤等有一定作用。临床上常用的免疫调节剂包括胸腺素、干扰素、白细胞介素等,是人和动物免疫系统的产物,免疫细胞能产生许多具有抑制或增强免疫应答的蛋白分子,对自身和异体均具有免疫调节作用。

一、常用的免疫调节剂

1. 胸腺素(thymosin) 是胸腺组织分泌的具有生物活性的一组多肽。用于 AIDS、感染、变态反应、自身免疫病、神经内分泌疾病、各类肿瘤的治疗以及化疗后的免疫功能的恢复。

(1)用法用量:皮下或肌内注射,每次 10~20mg,每日 1 次或遵医嘱。静脉滴注,每次 20~80mg,溶于 500mL 生理盐水或 5% 葡萄糖注射液,每日 1 次或遵医嘱。

(2)不良反应:变态反应体质者可能出现变态反应(过敏反应),应慎用。个别可见恶心、发热、头晕、胸闷、无力等不良反应。

(3)禁忌证:对本药过敏者禁用。

2. 干扰素(IFN) 是一种由单核细胞和淋巴细胞产生的具有多种功能的可溶性糖蛋白,具有多效性生物功能,包括抗增殖、免疫调节、抗病毒等作用。IFN 间接抑制恶性肿瘤细胞 DNA 合成速率,减慢其增殖,增强对肿瘤细胞杀伤作用,激活自然杀伤细胞和巨噬细胞,去杀伤肿瘤细胞。适应证包括毛细胞白血病、慢粒白血病、多发性骨髓瘤、恶性黑色素瘤、非霍奇金淋巴瘤、肾癌和膀胱癌等,可单独使用或与其他细胞因子、化疗药、激素联用。

(1)用法用量:通常采用皮下注射、静脉注射、局部注射。根据不同疾病采用不同剂量和注射方法。如在国内推荐应用 IFNα1b 治疗黑色素瘤,若患者首次使用 IFN 治疗或停药后重启治疗,首日给药剂量为 50μg,次日 300μg,其后 600μg 隔日一次,皮下注射;根据不同分期确定治疗维持的时间。

(2)不良反应:最常见是感冒或流感样症状,可伴一过性发热。其他少见不良反应有头痛、头晕、乏力和多汗等。

（3）禁忌证：对干扰素制品有过敏史者；有严重心血管畸形或心功能不全病史者；有其他严重疾病，不能耐受药物可能的不良反应者；有癫痫或其他中枢神经系统疾病者。

3. 白细胞介素 -2　是由 T 细胞受抗原刺激产生，具有广泛免疫调节作用的淋巴因子，通过激活 T 细胞、NK 细胞等效应细胞产生细胞毒性从而杀死肿瘤细胞，适用于肾癌、恶性黑色素瘤及癌性胸腔积液、腹水的治疗，也可以适用于其他恶性肿瘤和免疫功能低下患者的综合治疗。

（1）用法用量：50 万 ~100 万 IU/ 次，每日一次，每周连用 5d，4 周为一个疗程。癌性胸腔积液、腹水腔内注射应尽量排出胸、腹水后，每次注射 50 万 ~100 万 IU，每周 1~2 次，注射 2~4 周。可以静脉滴注，胸腹腔内注射，动脉插管注射，局部注射，皮下注射。

（2）不良反应：最常见的是发热、寒战、肌肉酸痛，与用药剂量有关，一般是一过性发热（38℃左右），亦可有寒战高热，停药后 3~4h 体温多可自行恢复到正常。个别患者可出现恶心、呕吐、皮疹、类感冒症状。皮下注射者局部可出现红肿、硬结、疼痛，所有不良反应停药后均可自行恢复。

（3）禁忌证：对 IL-2 或制剂任何成分过敏的患者；高热、肺功能异常或器官移植后发生严重感染者、未控制的心律失常，尤其是持续室性心动过速、胸痛并伴心电图改变的患者；肾衰竭需透析治疗者；昏迷、中毒性脑病、顽固性或难治性癫痫、肠缺血或穿孔、消化道出血需外科手术者。

4. 肿瘤坏死因子（TNF）　由活化的巨噬细胞、T 淋巴细胞、NK 细胞等分泌产生，主要包括 TNF-α 和 TNF-β。TNF-α 的生物学活性占 TNF 总活性的 70%~95%，发挥诱导细胞凋亡、调节机体免疫应答、调控肿瘤组织血管系统、诱导细胞程序性死亡等方面的功能，在胃癌、肝癌、乳腺癌等许多恶性肿瘤中均发挥着不同的调控作用。

（1）用法用量：包括静脉注射、局部用药，如胸腹腔内注射、肢体灌注、瘤内注射等。如国产新型重组人 TNF-α 单药治疗恶性胸腔积液，常规推荐剂量 300 万 IU/ 次，在穿刺引流尽可能抽尽胸腔积液后进行胸腔灌注，于第 1 天、第 4 天、第 7 天或第 10 天给药，连续给药 3~4 次为 1 疗程。

（2）不良反应：常见的包括寒战、发热、流感样症状、胸腹痛、头晕、头痛、关节酸痛、恶心、呕吐、皮疹等。

二、护理

1. 心理护理　密切关注患者情绪变化，实施心理疏导，主动与患者沟通，使其了解治疗的效果及重要性，指导其正确配合治疗，减轻不良反应，提升依从性。

2. 用药护理　静脉滴注控制好输液滴速，对年老体弱者可适当延长滴注时间，减轻不良反应。

3. 不良反应的观察和护理　用药后可能会出现头痛、寒战、发热等表现，要及时告知患者，以减轻其紧张情绪；同时密切监测患者生命体征变化情况。

（1）体温>38.5℃，要及时予以冰袋降温或遵医嘱使用退热药，持续监测体温的变化，注意补充水分，维持水电解质平衡。对于使用干扰素的患者，发热和流感样症状多出现于初始用药及停药重启时，推荐在注射干扰素前口服塞来昔布 200mg，降低高热和流感样症状的发生率及严重程度。

（2）使用干扰素后可发生白癜风，可遵医嘱外用糖皮质激素软膏；脱发多出现于用药2个月后，停药后可恢复，建议患者剪短头发、用宽齿梳、戴帽改善形象等；如出现皮疹，建议穿着宽松的衣物、出门防晒、如有明显瘙痒可局部涂抹炉甘石洗剂等。

（3）做好消化道护理，结合患者具体表现予饮食指导，嘱咐患者遵循少食多餐的原则，尽量以易消化、清淡、高维生素及高蛋白质饮食为主。做好口腔卫生，以增进食欲。

第二节　肿瘤疫苗治疗的护理

肿瘤疫苗的研究近年来取得了很大进展，临床效果也有所提高。肿瘤疫苗从早期的非特异性疫苗发展到今天的肿瘤抗原特异性疫苗，都与分子生物学、免疫学及基因转移技术的发展密切相关。肿瘤疫苗一般由三种关键组分组成，即肿瘤抗原、疫苗佐剂和递送系统，是一种用于治疗或预防肿瘤的免疫疗法，其原理是将肿瘤抗原以多种形式导入患者体内，克服肿瘤引起的免疫抑制状态，增强免疫原性，激活患者自身的免疫系统，诱导机体细胞免疫和体液免疫应答，从而达到控制或清除肿瘤的目的。

一、疫苗的分类

1. 细胞类疫苗　通常由细胞或细胞内组分所制备，能包含全部的肿瘤抗原，诱导广泛的抗原相关免疫反应。细胞类疫苗可分为患者自体癌细胞或肿瘤细胞系的全肿瘤细胞疫苗以及负载肿瘤抗原的树突状细胞疫苗。全肿瘤细胞疫苗是一种相对简单的肿瘤免疫治疗方法，直接将灭活的肿瘤细胞或肿瘤细胞提取物制备为疫苗，能包含所有肿瘤相关抗原，对抑制肿瘤进程有着一定的治疗效果。

2. 多肽类疫苗　采用肿瘤细胞表面洗脱的抗原多肽或肿瘤细胞内部异常表达的蛋白制备。疫苗中的多肽被树突状细胞识别并加工后呈递给T细胞，诱导机体产生针对肿瘤的特异性T细胞反应，从而达到治疗效果。此类疫苗具有易于生产、成本较低、应用范围广等优势，但是受机体内源性的递送与呈递过程影响较大。

3. 病毒类疫苗　基于病毒的肿瘤疫苗具备可以使固有免疫和适应性免疫协同工作以实现有效、持久的免疫反应的优点，包括灭活、减毒或亚单位的致癌病毒疫苗，溶瘤病毒疫苗和其他病毒载体疫苗的三种形式。

4. 核酸类疫苗　通过注入编码肿瘤抗原的DNA或RNA序列来激活免疫系统，从而达到杀伤肿瘤细胞的目的。核酸类疫苗的主要优势包括其设计的灵活性、能够激发多样的免疫反应、良好的安全性和稳定性。基于mRNA的核酸疫苗最早在20世纪90年代被提出，与DNA疫苗相比，mRNA疫苗更容易针对不同治疗目的进行修饰，可以使用无细胞的方式制造，从而实现快速、经济、高效的生产，是疫苗发展的一个新方向。

二、疫苗的储存

肿瘤疫苗为生物活性物质，其生物特性易受到保存温度等条件的影响，因此，疫苗的生产、运输和储存均要求需要严格控制储存温度、环境、期限等规范。灭活疫苗一般需要在2~8℃条件下保存，减毒或亚单位的致癌病毒疫苗，溶瘤病毒疫苗和其他病毒载体疫苗按照其要求低温保存，如溶瘤病毒类药物H101（重组人5型腺病毒）储存和运输温度为−20℃，美国FDA和欧洲药品管理局相继在2015年批准I型单纯疱疹病毒T-VEC储存

温度为 –70℃,避光保存。肿瘤疫苗一般是在冰箱中保存,有些肿瘤疫苗则必须保存在液氮罐中,以保持其低温状态。

三、护理

肿瘤疫苗作为肿瘤免疫治疗的一种方式,治疗途径包括皮内注射、皮下注射、静脉注射、腹腔注射、淋巴结内注射和肿瘤内注射等,其护理涉及对患者进行疫苗接种前后的全面护理管理,以确保疫苗接种的安全性和有效性。

1. 患者教育　向患者解释肿瘤疫苗的作用、预期效果、可能的不良反应及如何管理这些不良反应;进行营养和生活方式指导,以增强患者的免疫力和健康状况。

2. 健康评估　在接种前对患者进行全面的健康评估,包括当前的疾病状态、过往的疫苗接种史、过敏史等。对疫苗的活性成分或任何辅料成分有超敏反应者禁止接种疫苗,注射疫苗后有超敏反应症状者,不应再次接种该疫苗。

3. 个人防护　在制备和注射非灭活类病毒类疫苗时,医护人员应穿戴个人防护装备(如工作服、安全眼镜、口罩和手套),避免药物接触到皮肤、眼睛和黏膜,若溅入眼睛或黏膜,应立即使用清水反复冲洗;若接触皮肤或被针头刺伤,应立即用75%乙醇溶液擦拭,再用清水彻底清洗。

4. 不良反应管理　加强肿瘤疫苗注射后不良反应管理,监测和处理疫苗接种后可能出现的不良反应,观察接种者局部疼痛、肿胀、红斑等,大多可自然缓解,一般无须特殊处理。全身是否有发热、头痛、眩晕、疲劳、肌肉痛、关节痛和胃肠道症状(恶心、呕吐、腹痛)等反应,给予对症处理。

5. 心理支持　给予患者心理支持,患者及家属,或照顾者要用更多的时间来接受和认可肿瘤疫苗治疗,因此心理护理较为重要。做好相互沟通以获得治疗配合是治疗前的工作重点。通过沟通和讲解消除疑惑和恐惧心理,增强治疗的信心,帮助患者应对治疗过程中的压力和焦虑。

第三节　溶瘤病毒治疗的护理

溶瘤病毒是一类天然或经基因改造的病毒,其特点是能选择性地感染并杀伤肿瘤细胞,而对正常细胞损伤较小。这类病毒主要通过直接裂解肿瘤细胞和间接增强宿主抗肿瘤免疫从而发挥抗肿瘤作用。溶瘤病毒也可感染和破坏肿瘤血管系统,诱导中性粒细胞内流,导致血管塌陷和肿瘤细胞缺氧死亡。溶瘤病毒还可以通过体外人工修饰增强疗效。截至2024年6月开发用于肿瘤治疗的溶瘤病毒类药物已有数十种,包括腺病毒、HSV-1、牛痘病毒、呼肠孤病毒、新城疫病毒等。国内已上市的溶瘤病毒类药物为 H101(重组人 5 型腺病毒),其获批适应证为晚期鼻咽癌。美国 FDA 和欧洲药品管理局相继在 2015 年批准 I 型单纯疱疹病毒 T-VEC 治疗晚期黑色素瘤。

一、用药前评估

在使用溶瘤病毒之前,对患者进行用药前评估:①一般情况,包括年龄、体能状态评分、是否处于妊娠期或哺乳期、重要脏器功能;②病史,包括有无恶性血液系统疾病、有无同类生物制剂过敏史、有无免疫缺陷或免疫功能低下、有无未经控制的活动性感染;③用药史;

④既往治疗方案;⑤影像学,包括病灶数量、大小、位置、有无转移等。

二、给药途径

溶瘤病毒因病毒类型、肿瘤部位和治疗目的不同会有不同的给药途径,包括瘤内注射、静脉注射、肝动脉注射、胸腹腔内注射等。瘤内注射是最常用的给药方式。

三、溶瘤病毒的使用

溶瘤病毒应低温储存和运输,给药前应先将溶瘤病毒药物置于室温下解冻,直至药物转化为液态。使用过程中应避免反复冻融或在室温下放置过久而导致药效下降。溶瘤病毒的瘤内注射一般由医生完成,注射前护士可以协助医生进行病灶处及其周围区域的清洁消毒。注射后用无菌纱布按压注射部位至少30s,再根据药物要求清洁消毒注射部位和周围区域,用合适的敷料覆盖注射的病灶处。建议患者每次治疗后至少要将注射部位覆盖1周,如果注射部位有渗液,及时更换敷料,并延长覆盖时间。

四、溶瘤病毒的使用防护

溶瘤病毒可能通过直接接触而造成意外病毒感染,所以在药物准备、给药和处置时应注意个人防护。根据溶瘤病毒的特性采取飞沫隔离或者接触隔离等措施。

1. 医护人员个人防护 使用溶瘤病毒前医护人员应接受专门培训,包括药物使用说明及防护知识。在制备和注射溶瘤病毒时,医护人员应穿戴个人防护装备(如工作服、安全眼镜、口罩和手套等)。注意手卫生,勤洗手。医务人员穿戴的防护装备,其中一次性用品作为医疗废弃物丢弃,其他防护用品单独放置。免疫功能低下或处于妊娠期的医护人员不建议准备和执行溶瘤病毒操作及接触患者注射溶瘤病毒的部位。医护人员在准备或者给患者注射溶瘤病毒前应覆盖自身任何暴露的伤口。避免意外暴露于溶瘤病毒,尤其是与皮肤,眼和黏膜接触。若溅入眼睛或黏膜,应立即使用清水反复冲洗;若接触皮肤或被针头刺伤,应立即用75%乙醇溶液擦拭,再用清水彻底清洗。

2. 患者个人防护 用药时适当限制患者在病区的活动范围,可以穿戴个人防护用品,如口罩、隔离衣、手套等。减少患者转运,如需转运应采取有效措施,减少对其他患者、医务人员和环境表面的污染。尽量由相对固定的护士进行护理工作,避免交叉感染。给药24h内患者应避免接触或刮伤注射部位及其包扎敷料。如果敷料松动或脱落及时更换敷料。患者家属、孕妇和新生儿应避免直接接触患者的病灶注射处、敷料或体液。

3. 环境和物品处理 有条件的情况下可以将接受溶瘤病毒治疗的患者单间收治,以防病毒脱落造成的交叉感染,并加强通风。提高患者病房及其高频接触区域(如床旁桌、床栏、门把手、卫生间等)清洁消毒频次。对于患者的尿液、粪便可以正常排污,汗液等擦拭纸巾及其他可能接触过溶瘤病毒药物的材料(如药瓶、注射器、手套、口罩、敷料)和患者生活垃圾作为医疗废物进行处置。一般诊疗用品,如听诊器、血压计、输液架、注射盘、监护仪等建议专用,不能专用的医疗装置和仪器应在每位患者使用前后遵循标准预防原则进行清洁和消毒。患者的个人生活用品单独放置,避免与他人混用。出院后在其他患者完成终末消毒后,再对使用溶瘤病毒的患者床单位进行消毒,必要时其织物可按照感染性织物送洗。

五、不良反应的护理

1. 常见不良反应　溶瘤病毒局部给药一般耐受性良好，常见不良反应为流感样症状和注射部位反应。其中流感样症状常表现为体温升高、肌痛、疲乏、恶心、腹泻、呕吐、头痛等，一般在停药一段时间后无须任何处理即可缓解，个别因无法耐受或体温升高较明显的患者在接受对症处理后，体温可恢复正常。注射部位反应常表现为疼痛、皮疹、红斑、外周水肿等，多数患者可自愈。

2. 评估　参考美国国立癌症研究所发布的常见不良反应术语评定标准（NCI-CTCAE）对溶瘤病毒治疗相关不良反应进行评估和分级。

3. 护理措施　应对患者做好生命体征的监测和注射部位皮肤的观察。当患者出现发热时，可优先使用物理降温。若症状无改善，可使用如 NSAIDs 对症处理。对轻度不良反应，一般对症处理后，可继续使用溶瘤病毒治疗，同时密切观察。对于中重度不良反应，应协助医生紧急处理，并停止使用溶瘤病毒。若发生免疫相关不良反应则按照免疫相关不良反应处理原则进行管理。

第九章

肿瘤免疫治疗患者的心理和社会支持

肿瘤免疫能有效延长患者的生存期,但也显示其特定的免疫相关不良反应(immune-related adverse effects,irAE)。这些不良反应通常涉及心理症状,如焦虑、重度抑郁等;同时接受免疫药物治疗的患者在诊疗过程中也面临较重的经济和心理负担等问题。因此,护士不仅要关注患者生理问题,也要密切关注患者的心理健康。有效的心理和社会支持能够改善患者负面情绪,从而提高患者的治疗依从性,提高治疗效果和患者的生活质量。本章介绍了免疫治疗患者常见心理状态、心理评估方法、心理和社会支持等内容。

第一节　常见心理状态

一、恐惧

恐惧是肿瘤患者普遍存在的心理反应。肿瘤免疫治疗患者由于肿瘤疾病本身和不良反应双重打击,对不良反应、预后的不确定感到恐惧,同时治疗产生不确定感,担心疾病进展而产生恐惧心理。研究发现,免疫治疗患者复发恐惧与其疗效呈现负相关关系。

二、焦虑、抑郁

正常社会角色的缺失、与朋友关系的疏远、对家人的愧疚感等增加了肿瘤患者的病耻感,带来了极大的心理负面情绪。同时,担心疾病复发、免疫治疗效果的不确定性、不良反应发生的未知性及对自身病情缺乏了解也导致患者焦虑、抑郁情绪的产生。此外,免疫治疗从生理、神经机制层面,如体内炎症因子的水平增加,也可能导致患者的焦虑、抑郁等不良心理。在接受 IFN-α 治疗的患者中,10%~40% 会出现抑郁障碍综合征,包括自杀意念、意志减退、社交退缩、内疚感、快感缺失、烦躁、焦虑和哭泣等。

三、矛盾心理

一些患者对化疗药物有抗拒心理,虽认为联合免疫药物可以带来了一线希望,但又怀有强烈的不确定感。如有些患者已经接受免疫治疗(如 CAR-T 细胞治疗),但对于治疗方法仍然怀着希望和担忧同时存在的矛盾心理,当出现不适症状时,渴望得到帮助,但不知是否需要寻求帮助和需要到何处寻求帮助。

四、消极的情绪感知

部分患者通过参与临床试验研究进行免疫治疗,可能由于相关知识缺乏、经济条件制约或疾病处于晚期,患者存在消极的角色感知,如"小白鼠"的弱势角色感知。

五、对家庭的愧疚感

多数恶性肿瘤患者存在对家庭的愧疚感,这与恶性肿瘤治疗周期长、药物治疗和各项检查带来经济负担沉重,以及其社会功能降低有关。

第二节 心理评估方法

一、观察法与交谈法

观察法可在日常治疗护理过程中进行,实施方便,患者不受干扰。观察内容包括患者的仪表、举止、语言、眼神、神态、情绪反应等,基于获得的信息再结合其他评估方法,进而推断患者的心理状态。交谈可以分为结构化面谈、半结构化面谈和非结构化面谈。交谈应依据个体情况展开,可从患者躯体情况、个人史、存在的问题、家庭情况、情绪等方面进行深入交谈,交谈过程中应巧妙运用沟通技巧,如开始时使用开放式问题,鼓励患者自由表达;对于不清楚的回答,适时追问以获得更详细的信息。在交谈过程中应同时观察患者的非语言行为,如面部表情、肢体语言。

二、测评法

通过标准化的方法对患者进行测评,简要了解患者的心理状态。最常用的测评工具为量表及问卷,肿瘤患者常用的心理测评工具如下。

1. 心理痛苦温度计 美国国家综合癌症网络(NCCN)采用"distress"一词来描述肿瘤患者的不良心理反应,中文译为"心理痛苦"。心理痛苦温度计(distress thermometer,DT)是NCCN推荐作为快速识别肿瘤患者心理痛苦的重要工具。DT采用经典的视觉评分法,在一个0~10的数字温度计上,0表示"没有痛苦",10表示"无法想象的痛苦",患者被要求圈出一个数字来表示当前的心理痛苦程度。DT≥4分时,说明患者存在心理痛苦,需要进一步的专业评估和治疗。该工具通常与问题列表(Problems List,PL)一起使用,问题清单由5个部分,40个问题组成,涉及患者可能面临的实际问题(如经济、工作)、身体问题、情感问题(如焦虑、抑郁)、交往问题和信仰/宗教问题。

2. 焦虑抑郁测评工具 如医院焦虑抑郁量表(Hospital Anxiety and Depression Scale,HADS)、抑郁自评量表(Self-rating Depression Scale,SDS)、焦虑自评量表(Self-rating Anxiety Scale,SAS)、贝克抑郁自评量表(Beck Depression Inventory,BDI)、病人健康问卷-9(Patient Health Questionnaire,PHQ-9)、症状自评量表(Symptom Check List 90,SCL-90)等。其中HADS是住院患者常用的一个焦虑、抑郁症状自评量表。量表共14个条目,包括焦虑亚量表和抑郁亚量表,分别有7个条目,每个条目分4级计分(0~3分)。各分量表0~7分表示无焦虑或抑郁,8~10分表示可疑焦虑或抑郁,11~21分表示肯定存在焦虑或抑郁。

3. 其他相关问题的测评工具 包括健康相关生命质量、家庭社会支持、应对策略和经济毒性等其他护理问题的测评工具。癌症患者中常用的健康生命质量量表是由欧洲癌症研究和治疗组织(The European Organization for Reasearch and Treatment of Cancer,EORTC)为癌症患者开发的生命质量核心量表(Quality of Life Questionnaire-core 30,QLQ-C30)(EORTC QLQ-C30)。量表共30个条目,包括5个功能领域(躯体功能、角色功能、认知功能、情绪功能、社会功能）、3 个症状领域（疲劳、疼痛、恶心呕吐）、6 个单项测量项目（吞咽困难、食欲丧失、睡眠障碍、便秘、腹泻、经济困难）和 1 个总体健康状况 / 生命质量领域。条目 1~28 分为 4 个等级：没有、有一点、较多、很多，评 1~4 分；条目 29、30 分为 7 个等级，计为 1~7 分；各项原始得分需经线性公式转换成 0~100 的标化分，各功能维度得分越高，表明功能状态越好；症状领域及单项的得分越高，表明症状越明显，生活质量越差。

第三节　心理和社会支持

良好的心理和社会支持可保证患者在治疗及护理的各个阶段，不会因为疾病丧失基本的生存条件，维持肿瘤患者最佳的心理和身体健康状态，从而提高治疗效果及生活质量。护士作为社会支持系统的重要组成部分，要主动提供或协助患者获得心理和社会支持。社会支持从性质上可分为客观支持、主观体验到的支持及对客观支持的利用度。社会支持的来源主要包括家庭支持、医护人员支持和社会组织支持。

一、家庭支持

家庭支持是心理和社会支持中最重要的支持部分，一些患者患病后得到来自家人更多的体贴、呵护、支持和鼓励，家庭成员间关系更亲密。家属恰当的照顾可增加患者的自尊及被爱的感觉，减轻心理负担，改善心身健康，促进肿瘤患者更好地配合免疫治疗与护理，促进患者康复。

二、医护人员支持

1. 情感支持　医护人员与患者建立良好的医护患关系，认同、尊重并信任患者，鼓励患者树立战胜疾病的信心，以积极乐观的态度面对生活。护理人员有必要了解不同条件患者的家庭情况，针对性地给予疏导和协调，部分肿瘤患者可能出于对家庭成员的愧疚，不能积极主动与家人沟通并说出自己的真情实感，医护人员应该注意观察，并主动与患者及家属沟通，鼓励患者及家属之间进行深入交流，从而给患者提供更多的精神与情感支持。

2. 信息支持　免疫治疗为近年来迅速发展的新型疗法，部分患者由于受教育程度等因素限制，缺乏对免疫药物相关信息，尤其是药物不良反应的了解。患者从其他途径了解到的片面、零散的药物相关知识对疾病及治疗的正确认知和心理状态可造成负面影响。医护人员应该为患者提供免疫治疗相关药物知识、不良反应的观察与自我管理等方面的知识；同时消除"免疫治疗是神药"的误解，告知患者国内外临床研究的相关数据，减轻患者对治疗的不确定感，使其增强治疗信心，积极配合治疗。医护人员应评估患者情况，为患者制订个体化全面、详细的健康教育计划，提供容易接受的宣教方式，如健康宣教手册、公众号推送等方法，使其及时了解免疫治疗的相关信息。同时，医护人员应指导患者缓解负面情绪的方法或技巧，如指导放松疗法、正念疗法等。

3. 医疗护理支持　如为患者提供适宜的免疫治疗及护理措施，根据患者的病情动态制订护理计划，有效落实相关护理措施，并进行效果评价。

三、社会组织支持

1. 减轻经济负担　免疫药物治疗及各项检查带来了沉重的经济负担,患者希望能得到来自社会、医院等的帮助。因此医护人员可向患者介绍合适的临床试验,通过参与临床试验,可能获得免费的免疫药物治疗;同时,为患者提供最新的用药相关政策,让患者能及时享受相关福利,积极联系社会慈善协会及公益组织,定向帮扶患者,帮助减轻患者的经济负担。

2. 同伴支持教育　医院、社会工作者和志愿者可以通过合作举办病友交流会,邀请抗癌成功的患者分享经验,这些患者有着相似的治病经历,更能引发共情心理和发挥榜样激励作用,激发其他病友增强抗癌信心,在一定程度上有助于患者更好地适应内在需求,重建对生活的希望。另外,护士应鼓励患者与治疗有效的病友交谈,提升其自我护理能力和坚持治疗的信心。

3. 重返工作支持　由于疾病及药物治疗对身体形象及功能的影响,患者可能产生自卑心理,甚至对社交活动产生回避心理。部分患者在治疗间歇期选择继续工作,通过降低工作强度、缩短时间,能在一定程度上缓解心理压力。医护人员需要进行综合评估,帮助患者制订个性化的康复计划和重返工作指导。同时,借助家庭和社会支持,帮助患者积极采取促进健康的行为;协助患者更好地重新融入社会生活。在此过程中,提高对患者心理和职业需求的关注,促进社会对癌症患者工作权益有更多的认知,是构建良好支持体系的重要一环。

附　录

附录一　WHO-2021 年听力下降分级标准

附表 1-1　WHO-2021 年听力下降分级标准

分级	好耳的听力阈值 /dB HL	多数成人在安静环境下的听觉体验	多数成人在噪声环境下的听觉体验
正常听力	<20	听声音没有问题	听声音没有或几乎没有问题
轻度听力下降	20~34	交谈没有问题	交谈可能听不清
中度听力下降	35~49	交谈可能听不清	交谈有困难
中重度听力下降	50~64	交谈有困难,提高音量后可正常交流	大部分交谈都很困难
重度听力下降	65~79	大部分交谈内容听不见,即便提高音量也可能改善不佳	交谈特别费劲
极重度听力下降	80~94	提高音量听声音也特别费劲	听不到交谈声
完全听力丧失 / 全聋	≥95	听不见言语声和大部分环境声	听不见言语声和大部分环境声
单侧聋	好耳<20 差耳≥35	除非声源在差耳一侧,否则对听功能没影响。可能存在声源定位困难	可能在言语识别、参与交谈以及声源定位方面存在困难

注:适用于年龄≥15 岁。

附录二　患者功能状态评分标准

附表 2-1　卡诺夫斯凯计分

得分	功能状态
100	正常、无症状和体征
90	能进行正常活动,有轻微症状及体征
80	勉强可进行正常活动,有一些症状或体征

续表

得分	功能状态
70	生活可自理,但不能维持正常活动或工作
60	偶尔需要扶助,但大多数时间可自理
50	常需人帮助或医疗护理
40	生活不能自理,需要特别护理和帮助
30	生活严重不能自理,需住院,但无死亡危险
20	病重,需住院积极支持治疗
10	病危,临近死亡
0	死亡

附录三　非类固醇类免疫抑制剂的使用方法及注意事项

附表 3-1　生物类免疫抑制剂使用方法及注意事项

名称	药物类别	用法用量、适应证和禁忌证	注意事项
阿巴西普 (abatacept)	CTLA- 受体激动剂	1. 用法用量：静脉给药，每 14d 给药 500mg，共使用 5 次 2. 适应证：危及生命和类固醇难治性心肌炎 3. 禁忌证：无	1. 使用前应进行结核分枝杆菌感染筛查 2. 用药期间(3 个月内)不能接受活疫苗使用 3. 与 TNF 拮抗剂同时使用可导致感染复发，增加感染和严重感染的风险 4. 可能出现变态反应(过敏反应)和类变态反应(过敏反应) 5. 可能会减弱一些药物的有效性免疫接种 6. 慢性阻塞性肺疾病患者可能发生更频繁的呼吸性不良事件
阿仑单抗 (alemtuzumab)	抗 CD52 抗体	1. 用法用量：静脉给药，每次剂量 30mg 2. 适应证：危及生命和类固醇难治性心肌炎 3. 禁忌证：HIV 感染患者	1. 可能会导致严重、致命的自身免疫性疾病，如 ITP 和抗肾小球基底膜病，使用时应定期监测全血细胞计数与血清肌酐水平，进行尿常规和尿液分析至最后一次用药后 48 个月 2. 可能会导致需要紧急处理的严重输注反应，每次输注后严密监测 2h 3. 可能导致恶性肿瘤风险增加，包括甲状腺癌、黑色素瘤和淋巴增殖性疾病

名称	药物类别	用法用量、适应证和禁忌证	注意事项
阿那白滞素（anakinra）	IL-1 抑制剂	1. 用法用量：皮下注射，每次 100mg，每天 1 次 2. 适应证：血液学 irAE 3. 禁忌证：禁用于对大肠杆菌衍生蛋白、阿那白滞素及对上述产品任何成分过敏的患者	1. 不推荐与抗 TNF 药物联合使用 2. 可出现变态反应（过敏反应）和血管性水肿 3. 药物对感染和 / 或慢性感染的激活或导致恶性肿瘤的影响尚不清楚 4. 用药期间不能同时接种活疫苗 5. 应在开始阿那白滞素使用时开始监测中性粒细胞绝对值（ANC），前 3 个月每个月监测 1 次，后续每 3 个月监测 1 次直到用药后 1 年
抗胸腺细胞球蛋白（anti-thymocyte globulin, ATG）	免疫耗竭	1. 用法用量：静脉给药，第 1 天 500mg，根据 CD2/3 水平每天增加 250mg 进行剂量滴定（目标水平为 50~100/μL），共使用 5d 2. 适应证：血液学 irAE，重症心肌炎病例 3. 禁忌证：对兔或马蛋白或任何产品辅料过敏者，急性或慢性感染患者	1. ATG 输注期间需要进行医疗监护 2. 可能会发生严重的免疫介导反应，包括变态反应（过敏反应）或严重的细胞因子释放综合征（CRS）
卡普拉珠单抗（caplacizumab）	抗 vWF 抗体	1. 用法用量：①血浆置换期间（D1：在血浆置换前至少 15min 给予 11mg 静脉注射，在第 1 天血浆置换完成后给予 11mg 皮下注射 1 次；Dn：每日血浆置换后给予 11mg 皮下注射 1 次）；②血浆置换后（在最后一次血浆置换后每日给予 11mg 皮下注射 1 次，持续 30d）；③在初次治疗疗程后，如果有持续的潜在疾病的迹象，治疗可以延长最多 28d 2. 适应证：获得性血栓性血小板减少性紫癜 3. 禁忌证：对卡普拉珠单抗或任何辅料成分有超敏反应者，超敏反应包括荨麻疹	有增加出血的风险，在临床研究中，1% 的受试者报告了鼻出血、牙龈出血、上消化道出血和子宫出血等严重出血不良反应

名称	药物类别	用法用量、适应证和禁忌证	注意事项
度普利尤单抗（dupilumab）	IL-4 抑制剂	1. 用法用量：初始剂量为600mg（在不同的注射部位注射，每个部位300mg），随后每隔一周注射 1 次，剂量300mg 2. 适应证：严重的瘙痒性皮炎 3. 禁忌证：对度普利尤单抗或任何辅料成分有超敏反应者	1. 可能发生超敏反应，包括变态反应（过敏反应）、结膜炎和嗜酸性粒细胞疾病 2. 不要在开始度普利尤单抗时突然停用全身、局部或吸入性皮质类固醇 3. 对已有寄生虫感染的患者在使用度普利尤单抗前应对感染进行治疗
依库珠单抗（eculizumab）	抗补体 C5a 抗体	1. 用法用量：每周 900mg，连用 4 周，第 5 周开始1 200mg，后续每 2 周给药 1次，剂量 1 200mg 2. 适应证：溶血性尿毒症综合征 3. 禁忌证：除非延迟依库珠单抗治疗的风险超过发生脑膜炎球菌感染的风险，否则未解决的严重脑膜炎奈瑟菌感染患者和目前未接种脑膜炎奈瑟菌疫苗的患者禁用	在接受依库珠单抗治疗的患者中发生了危及生命和致命的脑膜炎球菌感染。正在接受严重脑膜炎球菌感染治疗的患者停用依库珠单抗，并在任何其他全身性感染患者中应谨慎使用
英夫利昔单抗（infliximab）	抗 TNF-α 单抗	1. 用法用量：静脉给药，5mg/kg，可在给药 14d 后重复给药 2. 适应证：严重或类固醇难治性结肠炎、肺炎、心肌炎、关节炎、肾炎、葡萄膜炎和血液学 irAE 3. 禁忌证：中至重度心衰患者禁用英夫利昔单抗剂量>5mg/kg；既往对英夫利昔单抗有严重变态反应（过敏反应）或已知对英夫利昔单抗无活性成分或任何小鼠蛋白过敏的患者禁用	1. 可导致住院或死亡的严重感染风险增加；当患者出现严重的感染时应停止使用英夫利昔单抗 2. 使用前应进行结核分枝杆菌感染试验，如果呈阳性，应尽早开始抗结核治疗；英夫利昔单抗治疗期间应监测患者活动性结核可能，即使在用药前的检测结果是阴性 3. 在接受抗 TNF 治疗，包括英夫利昔单抗治疗的患者中，致命的肝脾 T 细胞淋巴瘤已有报道 4. 在所报道的接受英夫利昔单抗治疗的克罗恩病或溃疡性结肠炎患者病例中，大多数为青少年或年轻成年男性，所有患者在诊断时或诊断前均接受AZA 或 6- 巯基嘌呤联合英夫利昔单抗治疗

名称	药物类别	用法用量、适应证和禁忌证	注意事项
依那西普 （etanercept）	抗TNF-α单抗	1. 用法用量：皮下注射，每次25mg，每周2次（间隔72~96h）或每次50mg，每周1次 2. 适应证：免疫相关性结肠炎和炎性关节炎 3. 禁忌证：对依那西普中活性成分或其他任何成分过敏者；脓毒血症患者或存在脓毒血症风险的患者，对包括慢性或局部感染在内的严重活动性感染的患者	1. 使用依那西普进行治疗的患者发生严重感染的风险增高，可能导致住院或死亡，常出现于联用免疫抑制剂，如氨基蝶呤或糖皮质激素。一旦患者发生严重感染或脓毒血症应停用依那西普 2. 患者使用依那西普前和用药过程中，应检测结核潜伏感染。使用依那西普治疗前必须治疗潜伏性的结核感染。已报告的感染包括活动性结核病，如复发的结核潜伏感染；侵袭性真菌感染，如组织胞浆菌病、球孢子菌病、念珠菌病、曲霉病、芽生菌病和肺孢子虫病；因机会致病菌导致的细菌性、病毒性和其他感染，如军团菌属和李斯特菌属 3. 慢性或反复感染的患者使用依那西普治疗前，应当仔细评估其风险和受益。使用依那西普治疗时和治疗后，应严密监测患者感染症状和体征的变化，包括治疗前的结核潜伏感染检测结果呈阴性而可能发生的结核感染
阿达木单抗 （adalimumab）	抗TNF-α单抗	1. 用法用量：皮下注射，每次40mg，每隔1周给药 2. 适应证：免疫相关性结肠炎和炎性关节炎 3. 禁忌证：对阿达木单抗或制剂中其他成分过敏者；活动性结核或者其他严重的感染疾病，如败血症和机会感染等；中重度心力衰竭患者（NYHA分类Ⅲ/Ⅳ级）	1. 严重感染和恶性肿瘤发生的风险增加，可能导致住院或死亡，常出现于联用免疫抑制剂，如氨基蝶呤或糖皮质激素。如果患者发生了严重感染或脓毒症，应停用 2. 使用本品治疗前和治疗期间，患者需要进行结核潜伏感染检测。如果结果为阳性，需要在开始本品治疗之前启动抗结核治疗。已报告的感染包括活动性结核病，包括结核潜伏感染重新激活；侵袭性真菌感染，包括组织胞浆菌病、球孢子菌病、念珠菌病、曲霉病、芽生菌病和肺孢子虫病；细菌、病毒和其他由机会致病菌，包括军团杆菌和李斯特菌导致的感染 3. 在慢性或复发性感染患者中开始本品治疗前应仔细考虑治疗的风险和获益。在本品治疗期间和治疗后需密切监测患者感染的症状和体征，包括在开始治疗前结核潜伏感染检查结果为阴性而可能发生的结核感染

名称	药物类别	用法用量、适应证和禁忌证	注意事项
利妥昔单抗（rituximab）	抗 CD 20 抗体	1. 用法用量：静脉输注，每周给药，剂量 375mg/m^2，连续 4 次 2. 适应证：皮肤和血液学 irAE、肌炎、脑炎、免疫球蛋白或血浆分离难治性重症肌无力 3. 禁忌证：无	1. 在给药后 24h 内可发生致命性的输注反应；约 80% 的致命性反应发生在第一次输注；在发生严重输注反应时应监护患者并停用 2. 肿瘤溶解综合征、严重的黏膜皮肤反应、一些有致命的结局事件和因多灶性脑白质病变导致死亡也有报道
托珠单抗（tocilizumab）	IL-6 抑制剂	1. 用法用量：静脉输注，8mg/kg，每月 1 次或 162mg 皮下注射，每周 1 次，每次使用最大剂量不超过 800mg 2. 适应证：TNF-α 抑制剂难治性 irAE 3. 禁忌证：已知对托珠单抗过敏的患者	1. 可导致严重感染导致住院或死亡，包括结核、细菌、侵袭性真菌、病毒和其他机会性感染；已在接受托珠单抗的患者中发生活动性或严重感染时应在感染得到控制前中断使用 2. 给药前进行结核分枝杆菌潜伏检测，如果呈阳性，应尽早开始抗结核治疗；治疗期间应监测患者活动性结核可能，即使在用药前的检测结果是阴性
维多利珠单抗（vedolizumab）	α-4 β-7 整联蛋白抑制剂	1. 用法用量：第 0、2、6 周静脉给药，给药剂量为 300mg；后续每 8 周给药 1 次 2. 适应证：英夫利昔单抗难治性结肠炎或对英夫利昔单抗有禁忌证的患者 3. 禁忌证：已知对维多利珠单抗或其任何辅料成分有严重或严重变态反应（过敏反应）的患者	1. 可导致超敏反应，包括变态反应（过敏反应）；在感染得到控制前，不建议活动性严重感染患者使用维多单抗治疗 2. 在临床试验中，使用另一种整合素受体拮抗剂治疗的患者发生了 John Cunningham 病毒（JCV）感染导致多灶性脑白质病变和死亡，不能排除患多灶性脑白质病变的风险 3. 用药过程中应监测患者是否有任何新的或恶化的神经体征或症状
尤特克单抗 / 乌司奴单抗（ustekinumab）	IL-12/IL-23 抑制剂	1. 用法用量：①诱导（体重≤55kg，260mg 静脉单次给药；55kg<体重≤85kg；390mg 静脉单次给药；体重>85kg，520mg 静脉单次给药）；②维持（皮下给药，90mg/ 次，每 8 周 1 次）；在静脉诱导给药后 8 周开始维持给药 2. 适应证：对所有免疫抑制治疗都难治的结肠炎 3. 禁忌证：已知对尤特克单抗或其任何辅料成分有严重或严重变态反应（过敏反应）的患者	有导致感染、恶性肿瘤和变态反应（过敏反应）的风险

附表 3-2　非生物类免疫抑制剂使用方法及注意事项

名称	药物类别	用法用量、适应证和禁忌证	注意事项
硫唑嘌呤（AZA）	非选择性免疫抑制剂	1. 用法用量：50mg/d，随后每 1~2 周增加 25~50mg，直至 2mg/（kg·d） 2. 适应证：类固醇难治性免疫相关性肝炎、肌炎和肾炎 3. 禁忌证：对该药过敏者	1. 既往用烷基化剂（环磷酰胺、氯苯、美法兰，或其他药物）治疗的类风湿关节炎患者 AZA 治疗，可能有恶性肿瘤的禁忌性风险 2. 接受包括 AZA 在内的免疫抑制剂治疗的患者，发生淋巴瘤和其他恶性肿瘤的风险增加，尤其是皮肤肿瘤 3. 应告知患者使用 AZA 的恶性肿瘤风险。对于皮肤癌风险增加的患者，应该限制暴露在阳光和紫外线下
环磷酰胺（CTX）	非选择性免疫抑制剂	1. 用法用量：1~2mg/（kg·d） 2. 适应证：类固醇难治性肺炎、肾炎和血液学 irAE 3. 禁忌证：对 CTX 过敏、尿道梗阻	1. 可能存在尿路和肾毒性，已有报道致命性的心脏毒性；使用过程中应监测患者，特别是那些有心脏毒性危险因素或已有心脏病的患者 2. 肺毒性导致呼吸衰竭也可能发生；监测患者肺毒性的体征和症状 3. 可发生继发性恶性肿瘤、静脉闭塞性肝病和胚胎毒性。建议有生育潜力的女性患者避免受孕
环孢素（cyclosporine）	钙调磷酸酶抑制剂（CNIs）	1. 用法用量：1~2mg/（kg·d） 2. 适应证：血液学 irAE、SCAR（皮肤毒性）和肾炎 3. 禁忌证：对环孢素和 / 或聚氧乙基蓖麻油过敏	1. 只有在免疫抑制治疗和器官移植者管理方面经验丰富的医生才可开环孢素。接受药物治疗的患者应在配备充足实验室和辅助医疗资源的设施中进行管理 2. 由于免疫抑制可导致对感染的易感性增加和淋巴瘤发展的可能性，环孢素可以与皮质类固醇合用，但不能与其他免疫抑制剂合用 3. 高剂量环孢素可引起肝毒性和肾毒性
他克莫司（tacrolimus, FK-506）	钙调磷酸酶抑制剂（CNIs）	1. 用法用量：有外用软膏、口服胶囊和注射液三种制剂；口服制剂应在空腹或至少在饭前 1h 或饭后 2~3h 服药，剂量根据 irAE 严重程度和免疫抑制剂使用情况制订，静脉使用仅用于静脉输注，不可用于静脉注射 2. 适应证：血液学 irAE、皮肤 irAE、肾炎和眼毒性	1. 免疫抑制作用约为环孢素的 100 倍，应在医学人员及精密的实验设备监测下用药。任何调整均应由有免疫抑制治疗经验及对器官移植患者有管理经验的医师进行 2. 不推荐 18 岁以下儿童和青少年使用 3. 条件允许的情况下，应对血压、心电图、神经和视力、血糖浓度、血钾及其他电解质浓度、肝功能和肾

名称	药物类别	用法用量、适应证和禁忌证	注意事项
		3. 禁忌证：对他克莫司中任何成分过敏者；对他克莫司或其他大环内酯类药物过敏者	功能检查、血液学指标、凝血功能、血浆蛋白进行监测 4. 使用期间应注意药物的相互作用，对血药浓度进行监测；本品不能与环孢素合用 5. 应避免摄入高钾或保钾利尿剂 6. 和已知具有肾毒性或神经毒性的药物合用时，可增强发生此类作用的风险 7. 免疫抑制剂可影响疫苗的免疫应答，在治疗期间接种疫苗可降低疫苗作用，应避免接种减毒活疫苗
艾曲泊帕 （eltrombopag）	非选择性免疫抑制剂 （TPO-RA）	1. 用法用量：口服给药，起始剂量为 50mg，每日 1 次 2. 适应证：难治性的再生障碍性贫血 3. 禁忌证：无	可能引起肝毒性，增加骨髓内网状纤维沉积的发生或进展的风险，并可能增加血液系统恶性肿瘤的风险
依托泊苷 （etoposide）	拓扑异构酶Ⅱ抑制剂	1. 用法用量：静脉给药，150mg/m²，每周 2 次，持续 1~2 周，然后每周 1 次 2. 适应证：严重或难治性HLH 3. 禁忌证：对依托泊苷过敏	可能导致骨髓抑制、长期使用继发性白血病、变态反应（过敏反应）和胚胎毒性
羟氯喹 （hydroxychloroquine）	非选择性免疫抑制剂	1. 用法用量：每日 200~400mg，单次或分 2 次给药，但根据实际体重计算，不超过 5mg/（kg·d） 2. 适应证：轻度或中度炎性关节炎（IA） 3. 禁忌证：已知对 4- 氨基喹啉化合物过敏	1. 胃肠道、神经系统或血液疾病患者慎用 2. 长期使用需要眼科监测视网膜毒性
静脉注射用免疫球蛋白 / 丙种球蛋白 （intravenous immunoglobulin, IVIG）	非选择性免疫抑制剂	1. 用法用量：2g/kg，分 2~5d 使用，每次 400~500mg/kg 2. 适应证：血液学 irAE、SCAR（皮肤毒性）、肺炎、肌炎、MG、GBS、脑炎、脱髓鞘疾病和葡萄膜炎 3. 禁忌证：有过敏史或对人免疫球蛋白有严重全身性反应史、高脯氨酸血症或 IgA 缺乏且有 IgA 抗体和过敏史的患者	1. 使用 IVIG 的患者可能发生血栓和肾功能障碍。对于有血栓形成、肾功能不全或衰竭风险的患者，以可行的最小剂量和输注速率给予 IVIG 2. 在给药前确保患者有足够的水分。监测血栓形成的体征和症状，评估患者的血液黏度

名称	药物类别	用法用量、适应证和禁忌证	注意事项
来氟米特（leflunomide）	非选择性免疫抑制剂	1. 用法用量：口服给药，负荷剂量为每天 100mg，连用 3d 2. 适应证：轻度或中度炎性关节炎（IA） 3. 禁忌证：孕妇、未采用可靠避孕措施的育龄妇女、已有急性或慢性肝病患者或 ALT 在开始治疗前>2 倍 ULN 的患者；已知对来氟米特或任何其他来氟米特成分过敏的患者，以及正在接受特立氟米特治疗的患者	1. 一些使用来氟米特治疗的患者有严重肝损伤，包括致命性肝衰竭 2. 不推荐用于严重免疫缺陷、骨髓发育不良或严重、不受控制的感染患者
氨基蝶呤（MTX）	非选择性免疫抑制剂	1. 用法用量：起始剂量 15mg，每周 1 次，每日补充叶酸 2. 适应证：中度或难治性肌肉骨骼和眼部 irAE 3. 禁忌证：妊娠、酗酒或肝病、免疫缺陷综合征、先前存在的血液失调和对氨基蝶呤过敏者禁用	1. 潜在的器官系统毒性，可能导致生育能力受损、少精症和月经功能障碍、肾功能受损 2. 腹水或胸腔积液患者清除减少，可能导致头晕和疲乏，并可能损害驾驶或操作机械的能力
麦考酚酸酯（mycophenolate mofetil，MMF）	非选择性免疫抑制剂	1. 用法用量：0.5~1g 口服，每 12h 给药 1 次。 2. 适应证：类固醇难治性肝炎、肾炎、肺炎、心肌炎、肌炎和血液学 irAE 3. 禁忌证：对 MMF、MPA，或任何药物产品的成分和对聚山梨酯 80 过敏	1. 妊娠期间使用会增加妊娠早期流产和先天性畸形的风险。必须向有生育潜力的妇女提供关于预防怀孕和计划生育的咨询 2. 患淋巴瘤和其他恶性肿瘤的风险增加，尤其是皮肤癌 3. 对感染的易感性也在增加，包括机会性感染和严重感染，可能导致致命性的结局
柳氮磺吡啶（sulfasalazine）	非选择性免疫抑制剂	1. 用法用量：初始剂量为 500mg 每日 1 次或 1g/d 分 2 次服用；每周增加至维持剂量 2g/d，分 2 次给药。如果治疗 12 周后对 2g/d 的反应不足，可使用最大剂量（3g/d） 2. 适应证：轻度或中度炎性关节炎（IA）	1. 肝肾损害或血液异常的患者，必须经过严格的评估后才能给予磺胺氮嗪片 2. 据报道，与磺胺氮嗪相关的死亡包括变态反应（过敏反应）、粒细胞缺乏症、再生障碍性贫血、其他血液异常、肾和肝损害、不可逆的神经肌肉和中枢神经系统改变以及纤维化肺泡炎

名称	药物类别	用法用量、适应证和禁忌证	注意事项
		3. 禁忌证：肠道或尿路梗阻、卟啉症患者；对磺胺氮䓬及其代谢物、磺胺类药物或水杨酸盐过敏的患者	3. 严重过敏或支气管哮喘患者慎用柳氮磺吡啶 4. 使用药物期间必须保持足够的液体摄入，以防止结晶尿和结石的形成 5. 葡萄糖 -6 磷酸脱氢酶缺乏症患者应密切观察溶血性贫血的迹象。如果发生毒性或超敏反应，应立即停药
托法替尼（tofacitinib）	Janus 激酶抑制剂（JAK）	1. 用法用量：每日 2 次，每次 10mg，连用 30d 2. 适应证：对所有免疫抑制治疗都难治的结肠炎 3. 禁忌证：无	在接受托法替尼治疗的患者中发生了严重感染，包括结核病和细菌、侵袭性真菌、病毒和其他机会性感染，导致住院或死亡
血浆置换 / 血浆分离（PE）	非选择性免疫抑制方式	1. 用法：根据患者 irAE 的严重性选择使用 2. 适应证：重症肌无力、GBS、脱髓鞘病、脑炎和肌炎 3. 禁忌证：血流动力学不稳定或败血症、已知对新鲜冷冻血浆或替代胶体或白蛋白及肝素过敏者	可能出现并发症，包括低钙血症或低镁血症、体温过低、输血反应、液体和电解质失衡、出血性糖尿病、低血压、潮红以及恶心和呕吐等胃肠道症状

附录四　CAR-T 细胞治疗单采信息单

附表 4-1　单采信息单

基本信息			
医院机构		采集地点（科室）	
供者姓名		病历号	
年龄 / 岁		性别	□男　□女
身高 /cm		体重 /kg	
病原微生物感染检查结果确认			
HIV	□阴性　□阳性	HBV	□阴性　□阳性
HCV	□阴性　□阳性	梅毒螺旋体	□阴性　□阳性
检查结果是否在 1 个月有效期内？□是　□否			

血常规数据确认			
血常规检查单号		检验时间	
LY(淋巴细胞绝对值)		检验是否在单采前24h之内	□ 是 □ 否

仪器、耗材和试剂信息确认			
单采机型号	□COM.TEC □Spectra Optia □COBE Spectra □其他_____	单采机序列号	
单采套件型号	□COM.TEC　P1YA 套件 □Spectra Optia　10116 套件 □COBE Spectra　70610 套件 □其他 _____	单采套件批号	
		单采套件有效期	
抗凝剂类型	□ 血液保存液(Ⅰ) □ 含 ACD 配方的其他抗凝剂 □ 其他 _____	抗凝剂供应商	
		抗凝剂有效期	

理论过血量计算	
理论过血量	_____mL

1.1　理论过血量应依据供者 24h 内血常规检查结果中的白细胞绝对值和淋巴细胞绝对值来判断。常规注射液的 PBMC 所需量应不少于 1.2×10^9 cells

1.2　理论过血量计算公式如下:

$$\text{理论过血量(mL)} = \frac{\text{PBMC 所需量}}{\text{淋巴细胞绝对值} \times \text{单采机采集率}} \times 1\,000$$

➢ PBMC 所需量:1.2×10^9 cells

➢ 淋巴细胞绝对值:来源于血常规数据

➢ 单采机采集率:请参考医院的单采机器的说明书,一般说明书会注明采集率范围,请选取最低采集率。若无从考证,常规值为 40%,根据以往经验,单采机采集率可以向下调整,不建议向上调整

1.3　理论过血量计算过程如下:

PBMC 目标数 1.2×10^9 cells ÷(淋巴细胞绝对值_____ $\times 10^9$ cells/L × 单采机采集率_____%)× 1 000=
_____mL

采集过程记录 (若部分参数因单采机的原因没有获知,则填写 NA)	
项目	结果
采集程序	
单采开始日期时间(24h 制)	_____时_____分
单采结束时间(热合单采血袋时间)(24h 制)	_____时_____分

续表

项目	结果
实际过血量	＿＿＿＿＿＿mL
抗凝剂使用量	＿＿＿＿＿＿mL
已收集的单采血体积	＿＿＿＿＿＿mL
单采血中抗凝剂容量	＿＿＿＿＿＿mL
单采机运行是否正常	□是　□否,＿＿＿＿＿＿
单采过程是否正常	□是　□否,＿＿＿＿＿＿
备注:(如有异常或其他信息)	
采样人签名:＿＿＿＿＿＿,日期:＿＿＿＿年＿＿月＿＿日	
复核人签名:＿＿＿＿＿＿,日期:＿＿＿＿年＿＿月＿＿日	

参 考 文 献

［1］中国临床肿瘤学会指南工作委员会.免疫检查点抑制剂相关的毒性管理指南2023［M］.北京:人民卫生出版社,2023.

［2］曹雪涛.医学免疫学［M］.7版.北京:人民卫生出版社,2018.

［3］徐波,陆宇晗.肿瘤专科护理［M］.北京:人民卫生出版社,2018.

［4］尤黎明,吴瑛.内科护理学［M］.7版.北京:人民卫生出版社,2022.

［5］李乐之,路潜.外科护理学［M］.6版.北京:人民卫生出版社,2017.

［6］周进,许川,文彦.肿瘤免疫治疗与精准护理［M］.成都:四川科学技术出版社,2022.

［7］赫捷,李进,马军.中国临床肿瘤学会(CSCO)常见恶性肿瘤诊疗指南2020［M］.北京:人民卫生出版社,2020.

［8］中国临床肿瘤学会指南工作委员会.CAR-T细胞治疗恶性血液病指南2024［M］.北京:人民卫生出版社,2024.

［9］于金明,石汉平,姜文奇.治疗分册［M］//樊代明.整合肿瘤学·基础卷.西安:世界图书出版公司,2021.

［10］付艳芝,席祖洋,许璐.肿瘤内科治疗护理手册［M］.北京:科学出版社,2022.

［11］国家卫生健康委办公厅.静脉用药调配中心建设与管理指南(试行)［EB/OL］.(2021-12-20)［2024-12-20］.http://www.nhc.gov.cn/yzygj/s7659/202112/6fc8ae699c1f4fefb9e80a80d4f4fa55.shtml.

［12］中国医药生物技术协会.医疗机构管理嵌合抗原受体T细胞治疗产品临床应用的规范:T/CMBA 013-2021［S］.2021.

［13］NAING A,HAJJAR J.免疫治疗［M］.4版.马飞,李斯丹,主译.北京:清华大学出版社,2023.

［14］《中国消化道肿瘤免疫治疗不良反应专家共识(2023年版)》编写组.中国消化道肿瘤免疫治疗不良反应专家共识(2023年版)［J］.肿瘤综合治疗电子杂志,2023,9(2):26-60.

［15］中国医师协会呼吸医师分会,中国医师协会肿瘤多学科诊疗专业委员会.免疫检查点抑制剂相关毒性防治与管理建议［J］.中华医学杂志,2022(24):1811-1832.

［16］陈东亚,陈昭光,杨凡,等.肿瘤免疫治疗相关炎性副反应及其治疗策略综述［J］.解放军医学院学报,2023,44(3):300-306.

［17］中国临床肿瘤学会免疫治疗专家委员会.免疫检查点抑制剂特殊人群应用专家共识［J］.临床肿瘤学杂志,2022,27(5):442-454.

［18］王汉萍,周佳鑫,郭潇潇,等.免疫检查点抑制剂相关毒副作用管理之激素的使用［J］.中国肺癌杂志,2019,22(10):615-620.

［19］王锋,秦叔逵,方维佳,等.抗 PD-1 单抗 SHR-1210 治疗原发性肝癌引发皮肤毛细血管增生症的临床病理报告［J］.临床肿瘤学杂志,2017（12）:1066-1072.

［20］薛静,张丽燕.消化道肿瘤患者免疫检查点抑制剂治疗所致不良反应的护理［J］.护理学报,2019,26（13）:63-65.

［21］张雪,李大可.免疫检查点抑制剂的风湿性免疫相关不良反应与治疗［J］.肿瘤防治研究,2020,47（11）:894-899.

［22］中华医学会血液学分会白血病淋巴瘤学组,中国抗癌协会血液肿瘤专业委员会造血干细胞移植与细胞免疫治疗学组.嵌合抗原受体 T 细胞治疗相关神经系统毒副反应管理中国专家共识（2022 年版）［J］.中华血液学杂志,2022,43（2）:96-101.

［23］汤芳,朱霞明,陆茵,等.多发性骨髓瘤患者行嵌合抗原受体修饰 T 细胞治疗的护理［J］.中华护理杂志,2019,54（10）:1495-1498.

［24］中国临床肿瘤学会（CSCO）淋巴瘤专家委员会,中华医学会血液学分会,中国医师协会血液科医师分会.新型冠状病毒感染背景下的 CAR-T 治疗管理中国专家共识（2024 年版）［J］.白血病•淋巴瘤,2024,33（2）:65-73.

［25］刘岩,卢才菊,肖苏琴,等.肺癌患者需求质性研究的 Meta 整合［J］.循证护理,2023,9（13）:2307-2312.

［26］解荣,罗瑞君,李颖,等.恶性肿瘤患者免疫治疗并发中重度免疫相关不良反应体验的质性研究［J］.护理研究,2023,37（11）:2055-2060.

［27］彭娜娜,张晓菊,陈凤珍,等.肺癌免疫治疗 PRO-CTCAE 子集的构建［J］.护士进修杂志,2023,38（19）:1729-1734.

［28］吴汀溪,张杨,石延枫,等.基于美国 FAERS 数据库对免疫检查点抑制剂相关神经毒性的分析研究［J］.中国药物应用与监测,2023,20（1）:50-54.

［29］郝素娟,柴春燕,黄晓燕,等.免疫检查点抑制剂相关皮肤不良反应管理的证据总结［J］.护士进修杂志,2024,39（3）:289-294.

［30］庄俊玲,赵静婷,郭潇潇,等.免疫检查点抑制剂相关血液毒性处理的临床诊疗建议［J］.中国肺癌杂志,2019,22（10）:676-680.

［31］高梦婷,焦曦,董凤晓,等.免疫检查点抑制剂致严重免疫相关皮肤不良反应的临床特点和诊疗策略研究［J］.肿瘤综合治疗电子杂志,2023,9（4）:66-77.

［32］丛慧颖,崔宏伟,于天为,等.血浆置换治疗免疫检查点抑制剂相关中毒性表皮坏死松解症 2 例［J］.中国肿瘤生物治疗杂志,2024,31（2）:201-206.

［33］徐蕾,胡雁,陈怡雯,等.肿瘤患者抗 PD-1/PD-L1 治疗继发瘙痒管理的循证实践［J］.军事护理,2022,39（8）:12-16.

［34］中华医学会皮肤性病学分会药物不良反应研究中心.Stevens-Johnson 综合征/中毒性表皮坏死松解症诊疗专家共识［J］.中华皮肤科杂志,2021,54（5）:376-381.

［35］吴永忠,吴绮楠,蒲丹岚,等.免疫检查点抑制剂主要内分泌不良反应急症处理中国专家共识［J］.重庆医科大学学报,2023,48（1）:1-12.

［36］张文华,厉丽,朱丽群,等.急性胰腺炎早期液体复苏管理评价体系的构建［J］.实用临床医药杂志,

2023,27（14）:104-108,114.

［37］中华医学会外科学分会胰腺外科学组.中国急性胰腺炎诊治指南（2021）［J］.中华外科杂志,2021,59
（7）:578-587.

［38］敖扬坤,马宏宇,孔瑞娜.以吞咽困难为突出表现的多发性肌炎2例并文献复习［J］.内科急危重症杂
志,2020,26（2）:159-161.

［39］秦钟珂,毛慧娟.免疫检查点抑制剂的肾脏不良反应［J］.中华肾病研究电子杂志,2020,9（2）:82-85.

［40］孙涛.2023版CSCO肿瘤心脏病学指南中化疗及免疫治疗心脏毒性的更新要点解读［J］.实用肿瘤杂
志,2023,38（5）:434-439.

［41］李慧敏,李宏,罗琴.免疫检查点抑制剂治疗相关静脉血栓栓塞症的研究进展［J］.现代肿瘤医学,
2023,31（13）:2546-2552.

［42］冯源,范振海,章涛,等.肿瘤患者外周血单个核细胞采集中常见护理问题及处理方法［J］.护士进修
杂志,2015（13）:1173-1175.

［43］治疗性单采过程管理与质量控制专家共识编写组.治疗性单采过程管理与质量控制专家共识［J］.临
床输血与检验,2023,25（1）:1-9.

［44］本共识撰写专家组.CAR-T前体细胞采集标准化流程专家共识［J］.癌症,2023,42（6）:295-303.

［45］应志涛,林宁晶,吴梦,等.北京大学肿瘤医院嵌合抗原受体T细胞治疗淋巴瘤全流程管理原则［J］.
白血病·淋巴瘤,2021,30（11）:674-684.

［46］谢丽春,陈运彬,马廉.CAR-T细胞免疫疗法治疗儿童急性淋巴细胞白血病的现状及发展趋势［J］.广
东医学,2022,43（1）:11-15.

［47］中国研究型医院学会生物治疗学专委会.CAR T细胞治疗NHL毒副作用临床管理专家共识［J］.转化
医学杂志,2021,10（1）:1-11.

［48］上海医学会儿科学分会免疫学组.儿童临床使用免疫调节剂（上海）专家共识［J］.中华实用儿科临床
杂志,2018,33（9）:651-664.

［49］刘欣,陈征,孟晓东,等.肿瘤疫苗在结直肠癌治疗中的研究进展［J］.结直肠肛门外科,2024,30（1）:
1-7.

［50］王艳,刘佳.晚期肿瘤患者异体肿瘤疫苗接种治疗的护理［J］.护士进修杂志,2012,27（9）:819-820.

［51］许青,陆舜,朱蕙燕,等.溶瘤病毒治疗恶性肿瘤临床应用上海专家共识（2021年版）［J］.中国癌症杂
志,2021,31（3）:231-239.

［52］中国临床肿瘤学会免疫治疗专家委员会,上海市抗癌协会肿瘤生物治疗专业委员会.基因重组溶瘤腺
病毒治疗恶性肿瘤临床应用中国专家共识（2022年版）［J］.中国癌症杂志,2023,33（5）:527-550.

［53］NATIONAL COMPREHENSIVE CANCER NETWORK.NCCN Clinical practice guideline in oncology
（NCCN Guidelines®）.Management of immunotherapy-related toxicity.［S/OL］.（2023-12-7）［2024-1-24］.
https://www.nccn.org/login? ReturnURL=https://www.nccn.org/professionals/physician_gls/pdf/
immunotherapy.pdf.

［54］SCHNEIDER B J,NAIDOO J,SANTOMASSO B D,et al.Management of immune-related adverse events
in patients treated with immune checkpoint inhibitor therapy:ASCO guideline update［J］.J Clin Oncol,
2021,39（36）:4073-4126.

［55］ ONCOLOGY NURSING SOCIETY.Safe Handling of Checkpoint Inhibitors［EB/OL］.（2023-6-1）［2024-1-24］. https：//www.ons.org/sites/default/files/2023-06/Safe%20Handling%20of%20Checkpoint%20Inhibitors %20_%20WebViewer.pdf.

［56］ HAANEN J,OBEID M,SPAIN L,et al.Management of toxicities from immunotherapy：ESMO clinical practice guideline for diagnosis,treatment and follow-up［J］.Ann Oncol,2022,33（12）：1217-1238.

［57］ National Cancer Institute.Common Terminology Criteria for Adverse Events（CTCAE）v5.0［EB/OL］. （2017-11-27）［2023-12-24］.https：//ctep.cancer.gov/protocol Development/electronic_applications/docs/ CTCAE_v5_Quick_Reference_5x7.pdf.

［58］ BRAHMER J R,ABU-SBEIH H,ASCIERTO P A,et al.Society for Immunotherapy of Cancer（SITC） clinical practice guideline on immune checkpoint inhibitor-related adverse events［J］.J Immunother Cancer,2021,9（6）：e002435.

［59］ XU C,CHEN Y P,DU X J,et al.Comparative safety of immune checkpoint inhibitors in cancer：systematic review and network meta-analysis［J］.BMJ,2018,363：k4226.

［60］ ARNAUD-COFFIN P,MAILLET D,GAN H K,et al.A systematic review of adverse events in randomized trials assessing immune checkpoint inhibitors［J］.Int J Cancer,2019,145（3）：639-648.

［61］ VADDEPALLY R,DODDAMANI R,SODAVARAPU S,et al.Review of immune-related adverse events （irAEs）in Non-Small-Cell Lung Cancer（NSCLC）-their incidence,management,multiorgan irAEs,and rechallenge［J］.Biomedicines,2022,10（4）：790.

［62］ LUOMA A M,SUO S,WILLIAMS H L,et al.Molecular Pathways of Colon Inflammation Induced by Cancer Immunotherapy［J］.Cell,2020,182（3）：655-671.e22.

［63］ HASAN ALI O,BOMZE D,RING S S,et al.BP180-specific IgG is associated with skin adverse events, therapy response,and overall survival in non-small cell lung cancer patients treated with checkpoint inhibitors［J］.J Am Acad Dermatol,2020,82（4）：854-861.

［64］ RASCHI E,GATTI M,GELSOMINO F,et al.Lessons to be learnt from real-world studies on immune-related adverse events with checkpoint inhibitors：a clinical perspective from pharmacovigilance［J］.Target Oncol,2020,15（4）：449-466.

［65］ TISON A,GARAUD S,CHICHE L,et al.Immune-checkpoint inhibitor use in patients with cancer and pre-existing autoimmune diseases［J］.Nat Rev Rheumatol,2022,18（11）：641-656.

［66］ FREITES-MARTINEZ A,SANTANA N,ARIAS-SANTIAGO S,et al.Using the common terminology criteria for adverse events（CTCAE-Version 5.0）to evaluate the severity of adverse events of anticancer therapies［J］.Actas Dermosifiliogr（Engl Ed）,2021,112（1）：90-92.

［67］ PEERAPHATDIT T B,WANG J,ODENWALD M A,et al.Hepatotoxicity from immune checkpoint inhibitors：a systematic review and management recommendation［J］.Hepatology,2020,72（1）：315-329.

［68］ ZHANG Q,TANG L,ZHOU Y,et al.Immune checkpoint inhibitor-associated pneumonitis in non-small cell lung cancer：current understanding in characteristics,diagnosis,and management［J］.Front Immunol, 2021,12：663986.

［69］ HART P A,BRADLEY D,CONWELL D L,et al.Diabetes following acute pancreatitis［J］.Lancet

Gastroenterol Hepatol,2021,6(8):668-675.

[70] BHARMAL S H,CHO J,ALARCON RAMOS G C,et al.Trajectories of glycaemia following acute pancreatitis:a prospective longitudinal cohort study with 24 months follow-up[J].J Gastroenterol,2020,55 (8):775-788.

[71] GLIEM N,AMMER-HERRMENAU C,ELLENRIEDER V,et al.Management of severe acute pancreatitis: an update[J].Digestion,2021,102(4):503-507.

[72] ARVANITAKIS M,OCKENGA J,BEZMAREVIC M,et al.ESPEN guideline on clinical nutrition in acute and chronic pancreatitis[J].Clin Nutr,2020,39(3):612-631.

[73] WANG Y,ABU-SBEIH H,MAO E,et al.Immune-checkpoint inhibitor-induced diarrhea and colitis in patients with advanced malignancies:retrospective review at MD Anderson[J].J Immunother Cancer, 2018,6(1):37.

[74] ZHOU P,GAO Y,KONG Z,et al.Immune checkpoint inhibitors and acute kidney injury[J].Front Immunol,2024,15:1353339.

[75] SUAREZ-ALMAZOR M E,PUNDOLE X,ABDEL-WAHAB N,et al.Multinational Association of Supportive Care in Cancer(MASCC)2020 clinical practice recommendations for the management of immune-mediated cardiovascular,rheumatic,and renal toxicities from checkpoint inhibitors[J].Support Care Cancer,2020,28(12):6159-6173.

[76] MOTURI K,SHARMA H,HASHEMI-SADRAEI N.Nephrotoxicity in the age of immune checkpoint inhibitors:mechanisms,diagnosis,and management[J].Int J Mol Sci,2023,25(1):414.

[77] WANG T F,KHORANA A A,CARRIER M.Thrombotic Complications Associated with Immune Checkpoint Inhibitors[J].Cancers(Basel),2021,13(18):4606.

[78] PAGE J C,GIDLEY P W,NADER M E.Audiovestibular toxicity secondary to immunotherapy:case series and literature review[J].J Immunother Precis Oncol,2022,5(1):2-6.

[79] BRICOUT M,PETRE A,AMINI-ADLE M,et al.Vogt-Koyanagi-Harada-like syndrome complicating pembrolizumab treatment for metastatic melanoma[J].J Immunother,2017,40(2):77-82.

[80] PAPAVASILEIOU E,PRASAD S,FREITAG S K,et al.Ipilimumab-induced ocular and orbital inflammation—a case series and review of the literature[J].Ocul Immunol Inflamm,2016,24(2):140-146.

[81] DOW E R,YUNG M,TSUI E.Immune checkpoint inhibitor-associated uveitis:review of treatments and outcomes[J].Ocul Immunol Inflamm,2021,29(1):203-211.

[82] HE X,TU R,ZENG S,et al.Non-bacterial cystitis secondary to pembrolizumab:a case report and review of the literature[J].Curr Probl Cancer,2022,46(4):100863.

[83] CUNNINGHAM K,DIFILIPPO H,HENES K,et al.Tisagenlecleucel therapy:nursing considerations for the outpatient setting[J].Semin Oncol Nurs,2021,37(4):151178.

[84] HAYDEN P J,RODDIE C,BADER P,et al.Management of adults and children receiving CAR T-cell therapy:2021 best practice recommendations of the European Society for Blood and Marrow Transplantation(EBMT)and the Joint Accreditation Committee of ISCT and EBMT(JACIE)and the European Haematology Association(EHA)[J].Ann Oncol,2022,33(3):259-275.

［85］ ALLEN E S,STRONCEK D F,REN J,et al.Autologous lymphapheresis for the production of chimeric antigen receptor T cells［J］.Transfusion,2017,57(5):1133-1141.

［86］ KORELL F,LAIER S,SAUER S,et al.Current challenges in providing good leukapheresis products for manufacturing of CAR-T cells for patients with relapsed/refractory NHL or ALL［J］.Cells,2020,9(5): 1225.